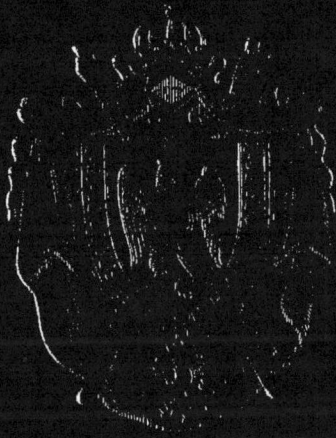
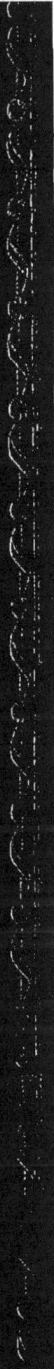

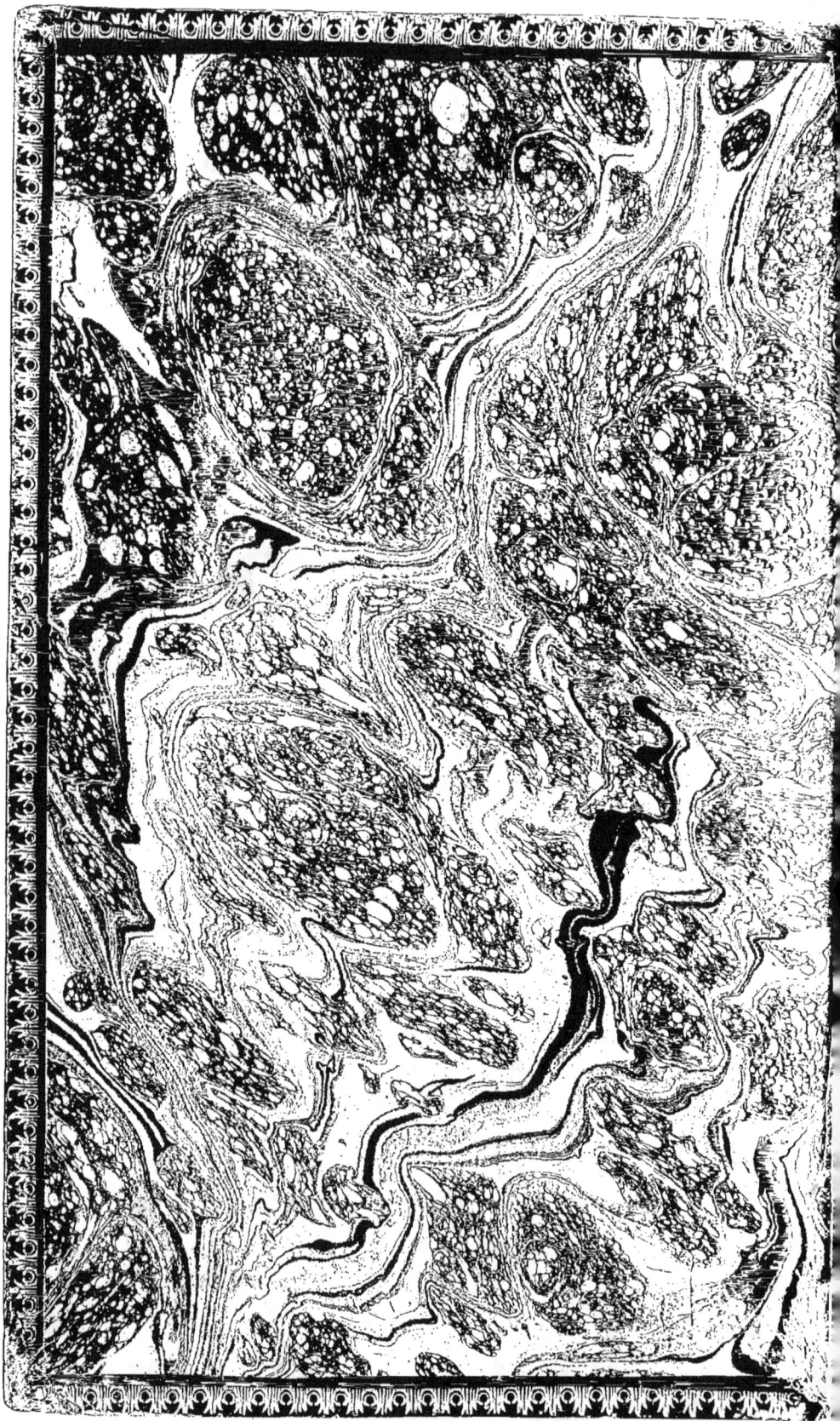

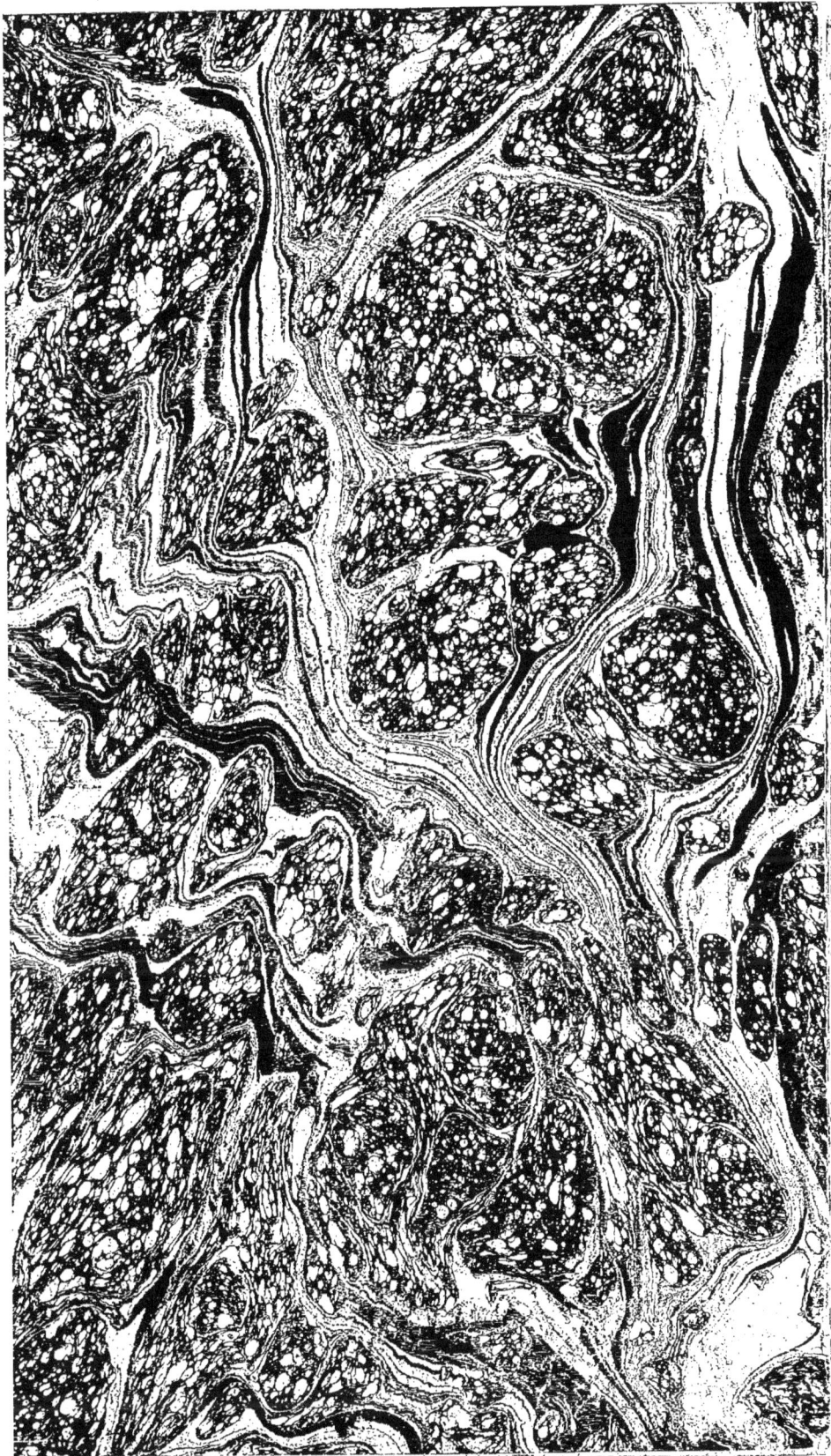

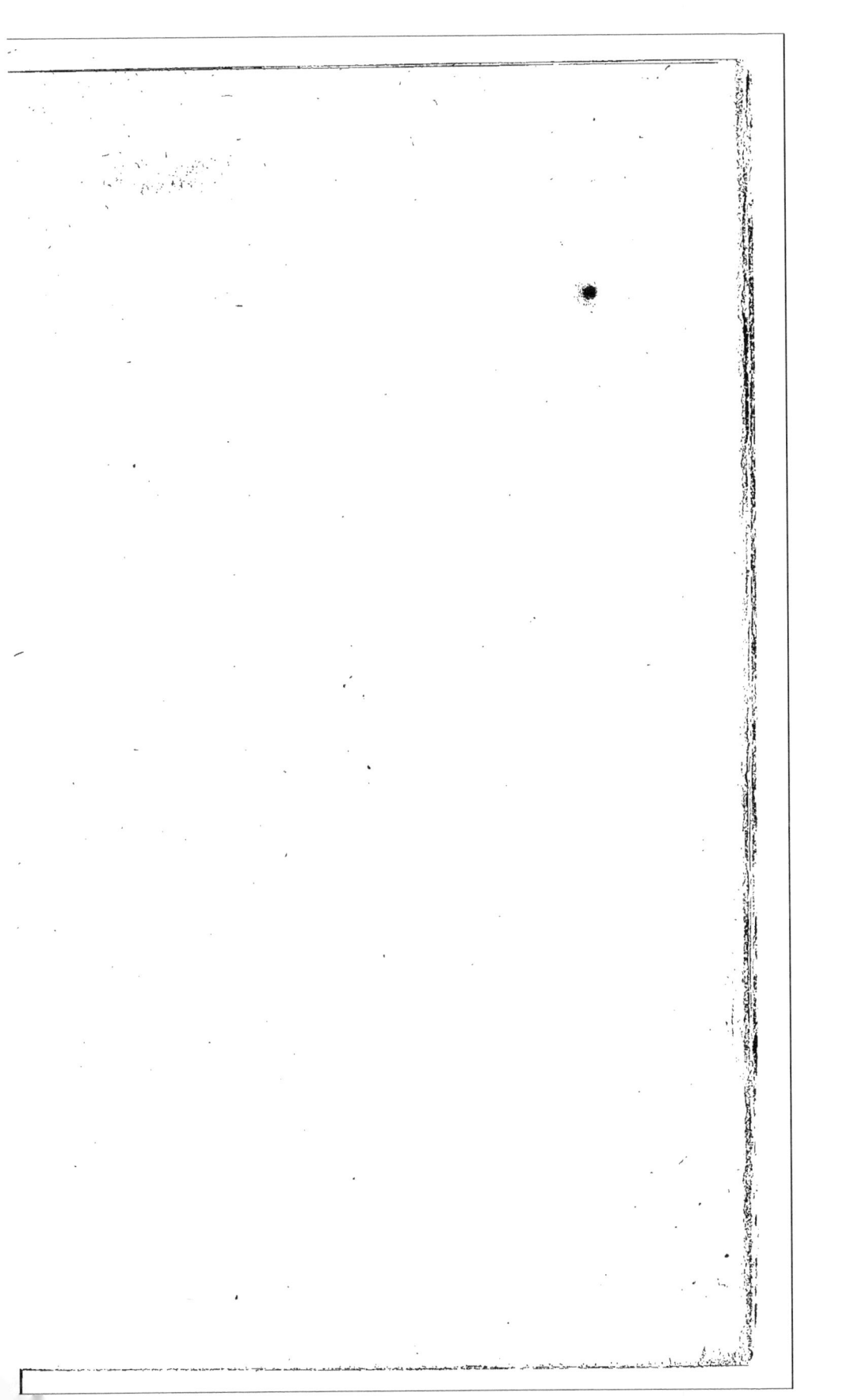

Te 159.
31

$\mathcal{S}$ 1217.

ESSAI

SUR

LES EAUX MINÉRALES

NATURELLES ET ARTIFICIELLES.

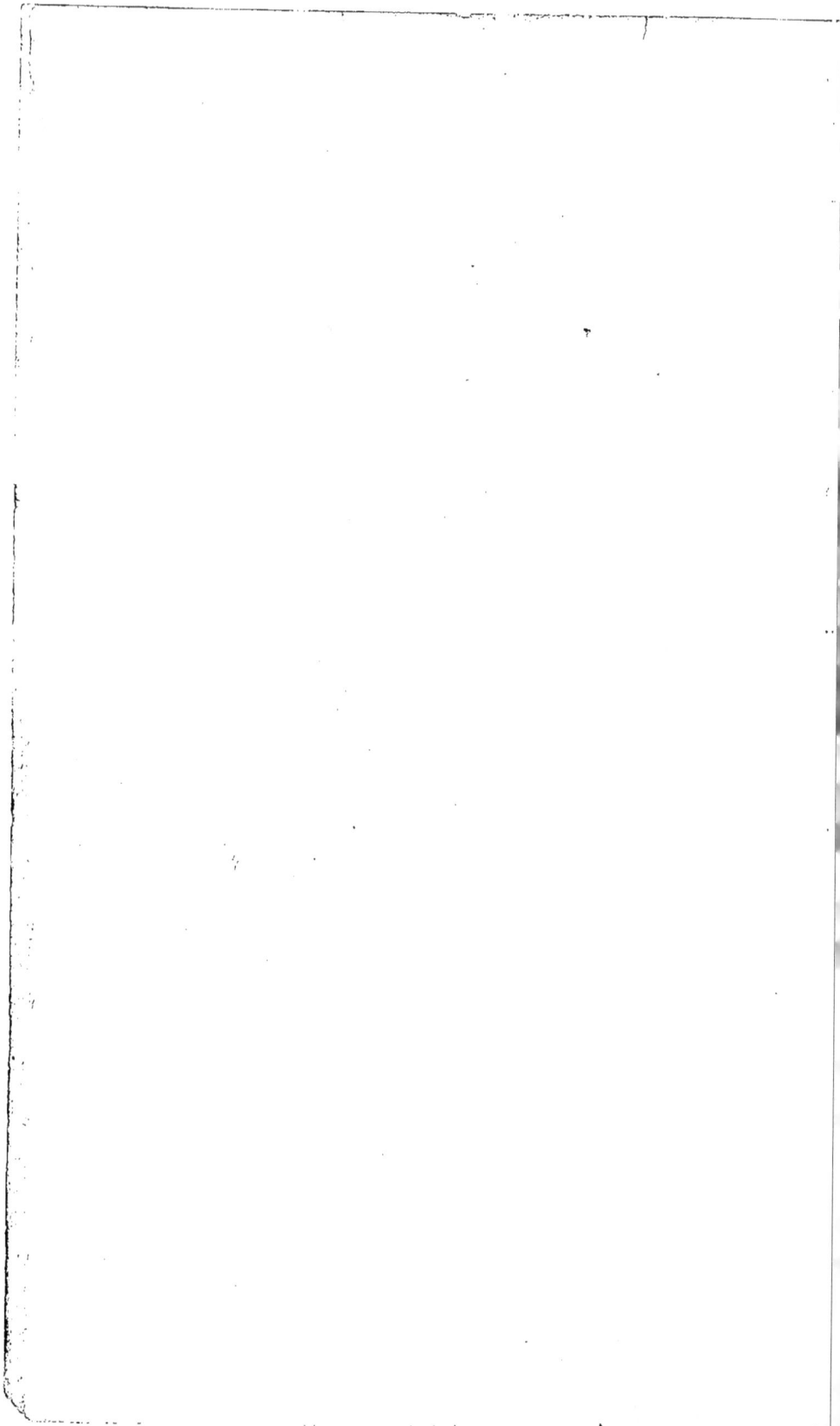

ESSAI

SUR

LES EAUX MINÉRALES

NATURELLES ET ARTIFICIELLES;

Par E. J. B. BOUILLON-LAGRANGE,

Docteur en Médecine, Professeur au Lycée Napoléon et
à l'École de Pharmacie, Membre du Jury d'Instruction
de l'École Impériale Vétérinaire d'Alfort, de plusieurs
Sociétés Savantes Françaises et Étrangères, etc.

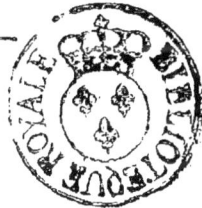

PARIS,

J. KLOSTERMANN Fils, Libraire de l'École Impériale
Polytechnique, Editeur des Annales de Chimie, rue du
Jardinet, n°. 13;

SAINT-PÉTERSBOURG,

KLOSTERMANN, Père et Fils, Libraires.

1811.

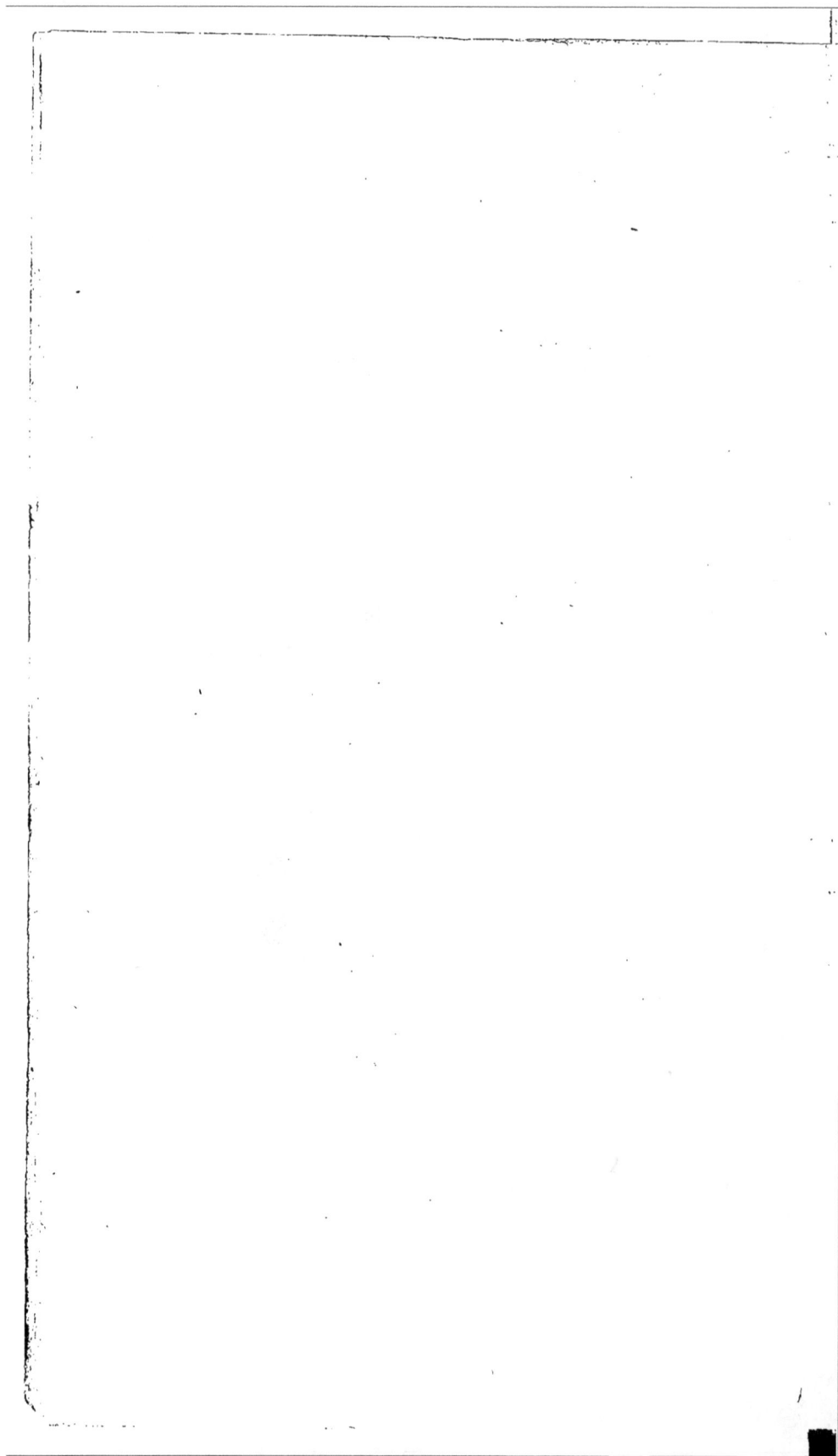

AVERTISSEMENT.

On doit à M. *Duchanoy*, Docteur régent de l'ancienne Faculté de Médecine de Paris et membre de la Commission administrative des hospices civils, un ouvrage qui a pour titre : *Essais sur l'art d'imiter les Eaux minérales*, imprimé à Paris, en 1780 : jugeant de l'utilité que pourroit être une nouvelle édition, nous avions formé le projet de nous occuper de ce travail ; mais les occupations multipliées de M. *Duchanoy* ne lui ont pas permis de s'y livrer. Chargé seul de cet objet, je me suis bientôt aperçu qu'un ouvrage tel que nous l'avions conçu, devoit aussi contenir les observations médicales les plus exactes, et qu'on ne pouvait les acquérir que par un concours de lumières qu'on ne peut trouver que chez les praticiens et parmi les médecins qui habitent les lieux où il existe des eaux minérales. J'ai donc été forcé de renoncer à ce projet ; mais, comme depuis long-temps on désire un

---

(1) On prévient les lecteurs que des matériaux survenus depuis l'impression, ont nécessité de faire une double pagination dans quelques endroits.

Traité sur les Eaux minérales tant naturelles
qu'artificielles, qui fasse connoître les nombreuses analyses qui ont été faites depuis la
publication de l'ouvrage de M. *Duchanoy*,
je me suis persuadé qu'en rapprochant, sans
être prolixe, toutes ces connoissances utiles,
on ne pouvoit que me savoir gré d'éviter des
recherches pénibles. On trouvera donc ici
rassemblé ce qui est épars dans un nombre
infini d'ouvrages.

Voici l'ordre que j'ai suivi : Avant d'entrer en matière sur ce qui concerne l'*Eau
minérale*, je traite de l'Eau dite *simple*;
j'établis les caractères par lesquels on peut
distinguer les eaux potables de celles qui ne
le sont pas, et je décris les procédés à suivre
pour les rendre salubres ; je fais connoître ensuite les avantages de l'eau prise intérieurement, et ce qui est relatif aux bains simples
ou composés, aux bains de vapeurs, aux
douches, etc.

Après avoir considéré l'eau simple, je
passe à celle de *mer* et à son utilité pour la
pratique de la médecine.

Les eaux composées, qui se trouvent en
moindres masses à la surface du globe,
connues sous le nom d'*Eaux minérales*,
sont ensuite examinées sous le point de vue
seulement de leur classification. J'indique
après les substances qu'on a découvertes dans
les eaux, et la méthode de recherches des

différentes substances qui s'y trouvent en dissolution.

A la suite de ces généralités, j'ai rangé suivant l'ordre alphabétique les Eaux minérales les plus généralement connues, tant françaises qu'étrangères. Je donne d'abord la description des principales sources et fontaines minérales ; j'en rapporte les propriétés physiques et l'analyse chimique.

Quant aux vertus des Eaux minérales, j'aurois pu citer un grand nombre de cures qu'elles ont opérées, c'est même l'usage que l'on suit ordinairement ; mais ces détails recueillis de tous côtés, écrits par différentes mains, sont souvent exagérés : je me suis donc contenté de présenter un tableau des maladies auxquelles ces Eaux sont propres. Ce résumé est extrait des meilleurs ouvrages ; il se trouve confirmé par le témoignage constant des médecins et de tous ceux qui se sont le plus appliqués à connoître et à suivre les effets que les Eaux minérales produisent sur les malades.

Enfin, je termine cet ouvrage par donner les procédés à l'aide desquels on peut imiter les Boues et les Eaux minérales naturelles les plus usitées. J'ai fait précéder ces articles de quelques considérations sur les différentes espèces d'Eaux minérales, et sur les précautions à prendre pendant leur usage. Le bel établissement de MM. *Triayre* et *Jurine*, rue St.-Lazare, sous Tivoli, nous fait sentir de plus en plus l'importance qu'il y a d'avoir trouvé des moyens simples de fournir toute espèce d'Eaux minérales. Un médecin peut faire composer ces Eaux comme tout autre remède, et y joindre les additions ou corrections du moment. Voilà, sans doute, des avantages favorables à l'humanité.

Je sens que ce travail, nouveau dans sa forme, est encore bien éloigné de la perfection à laquelle il auroit pu s'élever dans des mains plus habiles. C'est pourquoi je remercie d'avance les critiques éclairés qui voudront bien me donner des renseignemens sur les objets oubliés, ou qui sont susceptibles de correction.

ESSAI

SUR

LES EAUX MINÉRALES

NATURELLES ET ARTIFICIELLES.

CHAPITRE PREMIER.

De l'Eau.

ON peut diviser en deux espèces les eaux répandues sur la terre:

1°. Les eaux pures;

2°. Les eaux minérales.

On comprend, sous la dénomination d'eau pure,
les eaux des sources, des fleuves, des lacs, etc.,
qui ne contiennent pas assez de matières étrangères
pour que leur saveur et leurs propriétés exté-
rieures en soient sensiblement altérées.

L'eau n'est plus regardée comme un élément.
On a prouvé, par l'analyse et la synthèse, qu'elle
étoit composée d'hidrogène et d'oxigène.

Elle existe sous trois états : solide, liquide et gazeux.

Eau solide. L'eau commence à se geler par des filets de glace qui se font voir à sa superficie; il se forme de petites aiguilles trièdres, dont une des faces est semblable au niveau de l'eau. A mesure que les aiguilles augmentent, les vides se remplissent par de nouveaux cristaux, jusqu'à ce que la masse de glace soit complète.

L'accès de l'air favorise la production de la glace. Pendant que l'eau passe à l'état de glace, on remarque d'abord une diminution de volume, et au bout de quelque temps le volume augmente.

On avoit attribué l'augmentation au dégagement de bulles d'air contenues dans l'eau; mais cela n'explique pas entièrement le phénomène, car l'eau, purgée d'air, augmente aussi de volume. La dilatation paroît être due à un nouvel arrangement des molécules que contracte l'eau en passant à l'état solide.

La pesanteur spécifique de la glace est à celle de l'eau comme 8 est à 9.

L'air qui se dégage par la congélation contient plus de gaz azote que l'air atmosphérique, tandis que l'air qui reste combiné contient plus de gaz oxigène, dans la proportion de 27,3 et 33,5, d'après l'eudiomètre de Volta. (Voyez *Humbold* et *Gay-Lussac.*)

Le fluide électrique paroît avoir aussi une influence sur la formation de la glace. La grêle est toujours accompagnée d'un air chargé d'électricité.

La glace s'emploie ou en boissons, ou en topiques, ou en lavemens.

Les boissons froides sont calmantes, délayantes, rafraîchissantes et toniques, empêchent la stagnation des humeurs, en favorisent les mouvemens, peuvent prévenir les maladies et en guérir plusieurs.

Quelques médecins emploient les boissons à la glace dans les fièvres ardentes et bilieuses, dans les maladies des premières voies causées par l'atonie des organes; elles sont souvent utiles dans les coliques bilieuses, la dyssenterie, le vomissement bilieux, dans l'affection hypocondriaque, et même dans les fièvres exanthémateuses.

• C'est sur-tout dans l'été, et dans les plus grandes chaleurs, qu'elles peuvent être infiniment avantageuses. Dans l'Espagne, vers les provinces les plus méridionales, on s'en sert dans toutes les maladies aiguës.

Quelques praticiens ont encore attribué de grandes vertus à l'eau de glace dans les palpitations de cœur, les obstructions squirreuses des viscères, les diarrhées, les maux de tête, les ardeurs d'urine, la colique néphrétique, les vertiges, les foiblesses d'estomac, le pourpre, les ophtalmies.

On se sert quelquefois extérieurement de la glace avec succès. Hippocrate dit que l'eau froide versée abondamment sur les douleurs et sur les tumeurs des jointures qui ne sont point ulcérées , sur les parties attaquées de goutte et de convulsion, soulage et apaise ces douleurs.

On conseille quelquefois , pour procurer des évacuations difficiles chez le sexe , d'appliquer sur le ventre une éponge dans l'intérieur de laquelle on a placé un morceau de glace, ou des linges imbibés d'eau à la glace, qu'on renouvelle chaque fois qu'ils ont perdu leur fraîcheur : souvent elle a produit en très-peu de temps l'effet désiré ; souvent, après des remèdes généraux, dans de violentes coliques, dans la néphrétique, on lui a vu apaiser les douleurs comme par enchantement.

Les lavemens à la glace ne sont pas employés dans beaucoup de circonstances ; cependant ils peuvent l'être très-avantageusement dans les grandes douleurs d'entrailles et sur la fin des dyssenteries ; dans ces dernières, ils resserrent les vaisseaux et les glandes des gros intestins, et détergent les excoriations qui peuvent avoir lieu dans ces mêmes organes.

L'eau à la glace produit ordinairement les effets suivans : les sueurs deviennent copieuses, les urines et les sels coulent avec une très-grande abondance. Cette eau a , sur l'eau froide, l'avantage d'une fraîcheur plus considérable.

Il faut être très-circonspect lorsqu'on appliquera de la glace sur la tête ; on doit aussi peu l'employer sur la poitrine et sur l'estomac.

On ne doit pas non plus faire boire de l'eau à la glace à des gens qui seroient dans des accès de fièvre, dans des crises, des sueurs, ou dans un état d'éréthisme très-violent.

Les personnes très-nerveuses ne doivent point trop user de ce secours, non plus que les gens nés avec des tempéramens pituiteux et mélancoliques; les bilieux et les sanguins s'en trouveront mieux.

L'eau glacée peut nuire encore beaucoup aux vieillards, aux enfans, aux femmes, particulièrement lorsqu'elles sont grosses ou dans le temps de leurs règles; elle est également nuisible dans la goutte, la gravelle, les maux de poitrine, et toutes les obstructions du bas-ventre.

On emploie enfin l'eau à la glace, celle de neige, ou qui est froide, dans les extensions, les entorses, les luxations fausses; dans les accidens causés par la vapeur du charbon; dans les spasmes, les convulsions, les attaques d'épilepsie, les affections hystériques ou hypocondriaques, lorsqu'on a des raisons de les croire la suite de la raréfaction des humeurs, de quelque suppression, ou de l'irritation nerveuse, etc. Une application subite d'un corps froid, particulièrement sur la partie malade, rappelle l'équilibre, et va bientôt rendre aux fonctions l'ordre naturel qui leur appartient.

Eau liquide. Si l'on considère l'eau en masse, c'est un corps diaphane, pesant, sans odeur lorsqu'elle est pure, sans saveur et sans couleur sensible.

Le plus grand des avantages que l'eau, considérée partiellement, puisse procurer aux animaux,
c'est de leur fournir une boisson légère, douce et
convenable à l'entretien de leur existence ; aussi
c'est elle qui a fixé les lieux où les hommes devoient se réunir en société.

L'état dans lequel l'eau se présente le plus aux
hommes, est celui de liquidité. Il paroît que c'est
à l'eau et au calorique que tous les autres corps
doivent leur liquidité. Elle est sujette à différens
degrés de chaud et de froid. La chaleur du soleil
l'attire et l'enlève perpétuellement de la terre.

L'eau est la boisson la plus salutaire. On a observé que les buveurs d'eau sont bien moins sujets
à la goutte, aux ophtalmies, aux tremblemens,
aux maladies nerveuses et aux indigestions, que
ceux qui sont accoutumés au vin, aux liqueurs,
au café.

C'est une très-bonne méthode de boire tous les
matins, en se levant, un gobelet d'eau, qu'on sucre
si on le juge à propos, pour débarrasser entièrement l'estomac des résidus de la digestion précédente.

L'eau qu'on boit en santé doit toujours être froide,
autrement elle relâcheroit les fibres de l'estomac
au lieu de lui donner du ton et de l'énergie. L'habitude de ne boire que de l'eau a procuré les constitutions les plus heureuses et les santés les mieux
affermies. Ainsi l'on peut assurer que l'eau est la

boisson la plus salutaire à l'homme; elle est d'un usage indispensable pour la préparation de toute espèce d'alimens; c'est le grand agent de la propreté particulière et générale, et les bains sont une des grandes faveurs qu'elle dispense.

L'eau, dans les grandes chaleurs, peut servir à rafraîchir d'autres liquides, en les exposant au vent, ou en les agitant dans l'air, dans des vases entourés de linges mouillés; et à mesure que l'humidité s'évapore, on a soin de mouiller de nouveau les linges.

L'eau a aussi la propriété de se mêler avec beaucoup de substances dont elle prend le goût, la couleur, l'odeur et les vertus : telles sont les limonades, la bierre, le cidre, l'oxicrat, les tisanes, etc.

Si on considère les eaux quant à leurs usages, on peut les diviser en quatre classes :

1°. Celles dont on peut user journellement sans aucun inconvénient : telles sont celles des fleuves, des rivières et des sources.

2°. Celles qu'on nomme dures, qui ont besoin d'être purifiées du sulfate calcaire qu'elles contiennent; ces eaux n'ont pas de mouvemens : telles sont celles des puits, des citernes, des lacs, etc.

3°. Les eaux médicamenteuses : telles sont les eaux minérales.

4°. Les eaux dangereuses, qui contiennent des particules ou des dissolutions salines de différens minéraux.

Les eaux potables, douces et saines, ont une légèreté dont il est facile de s'assurer avec un aréomètre, en les comparant à l'eau distillée. En les faisant bouillir, elles ne doivent laisser déposer aucune partie étrangère : les légumes doivent y cuire facilement; le savon ne doit pas avoir de peine à s'y dissoudre : elles doivent être limpides, sans odeur et sans saveur; enfin, moins elles seront troublées par l'acide oxalique, ou l'oxalate de potasse, par la potasse, la barite, et le nitrate d'argent, plus on sera fondé à les mettre au premier rang.

La couleur rouge décèle le fer dans l'eau; la couleur bleue ou verte annonce la dissolution du cuivre : il faut se méfier essentiellement de ces dernières eaux.

Si, en agitant l'eau, on dégage beaucoup de bulles d'air, elles sont gazeuses et contiennent ordinairement de l'acide carbonique. Ces eaux sont de la classe des eaux minérales, dont les personnes bien portantes peuvent boire sans inconvénient.

Lorsque l'acide oxalique, ou la potasse, forme un précipité dans l'eau, on les juge d'autant moins bonnes, que le précipité est plus abondant; en général, ces eaux sont austères, d'une saveur terreuse et peu agréable : elles occasionnent des engorgemens, des obstructions, et peuvent, à la longue, détruire la santé.

Les eaux dures ou séléniteuses doivent parti-

culièrement leur propriété à une terre que quelqu'acide tient en dissolution. Si c'est l'acide carbonique, l'ébullition suffit pour en dégager l'excès;
alors le carbonate terreux se précipite.

Les eaux stagnantes, en général, ne valent rien,
parce qu'une grande quantité d'insectes et de plantes
s'y corrompent d'autant plus, que la chaleur devient considérable.

Celles qui sont sales et troublées par de grandes
fontes d'eau qui ont entraîné des terres étrangères,
n'ont besoin le plus souvent que d'être reposées
pendant quelque temps, pour devenir potables,
ou de passer au travers le sable, les pierres filtrantes
et le charbon en poudre.

On ne doit jamais boire des eaux où l'on fait rouir
le chanvre, et le rouissage devroit être défendu
dans tous courans d'eau qui sont à la proximité
des habitans. On doit éviter de puiser de l'eau sur
les bords des rivières, sur-tout dans l'été, parce
que les plantes qui se gâtent et se décomposent à
mesure que l'eau se retire, contribuent à la corrompre.

Lorsqu'on craint que l'eau ne soit pas très-pure,
lorsqu'elle a quelque goût léger, et qu'on n'a pas
le temps de l'essayer, on fera très-bien de la faire
bouillir et d'y ajouter un peu de cendre ou de
potasse. On peut encore mêler quelques gouttes
d'acide sulfurique ou de vinaigre, avant de s'en
servir. C'est particulièrement pour les voyages

qu'on peut recommander cette précaution. Pour empêcher l'eau de se corrompre, on a conseillé de jeter dans chaque barrique de la chaux, ou de l'acide sulfurique, ou du soufre. M. Berthollet a conseillé de charbonner les tonneaux.

CHAPITRE II.

Usage intérieur de l'Eau.

L'eau doit être regardée comme un délayant très-puissant, ou le premier de tous, puisqu'elle dissout presque toutes les substances, les délaye, et les rend fluides.

L'eau est très-adoucissante, puisqu'elle n'a pas la moindre âcreté, qu'elle étend les fluides, les humecte, et diminue la tension des solides.

L'eau peut être regardée comme laxative dans les maladies aigües et ardentes : bue en grande quantité, on voit que souvent elle détermine l'excrétion par les selles.

On peut la regarder comme le plus parfait diurétique, puisque, plus on en boit, plus on urine : elle entraîne avec elle les humeurs qu'elle a délayées. Ceux qui ont des glaires, des ardeurs d'urine, des maladies de vessie, ne peuvent trouver un remède plus utile.

L'eau froide peut être donnée avec beaucoup
d'avantage dans les maladies où la nature est pour
ainsi dire dans un état passif; où il y a rallentisse-
ment de circulation et de force vitale ; où la matière
morbifique n'est pas très - acrimonieuse et a son
siége dans les vaisseaux séreux, lymphatiques et
dans le tissu cellulaire ; où les solides sont relâchés, affoiblis : elle jouit alors d'une propriété
tonique, et en quelque sorte échauffante, qui peut
rendre du ton aux solides, les électriser en quelque
sorte, et communiquer par là aux fluides l'énergie
qui leur manque.

Elle sera donc très-utile, employée intérieurement et extérieurement, dans les maladies chroniques, d'épuisement, après de grands excès, après
des flux séreux, des évacuations très-fortes, des
exercices immodérés, de longues maladies fébriles, après de mauvaises nourritures long-temps
répétées, en y joignant une diète légèrement alté-
rante, et sur-tout propre à restaurer.

· On a dit aussi que l'eau étoit un excellent sudo-
rifique, particulièrement lorsqu'on la boit froide
jusqu'à trois ou quatre pintes, qu'on se tient cou-
ché et fort couvert : l'eau, dans ce cas, multipliant
beaucoup la somme des fluides, augmente le diamètre des vaisseaux, les force à une réaction plus
considérable; comme elle ne trouve pas à la peau
une fraîcheur capable de condenser les fluides et
les solides, elle se porte naturellement où la dila-

tation est plus facile et plus favorable, et sort abondamment par les pores cutanés.

L'eau froide peut être considérée comme un
très-bon cordial dans les foiblesses; sa fraîcheur
cause une irritation sur les solides, qui fait re-
venir presque sur-le-champ, sur-tout si on l'emploie en même temps extérieurement. On peut
consulter Mercurialis, Panarole, Cœsalpin, Boer-
haave, sur l'emploi de l'eau froide dans l'asphyxie,
suite de la vapeur du charbon.

CHAPITRE III.

Usage extérieur de l'Eau.

L'immersion d'un corps dans un fluide quelconque, pendant un certain temps, offre l'idée du
bain : il est simple ou composé.

Le bain d'eau douce seul peut être considéré
comme simple.

On compte parmi les composés, ceux de mer,
ceux d'eaux minérales, chaudes ou froides, ceux
qui sont aromatiques, émolliens, savonneux, adou-
cissans, composés avec le lait, le vin ou d'autres
substances capables d'en augmenter l'énergie.

Le corps est plongé dans le bain en totalité
ou partiellement : dans le premier cas, on a un

bain général ou entier; dans le second, le bain est partiel ou local. Ce dernier se subdivise encore en demi-bain, en pédiluve, en douche, en fomentation, en fumigation, etc.

L'usage des bains remonte à la plus haute antiquité. Les hommes ont commencé par se baigner dans les eaux qui avoisinoient leurs habitations; mais bientôt les besoins de la vie, la commodité, l'avantage des malades, la volupté industrieuse firent arriver les eaux dans les habitations, et introduisirent des bains particuliers chez ceux qui étoient en état de se les procurer : on vit clairement qu'il seroit fort avantageux pour les hommes réunis en société d'avoir des bains publics, où l'on pût se baigner à volonté dans l'eau chaude ou dans l'eau froide. Les eaux thermales furent recherchées; on connut leur efficacité dans certaines maladies, et on les fit servir communément dans l'art de guérir. Peu-à-peu le luxe décora de ses superfluités ce que le besoin avoit naturellement trouvé, et l'on vit bâtir à Rome les bains les plus somptueux.

A la fin du quatorzième siècle les bains publics étoient encore connus en France, sur-tout à Paris; les baigneurs étoient sous l'inspection et la juridiction du premier chirurgien du roi. Avant qu'on rétablît en Angleterre l'ordre du bain, le bain a été en usage en France dans la création des chevaliers. C'étoit au grand chambellan à préparer les bains des nouveaux chevaliers : les robes dont

ils étoient vêtus en entrant au bain lui apparte-
noient de droit. (*Voyez* un ouvrage de *Brixianus*,
intitulé : *Curieuses Recherches sur les écoles de
médecine.*)

Ceux qui voudroient savoir plus en détail ce
que les anciens ont dit sur les bains et sur les
eaux de leur temps, peuvent consulter un traité
de *Thomas Juncta*, qui a à-peu-près rassemblé
tout ce qu'ils ont laissé sur cet objet. Son ouvrage
a pour titre : *De Balneis Antiquorum*, volume
in-fol. de mille pages. Les auteurs anciens qui ont
écrit sur les bains, sont *Aristote*, *Hippocrate*,
Gallien, *Celse*, *Pline*, *Savonarola*, médecin du
marquis de Ferrare, dans le quinzième siècle; de
Montagnana, médecin de Padoue; *Ugulinus*,
Faventinus; *Jean Dondis*, médecin de Padoue,
ami de Pétrarque, il vivoit vers l'an 1585. *Pan-
theus* a donné des dialogues sur les eaux thermales
des environs de Véronne; *Bendinelli*, *Bertholinus*,
George Franciotti, *Gentilis de Fuligeneo*, ont
donné des descriptions particulières sur les différens
bains de l'Italie. *Conradus Gesnerus* a donné la
description des eaux thermales de la Suisse.

Les médecins arabes nous ont laissé différens
traités sur les bains, tels que *Rases*, *Avicene*
et *Averroes*; *Abimeron*, *Abimoises*, *Cedé Mon-
tanus*, *Gentilis*, *Fuligeneus*, *Jacobus de Par-
tibus*, *Jean Herculanus*, *Ugo Senensis*, ont
encore dit quelque chose sur les bains; mais leur

doctrine se ressent beaucoup de l'obscurité des connoissances physiques acquises de leur temps.

Orisbase, médecin de Julien surnommé l'A-postat, et qui vivoit vers 400, a beaucoup écrit sur ce qui a rapport aux eaux et aux bains. Il ordonnoit, pour échauffer, délasser, et ôter les douleurs, des bains avec l'origan, l'hysope, le pouillot, les feuilles de rue, la racine de piretre, etc.; il prescrivoit, dans les inflammations légères, des bains avec la mauve, le lin, le fenugrec.

Il a donné de fort bons préceptes relativement aux eaux ferrugineuses, qu'il recommande particulièrement dans les affections de l'estomac et du foie. Il a beaucoup parlé des eaux minérales naturelles.

Aëtius, né en 455, paroît s'être beaucoup occupé des bains : il étoit assez porté pour les bains chauds, auxquels il mêloit du vin ; les conseilloit aux gens qui mènent une vie passive ou qui sont fatigués, et sur-tout aux vieillards. Il veut que les tempéramens chauds et secs, dans les maladies inflammatoires, restent long-temps dans l'eau. Il recommande les bains sur la fin des fièvres, sur-tout de celles qui sont la suite des sollicitudes et des veilles ; il prescrit les eaux alumineuses, sulfureuses, contre les maladies de nerfs et les grandes douleurs, sur-tout contre la lèpre, la galle et les démangeaisons ; vante les eaux ferrugineuses dans les incommodités du foie et de l'estomac, etc.

Paul d'Egine prétend avoir éprouvé de très-bons effets de l'usage des bains froids dans le commencement des fièvres inflammatoires; il le conseille aux constitutions foibles, contre le calcul, le cholera-morbus, la suppression des règles.

Bains des Romains. Siccus Crementis est celui, de tous les auteurs, qui a le mieux rassemblé ce que Vitruve et Pline nous ont communiqué de plus positif.

On prenoit alors des bains domestiques avec l'eau froide ainsi qu'avec l'eau chaude; mais c'étoient les bains chauds qui étoient le plus en usage.

Le lieu du bain étoit divisé en quatre chambres: dans la première (*solium rigidum*), la température étoit presque froide; dans la seconde (*solium tepidum*), elle étoit douce; dans la troisième (*solium calidum*), elle étoit tout-à-fait chaude; les baigneurs se dépouilloient de leurs habits dans la quatrième chambre, qui étoit une espèce d'étuve.

Dans une autre pièce, on huiloit le corps, ce qui étoit désigné chez les Grecs par l'expression προμαλακτηρια, parce que là on commençoit à amollir la peau avant d'entrer dans le bain qui étoit immédiatement à côté, et où l'on descendoit par quelques degrés où l'on pouvoit s'asseoir et prendre autant d'eau qu'on le desiroit.

L'espèce de cuve dans laquelle on se baignoit avoit quelquefois un espace suffisant pour permettre d'y nager.

Les Grecs nommoient ce lieu ϖυελον, les Latins *Solium* ou *Labrum :* on avoit des vases pour faire chauffer l'eau, dans lesquels on l'entretenoit plus ou moins chaude, pour s'en servir à volonté.

En sortant de l'eau, on mettoit sur le corps une espèce de couverture qu'on appeloit *Sindone;* on épongeoit ensuite, puis enfin on essuyoit avec des linges secs. On commençoit par faire sécher la tête avec le plus grand soin, on évitoit l'impression de l'air froid, et le bain étoit terminé par une onction avec une huile douce; au défaut de l'huile on se servoit de beurre. Là se trouvoient les serviteurs du bain, appelés *Reonctores*, qui les oignoient d'huile, les frottoient ensuite avec un instrument appelé *strigillum*, espèce d'étrille ou de grattoir, pour ratisser et nettoyer la peau, et on finissoit par essuyer. On se servoit quelquefois d'éponges, quand on avoit affaire à des gens foibles ou malades; ensuite on se rhabilloit.

Bains russes. On doit à M. Sanchez, médecin de l'impératrice de Russie, un mémoire (1) sur les bains de vapeurs de Russie. Il croit que les bains russes surpassent, en utilité et en commodité, ceux dont les Grecs, les Romains et les Turcs ont fait usage.

Quand on entre dans le bain, on s'y déshabille,

(1) Voyez *Mémoires de la Société Royale de Médecine,* tom. III, 1780.

on s'y couche sur un matelas rempli de foin ou de
paille, mis sur la première ou sur la seconde ban-
quette; comme le four est chaud, et qu'il est garni
de cailloux de rivière rougis et presque embrasés
par le feu qui est dessous, et qu'on verse dessus
de l'eau froide, on a bientôt une vapeur épaisse,
ardente, qui échauffe d'autant plus l'intérieur du
bain, qu'on y répand de l'eau plus ou moins abondamment. Les corps commencent alors à éprouver
une sueur considérable; et quand on veut la faire
cesser, on se fait frotter avec du savon et des
branches de tilleul, dont les feuilles sont couvertes
de duvet; on est lavé avec de l'eau tiède, ensuite
avec de l'eau froide, dont on verse plusieurs seaux
sur la tête. Ceux qui se baignent dans un bain
public, au lieu d'avoir de l'eau froide pour se
laver dans le lieu même du bain, vont se plonger
à côté dans quelque ruisseau ou étang exposé à
l'air libre. M. Leclerc, médecin, a dit qu'après
s'être jeté dans l'eau froide, le *mougik,* ou l'homme
esclave, va boire un gobelet ou deux d'esprit de
grain, ou de bierre chaude, dans laquelle il fait
infuser la *miata,* ou menthe.

La boisson des seigneurs, au sortir du bain,
est composée de bierre anglaise, de vin blanc de
France ou d'Allemagne, de pain rôti, de sucre et
de tranches de citron; cette boisson est cordiale,
mais infiniment moins forte que l'autre.

Les Russes ont aussi des usages qui approchent

de ceux des Indiens. Ils se font arroser d'eau chaude ; on se couche sur une pierre, on y est fustigé avec de longues verges de branches de bouleau encore garnies de feuilles. Les Russes, en sortant de l'étuve, couverts de sueurs et sillonnés de verges, vont se rouler dans la neige ou l'eau froide.

Pour conserver la chaleur du bain, de cinq minutes en cinq minutes on verse de l'eau froide, pendant une heure, sur les cailloux échauffés ; la vapeur qui s'en élève est considérable, et surpasse en chaleur et en activité celle de tous les autres bains. La vapeur du bain russe donne environ quatre-vingt-dix-huit degrés de Farenheit.

Bains turcs. On doit à M. Antoine Timony, médecin de Constantinople, une dissertation (1) sur les bains orientaux, dans laquelle, après en avoir fait connoître la construction, il décrit les maladies contre lesquelles ils sont employés, et les maux qui en sont quelquefois la suite ; il dit que la loi de Mahomet ordonne aux Turcs de se laver, avant chaque prière, le visage, le cou, les mains, les bras et les pieds : ainsi, comme ils sont restreints à cinq prières par jour, cinq fois ils font les ablutions prescrites ; en outre, chaque fois que les sexes se rapprochent, ils doivent se baigner tout le corps ;

(1) Voyez *Mémoires de la Société Royale de Médecine*, tom. III, 1780.

les femmes ne peuvent s'en dispenser après chaque excrétion périodique.

Les Turcs ne se servent que d'eaux très-pures. Leurs bains sont l'étuve sèche, ou le *Laconium* des Grecs et des anciens.

Au sortir du bain, les Turcs boivent leur café ou du sorbet; quelques-uns ont pris la coutume de boire de la limonade française.

Les Grecs, les Arméniens et les Juifs se servent du bain moins fréquemment; mais ceux qui sont aisés y déployent une grande somptuosité.

Bains des Indiens. Dans ces climats, suivant M. Anquetil, le bain ne consiste pas à se plonger, comme en Europe, dans une rivière ou dans une cuve; on trouve dans ceux qui sont publics, trois salles voûtées et éclairées par en haut, au moyen de fenêtres rondes : on se déshabille dans la première; il y a, dans la seconde, des fontaines d'eau tiède; dans la troisième, l'eau est presque bouillante, et la chaleur est si grande, qu'on peut à peine marcher sur le plancher.

Dès qu'on est entré nu dans l'une de ces deux dernières salles, un des serviteurs du bain vous étend sur une planche, et vous arrose d'eau chaude, ensuite il vous presse tout le corps avec un art admirable. Il fait craquer les jointures de tous les doigts, et même celles de tous les membres. Il vous retourne et vous étend sur le ventre. Il s'agenouille sur vos reins, vous saisit par les épaules,

fait craquer l'épine du dos, en agitant toutes les
vertèbres, donne de grands coups sur toutes les
parties les plus charnues et les plus musculeuses,
puis il revêt un gant de crin, et il vous en frotte
tout le corps, au point de se mettre lui-même en
sueur; il lime avec une pierre ponce la chair épaisse
et dure des pieds, il vous oint de savon et d'o-
deurs; enfin il vous rase et vous épile.

Les femmes prennent les bains avec les mêmes
cérémonies. Ce manége, dit M. Anquetil, dure
bien trois quarts-d'heure; après cela on ne se
reconnoît plus, il semble qu'on soit un homme
nouveau : on sent dans tout le corps une sorte de
quiétude pour produire, par l'harmonie que les
frottemens et les tiraillemens ont établie entre
toutes les parties : la peau est quelque temps couverte d'une sueur légère qui lui donne une douce
fraîcheur. On passe ensuite deux heures sur un ca-
napé, et on s'endort, partie de foiblesse, partie de
chaleur, après avoir fumé un demi-hoka.

Des Bains en particulier. Les diverses manières
d'appliquer l'eau à l'extérieur, comme remède,
portent des noms particuliers.

Le bain de rivière se prend dans les rivières
lorsqu'elles sont assez échauffées par le soleil et la
température de l'air, pour ne faire éprouver qu'une
légère sensation de frais; et comme dans les climats
tempérés ou froids l'eau de rivière e trouve rarement, et fort peu de jours consécutifs, échauffée

au degré convenable, ce bain est plus pour le plaisir et la propreté, que pour la santé : cependant quand on continue le bain de rivière pendant plusieurs jours de suite, ou avec de courts intervalles, il a une partie des effets, soit du bain froid, soit du bain chaud, selon que l'eau approche le plus de ces deux états.

Le bain froid se prend en se plongeant ou se faisant plonger avec précipitation dans l'eau froide, et n'y restant que deux ou trois minutes en hiver, et un peu plus lorsque l'eau est moins froide.

Il est un excellent remède tonique et fortifiant; il fait contracter les fibres, multiplie leur force et leur oscillation, diminue le diamètre des vaisseaux, condense et épaissit les fluides, dissipe leur trop de sérosité, accélère la circulation. La chaleur se porte alternativement de la circonférence du corps au centre, et du centre à la circonférence; la transpiration et les urines sont augmentées. Ce bain pris de temps en temps, préserve des catharres, cachexies, affections vaporeuses, hernies; il s'emploie comme un remède très-efficace contre le rachitis des enfans, les pâles couleurs, l'incontinence d'urine, la manie, certains délires fébriles; il a été plusieurs fois très-efficace contre les rhumatismes chroniques, etc. On sent bien que ce remède étant un peu violent, ne convient pas aux gens dont la poitrine est délicate ou malade, et à ceux qui sont sujets aux hémorragies ou transports du sang dans le cerveau. Il est à propos et d'usage de se mettre au lit en sortant du bain froid, d'y prendre quelque boisson tiède, et d'y attendre que la transpiration soit revenue dans son état ordinaire : il faut prendre ce bain le matin à jeûn, ou du moins quand on est assuré que la dernière digestion est faite ; ne jamais y entrer tandis qu'on est en sueur.

Comme on ne se propose quelquefois que de fortifier certaines parties, on emploie dans ces cas le demi-bain, le bain de fauteuil, le bain de pied, ou les bains locaux froids et momentanés. On a guéri ou préservé des catharres, fluxions, maux d'yeux, en faisant laver la tête à l'eau froide; des descentes, difficultés d'uriner, incontinences d'urine, diarrhées, règles immodérées, fleurs blanches, par le moyen du demi-bain ou bain de fauteuil; des entorses, par le bain de pied. Il n'est pas besoin dé dire qu'une femme ne doit pas user des bains ou demi-bains froids quand elle a ses règles, parce qu'elles se supprimeroient.

Il est rare qu'on prescrive les bains froids dans les eaux minérales. Le peuple se baigne quelquefois dans les eaux sulfureuses froides et dans la mer, pour guérir la galle, les dartres, les vieux ulcères.

Le bain chaud. On peut admettre deux sortes de bains chauds: le tiède, qui s'étendra de 25 à 35 degrés; le chaud, qui ira depuis 35 jusqu'à 40 et plus.

Le bain qu'on nomme frais, peut être un intermédiaire du 12e au 27e degré.

Il n'est point indifférent de prendre un bain à
tel ou tel degré de chaud ou de froid. D'un côté,
les médecins devroient sentir l'importance de tâ-
tonner, le thermomètre à la main, le point fixe qui
convient aux différentes maladies; ou, s'ils le font,
ils n'ont pas fait part de leurs observations : de
l'autre, les malades, ou ceux qui les soignent, se
persuadent que des *à-peu-près* sont suffisans, tandis
qu'il est bien constant que tel bain, dont le degré
de chaud ou de froid sera supérieur ou inférieur
au but qu'on se propose, produira des effets tout
opposés à ceux qu'on attend.

Au degré de chaleur qui le rend agréable à celui
qui le prend par plaisir ou par propreté, le bain
chaud devient un excellent remède dans bien des
cas, soit dans le moment même où l'on y est, soit
par les effets plus durables qu'il produit, étant
continué quelque temps. On prescrit avec succès le
bain chaud dans les accès de colique néphrétique,
les difficultés d'uriner, la sortie des pierres de la
vessie, les convulsions, les affections spasmodiques, convulsives, vaporeuses, les rhumatismes
aigus, la manie, la folie, les retards ou suppressions de règles, l'insomnie, la fatigue, pour faciliter
la sortie de la petite-vérole, etc. Le bain chaud, réi-
téré pendant quelques jours de suite, ou à de petits
intervalles, guérit radicalement les maux précédens, ou éloigne leur retour. Il ne faut entrer dans
le bain chaud que quand on est assuré que la

digestion est faite. Pour l'ordinaire on y prend quelque boisson appropriée à la maladie qui fait user du bain, et on se met au lit quand on en sort ; ou on y reste le temps nécessaire pour dissiper les accidens urgens : lorsqu'on le prend par précaution, ou qu'on le doit continuer, on y reste, autant qu'il est possible, sans se trop affoiblir, depuis une heure jusqu'à trois.

On emploie quelquefois pour ces bains, au lieu d'eau simple, des décoctions de plantes émollientes ou aromatiques, de substances adoucissantes, graisseuses, le lait, l'huile d'olive, le vin, etc., selon les indications que l'on a de relâcher, d'amollir, ou de resserrer, fortifier.

Le bain chaud peut être dangereux pour les gens pléthoriques, sujets aux hémorragies, aux douleurs de tête, aux engorgemens du cerveau, à moins qu'on n'ait fait précéder la saignée. Les personnes qui ont la poitrine délicate, sensible, sujette aux engorgemens sanguins, ne supportent quelquefois pas le bain aussi chaud qu'il leur est nécessaire, pour ne pas en être incommodées par le froid.

Les demi-bains chauds sont fort usités et très-efficaces dans les difficultés d'uriner, ardeurs d'urine, affections spasmodiques, suppressions de règles, et dans tous les cas où on a recommandé l'usage du bain chaud entier ; ils suppléent en partie à ce bain dans tous les cas où une raison quelconque empêche de se servir du bain entier. Si on ne peut pas employer le demi-bain, parce qu'il y a plaie, ulcère, enflure aux jambes ou aux pieds, ou par quelque autre raison, on fera usage du bain de fauteuil.

Le bain de pied chaud est un remède beaucoup plus actif et plus utile qu'on ne le croit, et qui n'est pas employé assez fréquemment : il attire le sang des parties supérieures de la tête, de la poitrine ; fait cesser l'état convulsif, spasmodique, la crispation nerveuse ; diminue la trop grande sensibilité ; il dissipe assez promptement les maux de tête et l'asthme convulsif, les retards ou suppressions de règles, d'hémorroïdes, et leurs accidens, les agitations, chaleurs vagues, insomnies.

Les bains des eaux chaudes ou thermales sont regardés, en général, comme des remèdes de la plus grande efficacité dans certaines maladies. Les eaux sulfureuses passent pour beaucoup plus actives que les autres ; elles ont la réputation de guérir les maladies de peau avec ou sans éruption, les tremblemens, contractions, paralysies, engourdissemens, stupeurs, atrophies des membres. On prescrit les eaux d'Aix - la - Chapelle, Saint - Amand, Bagnères, Bagnols, Balaruc, Bonnes, et les autres eaux chaudes sulfureuses, contre les affections spasmodiques, les rétractions de membres, les contusions, luxations, douleurs de fractures anciennes, rhumatismes, plaies, ulcères, et les autres maladies indiquées ci-dessus. Le malade reste dans le bain aussi long-temps qu'il lui est possible, d'où il passe dans le lit, et il prend, durant ce temps, des médicamens appropriés à son état. Les boues des eaux de Saint-Amand, de Vichy, etc., s'appliquent pour dissiper les rhumatismes chroniques, et autres douleurs fixes et invétérées, les enflures des membres, les tumeurs, paralysies, anchyloses, rétractions des membres, etc.

Le bain de vapeurs, qu'on nomme aussi *étuve*, se prend en recevant sur tout le corps de l'eau résoute en vapeurs, et qui se fait de diverses manières. Ce bain procure toujours une transpiration forcée qui humecte le corps de sueur, le réchauffe, le rougit vivement, accélère le pouls et le rend petit. Ce bain est un des plus efficaces que l'on puisse employer dans les maladies de la peau, lorsque le bain chaud n'a pas été aussi utile qu'on l'auroit désiré.

On le conseille particulièrement aux gens très-gras, et chez qui les humeurs abondent. Celse le recommande dans les hydropisies; Rivière dit que, dans celles du bas-ventre et de poitrine, il a rendu les plus grands services, en se servant de la vapeur de l'alcool.

Ces bains sont encore très-utiles dans les maux de gorge, les catharres, les embarras de la matrice.

La douche est une affusion d'eau sur quelque partie du corps. Quand l'eau se verse immédiatement, c'est ce qu'on nomme perfusion : lorsqu'elle est jetée d'une certaine hauteur, on l'appelle irrigation. Le plus communément on entend par douche l'affusion de l'eau sur une partie par un jet roide et étroit, capable d'y causer un ébranlement particulier.

La douche se dirige souvent verticalement d'un réservoir par un tuyau de conduite sur la partie du corps qui en a besoin. Son action est le résultat de sa température et de sa collision combinées ensemble, ce qui en forme un bain de la plus grande énergie (1).

On donne des douches chaudes, tièdes ou froides, quelquefois aussi avec l'eau en vapeurs.

L'eau, lancée avec force, pénètre dans les pores de la peau, forme autant de petits coins qui la dilatent, atténuent, divisent les humeurs stagnantes des parties malades : par la chaleur, elle relâche et détend les fibres, calme et assoupit les douleurs, dissipe la tension et les contractions convulsives, rend les humeurs plus mobiles et plus fluides.

Plus les douches s'éloignent du degré de la chaleur animale, moins elles agissent sur les solides et sur les fluides ; l'eau même au-dessous de trente-

---

(1) MM. Triayre et Jurine, dans leur bel établissement, rue Saint-Lazare, sous Tivoli, ont perfectionné les moyens employés pour les bains de vapeurs, douches, etc.

deux degrés et demi, ne produit plus la raréfaction des liqueurs ; elle amollit seulement les fibres et divise les humeurs sans en augmenter le volume ; elle les condense d'autant plus qu'elle approche de la température froide.

L'eau froide racornit et resserre les fibres, condense les solides ; mais bientôt la réaction étant égale à l'action, il se produit une espèce de fièvre locale qui ramène la chaleur dans la partie et une forte transpiration, sur-tout si, après la douche, on tient la partie bien chaude.

La douche même chaude, diffère du bain chaud, en ce que celui-ci relâche les solides et le tissu de la peau ; au lieu que l'autre, en relâchant, soutient et ranime leurs oscillations.

Plus la douche a d'élévation, plus elle a de force, les diamètres étant d'ailleurs égaux ; plus l'ajutoir a d'ouverture à des hauteurs égales, plus la force de l'eau est considérable.

On administre peu la douche d'eau froide, à moins qu'on ne rencontre des sujets qui se plaignent d'inertie, de foiblesse et de résolution dans les solides externes ; ce qui a quelquefois lieu dans quelques maladies chroniques des organes de la tête, dans les délires mélancoliques, la folie et les affections nerveuses qui ne dépendent ni de la pléthore ni de la sabure des premières voies, mais d'une humeur particulière qui se porte sur le principe des nerfs.

La douche froide est très-recommandée contre la manie commençante et confirmée.

On fait aussi des douches avec des eaux minérales sulfureuses, ou avec des liqueurs ou des décoctions de quelques médicamens incisifs, fondans, résolutifs, etc.

La douche, administrée avec les boues minérales, est un puissant secours pour rendre la souplesse aux membres perclus, estropiés, dont les tendons musculaires sont desséchés ; quelquefois il est bon de faire suivre la douche par les frictions, les ventouses et l'embrocation de quelque huile nervale.

C'est encore à la classe des bains locaux que l'on doit rapporter les remèdes suivans : les *fomentations*, les *lotions*, les *injections* ; ils agissent tous comme les bains, ou pour relâcher, amollir, ou pour fortifier, resserrer, ou pour laver, nettoyer, délayer, entraîner, etc.

CHAPITRE IV.

Eau de Mer.

La cause de la salure des eaux de mer n'a pas encore été bien clairement exposée. On doit pré-

sumer qu'elle a commencé avec le monde, puisque
ses habitans ne peuvent vivre hors de son sein. Le
goût des eaux de mer est salé, âcre, bitumineux,
amer, dégoûtant et impotable. Moins l'eau de mer
contient de sel, plus elle gèle facilement. On croit
les mers du nord moins salées que les autres, ce
qui fait qu'on en peut extraire plus facilement de
l'eau douce et du muriate de soude par la distillation.

L'eau de mer ne pouvant se boire, les hommes
ont cherché les moyens de la rendre potable, sur-
tout dans les voyages de long cours, où souvent
l'eau pure vient à manquer. En France, Poisson-
nier, Macquer et Monnet, ont prouvé qu'on pouvoit, en distillant l'eau de mer, en tirer une eau
potable. Le premier a disposé les vaisseaux qui
servent à la préparation des alimens de l'équipage,
de manière à pouvoir en même temps distiller
l'eau dont on a besoin. En Angleterre, Irving à
proposé un foyer, ou poêle, construit de manière
à ce que le feu qu'on entretient pour le service du
vaisseau puisse faciliter la distillation de l'eau de
mer, sans presqu'augmenter la dépense du bois
ou du charbon.

On l'emploie avec succès dans le traitement
des maladies lymphatiques, scrophuleuses et cutanées. On dit même que les bains de mer peuvent
guérir l'hydrophobie.

Les anciens faisoient un grand usage de l'eau

de mer ; Hippocrate la faisoit prendre en lavemens. Celse et Dioscoride ont souvent parlé de ses
bons effets.

Les principes qui sont répandus dans cette eau,
sont le muriate de soude, les sulfates de chaux et
de magnésie, du muriate de chaux, etc. La matière extractive paroît devoir son origine au nombre
infini de plantes et d'animaux privés de la vie qui
sont en dissolution dans l'eau, et est regardée, par
Bergmann, comme la cause de son goût nidoreux
et nauséabond.

CHAPITRE V.

Des Eaux Minérales naturelles.

On désigne sous le nom d'*Eaux Minérales*,
des sources naturelles qui sortent du sein de la
terre, chargées de principes dont l'expérience a
fait reconnoître les vertus médicinales.

Ce n'est que vers le 17ᵉ siècle qu'on commença
à développer le peu de connoissances que Pline et
quelques anciens nous ont laissées sur ces eaux.
André Baccius est le premier qui ait traité des
eaux, *ex professo*, en 1596. Boyle s'en occupa
utilement en 1663. L'Académie des Sciences, vers
le même temps, sentit qu'il seroit utile de faire des

travaux sur les eaux minérales ; elle chargea
M. Duclos des analyses de ces eaux. Il les a faites
sur un grand nombre. Depuis ce temps, beaucoup
de chimistes ont fait des découvertes précieuses.
Boulduc, Le Roi, Margraff, Priestley, Rouelle,
Monnet, Bergmann, Bayen, Costel, Cadet, Deyeux,
Parmentier, Guyton, Westrumb, Fourcroy, Vauquelin, et plusieurs autres, donnèrent aux procédés analytiques de grandes améliorations. Ces
derniers sur-tout ont joint à l'expérience les préceptes les plus clairs et les plus précis sur l'art
d'analyser les eaux.

Les eaux minérales sont distinguées en quatre
classes :

1re. Les eaux gazeuses.

2e. Les eaux salines.

3e. Les eaux sulfureuses.

4e. Les eaux ferrugineuses.

Avant d'entrer dans le détail particulier des différentes classes, j'ai pensé qu'il seroit utile de parler
des eaux thermales en général.

Des Eaux thermales.

Il existe dans la nature des eaux qui sortent de
la terre avec une température naturelle, souvent
très-élevée au-dessus de celle de l'atmosphère. On
les nomme *Eaux chaudes*, ou *Eaux thermales*.
Tantôt elles sont pures, tantôt elles renferment

des matières salines. Elles sont fort répandues sur
le globe ; leur température égale quelquefois celle
de l'eau bouillante, mais plus ordinairement elle
lui est inférieure. Ce qu'il y a de remarquable dans
ces eaux, c'est la constance de leur température,
qui reste à très-peu près la même pendant plusieurs siècles. M. Le Roi les nomme *Eaux non-
minérales*, parce qu'il croit qu'elles ne diffèrent
en rien de l'eau chauffée. Hoffmann, et, long-temps
avant lui, Pline, en avoient fait la remarque.

On compte plusieurs de ces sources en France ;
les eaux de Bagnols, celles de Dax, la plupart des
sources de Bagnères, etc. M. Ramond fait observer
que les sources de Bagnères, connues depuis
2000 ans, coulent toujours dans le même lieu et
avec une même température ; il attribue leur chaleur à la décomposition des pyrites qui impregnent
la plus grande partie des terrains calcaires de ce
pays ; mais comme ces eaux ne contiennent guère
qu'un peu de sulfate de chaux, on ne peut admettre qu'elles coulent sur les pyrites mêmes, parce
qu'elles contiendroient, dans ce cas, du sulfate de
fer ; il faut donc supposer qu'elles passent sur des
bancs de pierres seulement échauffées par la décomposition du fer sulfuré qu'ils recouvrent.

L'eau de la Seine, comme les eaux de source,
a été agitée, battue, elle a circulé, elle est très-
légère et très-salubre, et a, par-dessus les eaux
de fontaine, l'avantage de couler à l'air libre.

Avec cette eau chauffée aux 25ᵉ, 30ᵉ, 35ᵉ, 40ᵉ ou
50ᵉ degré, plus ou moins, on aura l'équivalent
des sources thermales les plus renommées. Cette
eau factice, quelque simple qu'elle paroisse, quand
elle sera chauffée à différens degrés, suppléera à
toutes les eaux thermales simples, et on y supplée
peut-être sans le croire, dit M. Leroi, dans beaucoup de cas où l'on emploie les boissons délayantes
tièdes et chaudes, soit simples, soit aiguisées avec
du sucre, des sirops, ou autres matières propres
à ôter la fadeur de l'eau.

Plusieurs médecins pensent que c'est de la
chaleur que dépendent les propriétés les plus générales des eaux, et que c'est elle qui donne tant
d'action aux minéraux dans les thermales composées ; cela est si vrai, que, sur les lieux où sont
les sources, on a le plus grand soin à régler leur
température, qui exige des médecins du pays toute
la sagacité et l'habitude que l'on ne trouve pas
également chez tous. Cette vérité mérite d'autant
mieux son application, que nous ne craignons pas
d'avancer que si les eaux thermales composées
se prenoient tièdes ou froides, il faudroit rabattre
de moitié et plus de leur efficacité. Que l'on juge
maintenant de ce que l'on doit attendre à Paris
des eaux de Balaruc, de Bourbonne, etc., que l'on
se contente de faire tiédir au bain-marie, tandis
qu'on devroit les boire chaudes à un assez haut
degré. Ainsi des autres.

Nous avons placé ici, d'après M. Duchanoy, une table des eaux thermales, relative à leur degré de température, afin qu'en comparant leur réputation respective entre les vertus des minéraux qu'elles contiennent et leur degré de chaleur, on puisse porter son jugement. Nous ne parlerons que des eaux les plus fréquentées.

Bagnères.

	Deg. du therm. de Réaumur.
La Source de la Reine	40
Le Bain des Pauvres	38
Le Bain Nouveau	32
Le Roc de l'Anes	36
La Chaude de la Serre	38
Le Petit Bain de Dumorat	43
Saint-Roch	38
Les Douces de la Serre	30
Le Foulon	30
L'Hôpital	26
L'Anes	25
L'Artigues	30
Le Prieur	27
Solest	

Dax.

L'eau de la source, à sa surface	49
A la bouche de la source	56
Les Bains	32, 36, 40

(3₇)

Vichy.

Deg. du therm.
de Réaumur.

La Grande Grille. 3₉
Le Grand Puits Quarré 3₉
Le Petit Puits Quarré 4o
Le Petit Bourlet. 25
Le Gros Bourlet. 2₉

Bourbon-Lancy.

La Source 45
Le Bain 36

Ax.

La Source du Taix. . . . , ... 45
Celle du Couloubre 58
Celle du Roussignol 6o
Celle des Escanous 62
Celle de l'Estuve. 56
La Troisième Source 6o
La Cinquième Source 32
La Première Source du Couloubre 32
La Seconde 26
La Troisième , dite *de la Canalotte*. . . . .
La Quatrième , dite *de la Gourguette*. 3o
La Cinquième 4o
La Sixième , dite *le Canal de Bois* 62
La Septième , dite *le Bain Fort*. 64

Bagnols.

Des eaux tièdes au 2o^e et 21e degré. 20; 21

Aix en Provence.

Des eaux tièdes, au 26e degré 26

Holzbad, près Strasbourg.

Les eaux sont chaudes au 57e degré du thermomètre
de Farenheit. 57

Plombières.

La Fontaine du Crucifix 39
Le Goulot du Grand Bain. 44
Le Grand Bain. 32
Le Goulot du Bain des Dames 41
Le Bain des Dames. 30
Bain Neuf 28

Bains dans les Vosges.

La Grande Source. 44
La Fontaine Casquin. 33
Source du Robinet. 42
La Romaine. 42
La Fontaine des Vaches. 31

Luxeuil en Franche-Comté.

La Fontaine 43
Le Bain des Capucins. 35
Le Bain des Bénédictins 32
Le Bain des Dames. 37

Néris en Bourbonnais.

Le Grand Puits 65

(39)

Deg. du therm.
de Réaumur.

Le Puits de la Croix.   63
Le Puits Quarré.   58
Le Premier Bain   62
Le Second Bain   61
Le Bain des Pauvres   60

Balaruc.

La Source. . , ...   42
Les Bains 39, 38, 37, 36
L'Etuve.   32

Bourbon-l'Archambault.

Le Grand Puits.   48
Le Petit Puits.   47
Le Grand Bassin   42
Le Bain des Pauvres :   39
Douches , de 20 à 45 degrés.   45

Bourbonne.

Le Puits ou la Fontaine   55
Le Bain des Pauvres.   48
Le Bain Patrice.   36
Le Bain du Seigneur   33

Barèges.

Les Sources.   45
Le Bain Royal   40
Le Second Bain.   34
Le Troisième Bain.   33
Le Quatrième Bain   39

Bagnières de Luchon.

	Deg. du therm. de Réaumur.
L'Ancienne Source de la Grotte	51
La Source de la Salle . . . . , ...	41
Son Réservoir , ...	36
Celle des Romains.	36
Celle du Rocher Abandonné.	
Celle de la Reine.	41
La Douce.	22
La Chaude , à droite.	51
La Chaude , à gauche.	45
Le Bain de la Reine	34
Les Deux Sources Blanches.	24

Saint-Amand.

La Source du Bouillon. . . . . . , ...	23
La Fontaine d'Arras.	22

Cauteretz.

La Source du Bain du Milieu.	42
Celle du Bain de Pose	38
Celle du Bain Royal.	44
Celle du Bain de la Raillère	34
Celle du Bois	43
Celle du Mouhaurat.	41
Celle du Bain de Cabanne.	40

Saint-Sauveur.

La Source	32
Le Bain	30

(41)

La Motte.

Deg. du therm. de Réaumur.

La Source	45
Le Bain	36

Mont-d'Or.

Le Bain de César	36
Le Grand Bain	37
La Fontaine de la Magdeleine	37
Autres Sources au	28, 30

Aix-la-Chapelle.

Le Bain de l'Empereur	51
Les eaux de Borset	60
D'autres Sources, à 30, 40, etc.	30, 40

Molitz.

La Source	33
Le Bain	31
Second Bain	30

Vernet.

La Source	48
Le Bassin	38

Cerdagne.

La Source	38
Le Bassin	31

Arles.

La Source	57

	Deg. du thermo. de Réaumur.
Autre source	55
Le Grand Bassin.	40
Le Petit Bassin. . . . . -	34
Etuves.	38

La Presle.

Première Source.	38
Seconde Source	36
Troisième Source.	25
Le Bassin.	33

Bagnols en Basse-Normandie.

La Source	35
Grottes. 20, 22, 25, 25, 28, 30, 32	
Grottes pour les Etuves. 20, 25, 30	

Si l'on compare les différens degrés de chaleur de chacune de ces eaux avec la réputation dont elles jouissent, on s'apercevra bientôt des raisons qui leur ont attribué plus ou moins de confiance : celles qui sont douées de peu de chaleur, sont pour la plupart négligées ou abandonnées. Les eaux de Bagnols, celles d'Aix en Provence, parce qu'elles ne sont que tièdes, ont presque perdu leur réputation : les eaux de Saint-Amand, quoique sulfureuses, sont à peine fréquentées ; leurs boues sont plus courues, mais il faut attendre que la chaleur d'été les ait échauffées. On a grand soin à Ax de mélanger la gourguette, qui n'a que 50

degrés de chaleur, avec la cinquième source du
couloubre, qui est très-chaude ; et des sources
nombreuses de cette ville, les plus chaudes sont
les plus recommandées. Ce sont celles de la troisième classe, dit M. Sicre, qui sont les plus salutaires.

Ce que nous disons d'Ax, il faut l'entendre de
presque toutes les eaux thermales, les composées
comme les simples. Les eaux de Balaruc en bain
aux 36e et 37e degrés, n'agissent, au rapport de
M. Lieutaud, que par leur grande chaleur : en
effet, les médecins sur les lieux ont observé que
quand on les prend au 28e degré, qui est la chaleur
ordinaire des bains domestiques, ils ne produisent
aucun effet remarquable dans les maladies pour
lesquelles on les loue. A Barèges, on a également
grand soin de régler la température des bains : la
quatrième source est celle qui est la plus recommandée, elle est chaude au 34e degré ; la seconde, qui n'est qu'au 29e, est celle dont on use
le moins, ou c'est pour la mêler à la royale quand
on la trouve trop chaude. On ne voit donc dans
l'usage des eaux thermales que le plus grand soin,
de la part des médecins, à en bien diriger la température. C'est le besoin et l'expérience qui en ont
donné et la règle et l'habitude. Une raison péremp-
toire, c'est que les eaux thermales, qui ont beaucoup de chaleur, jouissent d'une tout aussi belle
réputation que celles qui sont douées de beaucoup

de principes. Il n'y a cependant point de règle sans exception; en réclamant pour la chaleur des eaux, nous ne prétendons pas pour cela réduire à zéro les propriétés des minéraux que les eaux charrient avec elles, nous avons prétendu seulement réveiller l'attention sur un des plus grands agens des eaux minérales, la chaleur.

Ire. Classe — *Des Eaux gazeuses ou acidules.*

Les eaux minérales ne contiennent pas seulement des substances fixes, il s'y trouve encore plus abondamment un principe volatil, un gaz qui fait fonction d'acide et qu'on doit regarder comme une des substances qui contribuent le plus à leurs propriétés médicinales; on reconnoît ces espèces d'eaux à leur état pétillant et à leur saveur aigrelette. La couleur de la teinture de tournesol devient rouge par leur mélange.

Quoique le principe volatil des eaux ne soit, le plus ordinairement, que du gaz acide carbonique, on doit néanmoins s'assurer de sa nature, à la faveur d'une bougie allumée, dont la flamme s'éteint subitement, si c'est du gaz acide carbonique, et qui s'allume, si ce principe volatil est du gaz hidrogène. C'est en examinant les eaux gazeuses, que Venel a commencé de fixer les idées sur la nature des eaux acidules; et Costel, en analysant les eaux de Pougues, comparables en tout point à celles de

Spa, et qui mériteroient bien d'avoir parmi nous
la même célébrité, nous a prouvé qu'entre des
mains habiles tous les moyens d'épreuve sont
bons, qu'il n'y a aucun inconvénient de les multiplier, parce que l'un vient à l'appui de l'autre.

L'acide carbonique n'est jamais pur dans les eaux ;
il tient en dissolution des carbonates de chaux et de
magnésie, qui se précipitent lorsque le contact de
l'air, l'agitation ou la chaleur favorisent le dégagement de cet acide. Ces eaux contiennent en outre
du muriate de soude, du carbonate de soude, etc.

On trouve aussi l'acide sulfurique dans les eaux,
mais ce cas est beaucoup plus rare : on a reconnu
cet acide dans l'eau d'une source qui coule dans
une caverne près d'Aix en Savoie.

Certains *Lagoni*, de Toscane, tiennent aussi
de l'acide boracique en dissolution.

Les principales eaux de cette classe sont :
Les eaux de
Néris, Mont-d'Or, Clermont-Ferrand, d'Ax,
Mont-Brisson, Seltz, Châtel-Guyon, Pozzello près
Pise, Spa, Pyrmont, Pougues près Nevers, Chatel-
don, de Laugeac, Saint-Myon, Bard, Médagne,
Sail, Saint-Galmier, Sultmack, Vals, etc. (1).

---

(1) On trouvera à la suite de chaque classe des eaux
minérales artificielles, les propriétés médicinales de ces
eaux, ainsi que la manière d'en faire usage.

IIe. Classe. — *Des Eaux salines.*

Lorsque les eaux ont perdu les substances principales qui les minéralisent; que le soufre, le fer
et les gaz en sont séparés, elles contiennent souvent encore des matières salines et terreuses en
dissolution.

On reconnoît aisément les eaux salines à leur
goût; un peu d'eau de chaux, le nitrate de mercure liquide et la potasse ne tardent pas à mani-
fester la nature des sels qui les constituent; l'évaporation ensuite apprend dans quelle proportion
ils s'y trouvent.

Il n'existe pas d'eaux minérales qui ne contiennent qu'une seule espèce de sel, il s'y en trouve
quelquefois trois ou quatre; et si elles sont pourvues en outre de beaucoup d'air, elles sont alors
vives et légères. Souvent les eaux salines contiennent aussi du gaz acide carbonique, et cette combinaison se rencontre non-seulement dans la plupart de nos sources froides, mais encore dans
plusieurs eaux thermales.

Les eaux salines les plus abondantes et les plus
remarquables sont celles qui renferment de la
soude muriatée. L'eau de mer appartient à cette
variété. Les eaux de source et de lacs qui renferment du muriate de soude, sont ordinairement
exploitées pour l'extraction de ce sel.

La chaux carbonatée, ce sel insoluble dans

l'eau pure, se trouve cependant très-communément dissous ; il est même en très-grande quantité dans les eaux naturelles. Sa dissolution paroît due à un excès d'acide carbonique.

D'autres eaux renferment abondamment du sulfate de magnésie ; telles sont les sources de Sedlitz, de Seidschutz, d'Egra, d'Epsom, etc. Celles des lacs du Mexique, d'après M. *Humboldt*, contiennent de la chaux muriatée.

D'autres enfin tiennent en dissolution de la soude carbonatée.

M. *Kirwan* a observé que dans les eaux minérales certains sels se trouvoient plus particulièrement réunis, et que souvent même leur présence excluoit celle d'autres sels, etc. Ainsi on trouve ordinairement ensemble la chaux carbonatée et la chaux sulfatée, le fer et l'alumine sulfatée, la soude et la chaux muriatées.

La soude muriatée est toujours accompagnée de chaux sulfatée, à moins qu'il n'y ait de la soude carbonatée.

La magnésie carbonatée est ordinairement accompagnée de chaux carbonatée ; la soude carbonatée, de soude muriatée et sulfatée ; la magnésie muriatée et la magnésie sulfatée, de soude muriatée ; tandis que l'inverse de ces propositions n'est pas également vrai. La chaux sulfatée se trouve dans la plupart des sources, et accompagne tous les sels, excepté la soude carbonatée.

Les principales eaux salines sont celles de Plombières, Luxeuil, Bourbonne-les-Bains, Lamotte, Balaruc, Aix en Provence, Pouillon, Sedlitz, Seidschutz, Epsom.

III.ᵉ. Classe. — *Eaux sulfureuses.*

Ces eaux sont reconnoissables par l'odeur d'œufs couvés; elles ont un goût désagréable. Ces deux qualités suffisent pour les faire reconnoître : la lame d'argent qu'on y plonge noircit; mais dès qu'elles ont éprouvé l'accès de l'air libre, ou les premières impressions de la chaleur, elles ne la colorent plus. Souvent le précipité qui se forme alors, mis sur un morceau de fer chauffé, ou sur un charbon ardent, répand une flamme bleue et une vapeur suffocante.

Dans presque toutes les eaux dites sulfureuses, le principe qui les caractérise se trouve combiné et dans l'état de sulfure alcalin ou de sulfure de fer : le plus souvent ce dernier composé se trouve uni au gaz hidrogène; ce qui forme un gaz hidrogène sulfuré, lequel est soluble dans l'eau. Telle est la composition de la plupart de nos eaux minérales des Pyrénées et de toutes celles autrefois appelées hépatiques; elles renferment souvent différens sels, et notamment de la chaux carbonatée qui se précipite par le contact de l'air, comme on l'observe dans les eaux de Tivoli, etc. Quelques eaux mi-

nérales renferment, avec le gaz hidrogène sulfuré,
de l'hidrosulfure de chaux et du bitume. Telles
sont les eaux de Newdorf et de Limmen dans le
Tecklinbourg, de Rehburg en Hanovre, et d'Eylse,
d'après *Westrumb*. Celles des monts Euganéens,
dans le Padouan, contiennent aussi, d'après *Olivi*,
du bitume combiné avec le gaz hidrogène sulfuré.
Enfin M. *Gimbernat* assure que dans les eaux d'Aix-
la-Chapelle le soufre est tenu en dissolution par
l'azote.

Les eaux sulfureuses les plus connues sont
celles de

Barèges, Bagnières-de-Luchon, Saint-Sauveur,
Bonnes, Cauteretz, Aix-la-Chapelle, Saint-Amand,
Ax, Digne, Gréoux, Aix, etc.

Eaux ferrugineuses ou martiales.

Il est rare que ces eaux contiennent d'autres
substances métalliques que le fer, et qu'il s'y trouve
combiné avec un acide différent de celui connu
sous le nom de gaz acide carbonique. Cependant
on en connoît aussi où le fer est combiné avec l'acide
sulfurique, à l'aide duquel il forme un sulfate,
ainsi qu'on en verra des exemples dans la nomen-
clature des eaux minérales.

On trouve quelquefois, dans le voisinage des
mines de cuivre, des eaux qui tiennent en dissolution du sulfate de cuivre.

On distingue les eaux martiales en les goûtant;

elles ont la saveur de l'encre plus ou moins marquée; l'infusion de noix de galle leur communique
une teinte pourpre ou noire, et elles précipitent
insensiblement le fer sous la forme d'un magma
plus ou moins abondant.

Les principales eaux ferrugineuses sont celles
de Vichy, Bourbon - l'Archambault, Ferrières,
Sermaise, Vals; de Forges, de Bussang, de Provins, de Passy. Celles d'Aumale, de Spa, de Pyrmont, de Pougues, sont acidules et ferrugineuses.
Celles de la Règne près d'Alais, sont presque saturées de sulfate de fer.

Il existe aussi des eaux martiales sulfureuses
à Château-Thierry, à Caransac, à Verdusan, à
Dieu-le-Fils, et dans beaucoup d'autres endroits.

CHAPITRE VI.

Substances qu'on a découvertes dans les Eaux Minérales.

On peut évaluer à trente-huit le nombre des
différentes substances dont on a jusqu'à présent
reconnu la présence dans les eaux minérales,
et toutes ces substances peuvent se réduire aux
quatre principales divisions suivantes :

L'air et ses parties composantes, les acides, les
alcalis et les terres, les sels.

Outre l'air atmosphérique, on a trouvé du gaz azote. Le docteur *Pearson* le découvrit dans l'eau de Buxton. Il fut trouvé depuis par le docteur *Garnet*, dans les eaux de Harrowgate, et par M. *Lambe*, dans celles de Lemington. *Gimbernat* a aussi trouvé le gaz azote combiné avec le soufre dans les eaux d'Aix-la-Chapelle. *Schaub* dit aussi avoir retiré du gaz azote sulfuré, de l'eau de Nenndorff.

Parmi les acides on n'a encore trouvé que les acides carbonique, sulfurique, boracique, et le gaz hidrogène sulfuré.

Ce fut le docteur *Brownrigg* qui signala, le premier, la présence de l'acide carbonique dans les eaux de Pyrmont. Cet acide constitue les eaux acidulées.

On a trouvé l'acide sulfureux dans plusieurs eaux minérales chaudes d'Italie, qui sont dans le voisinage des volcans.

L'acide boracique existe dans quelques lacs en Italie. Le gaz hidrogène sulfuré constitue les eaux minérales connues sous le nom d'*hépatiques* ou *sulfureuses*.

La soude est le seul alcali pur, non combiné, qu'on ait rencontré dans les eaux minérales, de même que la silice et la chaux.

Le docteur *Black* trouva la soude à nu, dans les eaux minérales chaudes de Geyzer et de Rykum en Islande. La propriété qu'il lui a reconnue, de favoriser la solution de la silice dans ces eaux, n'est point admise par *Klaproth*. (Voyez ses *Mé-moires sur les Minéraux*, t. II, p. 108; allemand).

Bergmann observa le premier la présence de la silice dans les eaux. Elle fut reconnue depuis par *Black*, dans les eaux minérales de Geyzer et de Rykum, et dans celles de Carlsbad par *Klaproth*. *Hassenfratz* la trouva dans les eaux de Pougues, et *Brézé* dans celles de Lu. On en a obtenu de beaucoup d'autres eaux minérales.

Parmi les sels, il ne s'est jusqu'à présent ren-contré, dans les eaux minérales, que des sulfates, nitrates, muriates, carbonates et des sulfures.

Le sulfate de soude existe ordinairement dans celles qu'on distingue par la dénomination d'eaux salées.

Le sulfate d'ammoniaque se trouve dans les eaux minérales qui sont dans le voisinage des volcans.

Le sulfate de chaux est extrêmement commun dans l'eau. Sa présence semble y avoir été reconnue pour la première fois, par le docteur *Lister*, en 1682.

Le sulfate de magnésie existe presque toujours dans celles des eaux minérales qui ont les propriétés purgatives. Il fut découvert dans les eaux d'Epsom en 1610, et en 1696 le docteur *Grew* publia un traité à ce sujet.

Le sulfate acide d'alumine et de potasse se trouve quelquefois dans les eaux minérales; mais, en gé-néral, il est très-rare qu'elles en contiennent.

Le sulfate de fer se rencontre quelquefois dans

les eaux minérales volcaniques : on l'a même observé dans les eaux minérales d'autres lieux ; mais
le sulfate de cuivre ne se trouve que dans les eaux
qui découlent des mines de cuivre.

On a retiré du nitrate de potasse de quelques
sources de la Hongrie ; mais il est extrêmement
rare de le rencontrer dans les eaux minérales.

Le docteur *Home*, d'Edimbourg, reconnut, le
premier, en 1756, la présence du nitrate de chaux
dans l'eau. On assure qu'il existe dans quelques
sources des déserts sablonneux de l'Arabie.

On assure avoir trouvé le nitrate de magnésie
dans quelques sources.

Le muriate de potasse se rencontre rarement dans
les eaux. Il a été depuis peu découvert par *Julin*,
dans les sources minérales d'Uhleaborg, en Suède.

Le muriate de soude est si commun dans les eaux
minérales, qu'il est difficile de faire l'analyse d'une
seule source, sans y découvrir la présence de ce sel.

Le muriate d'ammoniaque existe rarement dans
les eaux minérales. On l'a trouvé dans quelques
sources en Italie et en Sibérie.

Le muriate de Baryte y est plus rare encore ;
mais *Bergmann* en a annoncé la présence dans
des eaux minérales.

Les muriates de chaux et de magnésie sont des
ingrédiens ordinaires des eaux minérales.

Le docteur *Wethering* a trouvé du muriate
d'alumine dans des eaux, mais il y est très-rare.

Bergmann a parlé du muriate de manganèse comme se rencontrant quelquefois dans des eaux minérales. M. *Lambe* l'a dernièrement observé dans les eaux de Lemington, mais dans une proportion extrêmement limitée.

On a annoncé la présence du carbonate de potasse dans les eaux minérales. Si elle y a lieu, en effet, ce doit être en bien petite proportion.

Le carbonate de soude est peut-être, après le muriate de soude et le carbonate de chaux, l'ingrédient le plus commun dans les eaux minérales.

On a trouvé du carbonate d'ammoniate dans les eaux; mais il est très-rare qu'elles en contiennent.

Le carbonate de chaux existe dans presque toutes les eaux, où il est ordinairement tenu en dissolution par un excès de son acide. Il résulte d'expériences de plusieurs chimistes, et spécialement de celles de Berthollet, que de l'eau saturée d'acide carbonique peut tenir en dissolution 0,002 de carbonate de chaux. Or, l'eau saturée d'acide carbonique à la température de 10°. centig., contient près de 0,002 de son poids d'acide carbonique; donc, lorsqu'il existe dans l'eau assez d'acide carbonique pour la saturer, cet acide est susceptible de dissoudre une quantité égale à son propre poids de carbonate de chaux. Il en résulte que dans mille parties en poids d'une eau contenant deux parties d'acide carbonique, il peut être tenu en dissolution deux parties de carbonate de chaux. Si on

augmente la proportion de l'eau, elle n'en est pas
moins capable de tenir le carbonate de chaux en
dissolution, lors même que la proportion de l'acide
carbonique qui y est uni est diminuée : ainsi,
24000 parties d'eau peuvent dissoudre deux parties
de carbonate de chaux, lors même qu'il n'y a dans
cette quantité d'eau qu'une partie d'acide carbonique. Plus la proportion d'eau devient considérable, moins il faut d'acide carbonique pour tenir
la chaux en dissolution, et cet effet finit par être
produit sans excès sensible de cet acide, lorsque la
proportion de l'eau est augmentée à un certain
point. Il faut remarquer aussi que l'eau, quelque
petite que puisse être la quantité d'acide carbonique qu'elle contient, est capable de dissoudre
le carbonate de chaux, pourvu que le poids de
cet acide présent excède celui de la chaux.

Le carbonate de magnésie existe aussi très-
fréquemment dans les eaux minérales, et il y est
presque toujours accompagné de carbonate de
chaux.

On dit avoir trouvé dans ces eaux le carbonate d'alumine, mais sa présence n'y a pas été
convenablement constatée.

Le carbonate de fer est très-commun dans les
eaux minérales, et c'est le principal ingrédient
de celles qu'on désigne sous la dénomination d'eaux
ferrugineuses.

On a souvent rencontré les hidrosulfures de

chaux et de soude dans celles des eaux minérales
qu'on appelle sulfureuses ou hépatiques.

Le borax existe dans les eaux de quelques
lacs de la Perse et du Thibet; mais on n'a pas
examiné la nature de ces eaux.

L'extractif végétal se trouve abondamment dans
les eaux. On y a aussi observé certaines substances
animales; mais dans la plupart des cas on les y
considère plutôt comme mélanges accidentels que
comme parties réellement composantes.

Le bitume se trouve divisé et mêlé dans certaines eaux à l'aide de la soude ou de l'hidrogène sulfuré. Quelquefois il est chimiquement
combiné.

CHAPITRE VII.

Méthode de Recherches des différentes Substances dans les Eaux Minérales.

Avant de commencer l'analyse d'une eau minérale, on examine ses propriétés physiques, sa couleur, sa transparence, son odeur, sa saveur, sa
température et sa pesanteur spécifique. On remarque s'il se forme un dépôt, et on examine sa
nature. Il est utile de connoître les fossiles qui se
trouvent aux environs de l'eau. Il faut déterminer

le niveau de la source, et les couches terreuses qui l'entourent, etc.

Si l'analyse ne peut pas se faire à la source, il faut en remplir des bouteilles sous le niveau de l'eau, et les boucher avec soin.

On procède auparavant à une analyse préliminaire par les réactifs, pour reconnoître les substances qui peuvent s'y trouver.

Les réactifs doivent toujours être employés à l'état de solution, et de la plus grande pureté. On doit aussi s'assurer de la propreté des vases qu'on emploie ; le succès des opérations dépend des attentions les plus scrupuleuses.

Les principaux réactifs sont :

L'eau de chaux, qui décompose tous les sels magnésiens et alumineux. Dans la plupart des précipitations par l'eau de chaux, il est nécessaire de débarrasser l'eau préalablement de tout l'acide carbonique libre qu'elle peut contenir.

Soude pure et *Potasse pure*.

La soude précipite le carbonate de chaux en s'emparant de la portion d'acide qui le rendoit soluble. Elle décompose tous les sels de magnésie et d'alumine. Le carbonate de magnésie n'est cependant pas précipité en totalité ; il paroît qu'une partie reste unie à l'acide carbonique, ou qu'il se forme un sel triple : le même effet a lieu dans la précipitation des sulfates et muriates magnésiens, s'il se trouve un autre carbonate dissous dans l'eau.

La soude précipite aussi les sels ferrugineux.

Carbonates alcalins. Les carbonates de soude et de potasse parfaitement neutres , ne précipitent pas le carbonate de chaux. Ils décomposent et précipitent le muriate et le sulfate de chaux.

Lorsque ces carbonates ne sont pas entièrement neutres, ils décomposent les sels magnésiens, mais il ne se fait pas de précipitation sans l'aide de la chaleur, à la dose où ces sels se rencontrent dans les eaux naturelles; cependant si elle se trouvoit passer cinq grammes par kilogramme, il seroit possible qu'il se précipitât une petite quantité de carbonate de magnésie.

Le carbonate de potasse décompose les sels alumineux et précipite la terre.

Ce carbonate précipite aussi les sels ferrugineux.

Muriate de chaux. On peut employer ce sel pour constater la présence des carbonates alcalins et magnésiens dans les eaux. Le carbonate de chaux qui se forme, se précipite fort lentement à froid, et forme des incrustations sur les parois du vase. Lorsque l'eau est absolument exempte d'acide carbonique libre, le carbonate de chaux formé se précipite en totalité ; quant au carbonate de magnésie , le carbonate de chaux formé par sa décomposition reste en partie dissous dans l'eau.

Nitrate et muriate de barite. Ces sels s'emploient pour connoître les sulfates qui peuvent se trouver dissous dans les eaux.

Ces sels décomposent aussi les carbonates terreux et alcalins. Le carbonate de barite formé par la décomposition du carbonate de chaux , reste dissous à l'aide de l'excès d'acide qui rendoit celui-ci soluble; celui qui se forme par la décomposition du carbonate de magnésie se précipite seulement en partie; enfin, celui qui est formé par la décomposition du carbonate de soude , se précipite en totalité.

Oxalate de potasse. Ce sel se décompose et s'empare de la chaux des sels calcaires; l'oxalate de chaux se précipite.

Nitrate d'argent. Le nitrate d'argent neutre est très-propre à faire connoître les sels à base d'acide muriatique.

La manière d'agir des réactifs ci-dessus ne doit s'entendre que dans la supposition où les sels sur lesquels ils agissent se rencontrent en dissolution, seulement dans la proportion où on les trouve dans les eaux naturelles. Plusieurs de ces observations se trouveroient inexactes, si on les appliquoit à des solutions plus rapprochées.

L'ammoniaque et son *carbonate* ne doivent être employés qu'avec précaution, parce que la propriété dont jouit cet alcali, de former des sels triples dans plusieurs cas, peut jeter beaucoup d'incertitude sur les résultats.

On peut ajouter aux réactifs énoncés les teintures végétales, pour découvrir les acides et les alcalis qui peuvent exister libres dans les eaux ; l'acide nitrique, l'acétate de plomb, pour reconnoître la présence du gaz hidrogène sulfuré ; le prussiate de chaux, et la teinture de noix de galle, pour découvrir les sels ferrugineux.

Quant aux gaz on verra plus bas comment il faut les dégager et les examiner.

L'hidrogène sulfuré est reconnoissable à son odeur semblable aux œufs pourris. Il rougit la teinture de tournesol, mais le rouge n'est pas de durée. Il précipite en noir les nitrates d'argent, de mercure et de plomb, il précipite en jaune la solution de l'oxide blanc d'arsenic. Lorsqu'on chauffe l'eau, il se dégage du gaz hidrogène sulfuré.

Le gaz azote sulfuré est également reconnoissable à son odeur désagréable. Il se comporte avec les dissolutions métalliques comme l'hidrogène sulfuré ; lorsqu'on fait chauffer cette eau, il s'en dégage du gaz azote sulfuré, mais avec plus de difficulté que ne se dégage le gaz hidrogène sulfuré.

L'acide carbonique libre se manifeste par une saveur acidule qu'il communique à l'eau ; la teinture du tournesol en est rougie. La couleur rouge disparoît peu-à-peu par l'ébullition, l'eau perd la propriété de rougir la teinture du tournesol. L'eau de chaux en est troublée, et une

grande quantité d'eau acidule redissout le carbonate de chaux précipité. Cette eau décompose le
savon. Lorsqu'on la fait bouillir, il s'en dégage du
gaz acide carbonique.

Les acides minéraux libres dans une eau, sont
reconnoissables en ce qu'elle rougit la teinture de
tournesol d'une manière constante.

Lorsqu'une eau contient de l'acide sulfurique,
les nitrates, muriates et acétates de barite, de
strontiane et de chaux, y forment un précipité,
ainsi que l'acétate de plomb.

La barite est souvent le réactif le plus sensible
pour l'acide sulfurique libre ; elle peut constater
la présence de $\frac{1}{1000000}$. Si l'eau contient des alcalis,
il faut les saturer auparavant par l'acide nitrique
ou muriatique; il faut encore que le précipité
formé par la barite ne soit pas soluble dans les
acides.

L'acide muriatique peut être reconnu par le
précipité blanc qu'il forme avec le nitrate d'argent.
Il faut, pour qu'il se précipite seulement du muriate d'argent, que les alcalis ou les carbonates alcalins soyent préalablement saturés par l'acide nitrique; s'il y a de l'acide sulfurique, il doit être
enlevé par le nitrate de barite.

On découvre l'acide boracique par l'acétate de
plomb, avec lequel il forme un précipité insoluble dans l'acide acétique. Si l'on veut s'assurer
de la présence de l'acide boracique, il faut saturer

auparavant les alkalis et les terres par l'acide acétique, et enlever l'acide sulfurique par l'acétate
de strontiane, et l'acide muriatique par l'acétate
d'argent.

Lorsque l'eau contient de la soude ou d'autres
alcalis, elle brunit la teinture de curcuma, et
rend la teinture de fernambouc violette ; cela a
même lieu, lorsque les alcalis sont combinés avec
l'acide carbonique ; mais il est nécessaire que l'a-
cide libre soit dégagé. Il ne faut cependant pas
perdre de vue que l'eau de chaux agit sur ces
teintures comme les alcalis. L'eau qui est chargée
de magnésie et de chaux, et dissoute par l'acide
carbonique, agit sur le fernambouc comme les
alcalis, aussitôt que l'acide carbonique libre est
suffisamment dégagé.

La barite se reconnoît par le précipité blanc
insoluble qu'elle forme avec l'acide sulfurique
étendu d'eau.

La chaux peut être reconnue par l'acide oxalique, qui forme avec elle un précipité blanc. S'il y a
un acide minéral dans l'eau, il faut qu'il soit préalablement saturé ; s'il y a de la barite, il faut l'enlever par l'acide sulfurique. La magnésie est précipitée très-lentement par l'acide oxalique, tandis
que la chaux se précipite sur-le-champ.

On peut reconnoître la silice en évaporant l'eau
jusqu'à siccité, et en traitant le résidu par l'acide
muriatique ; la silice reste insoluble.

La présence de l'alumine et de la magnésie peut être reconnue par les réactifs suivans : l'ammoniaque pure les précipite toutes les deux, et ne précipite aucune autre terre, pourvu que l'acide carbonique ait été enlevé préalablement par la soude ou par l'ébullition. L'eau de chaux ne précipite que ces deux terres, si toutefois l'acide carbonique a été échassé par l'ébullition, et l'acide sulfurique enlevé par le nitrate de barite. L'alumine précipitée avec la magnésie, peut être séparée en faisant bouillir le précipité avec une lessive de potasse qui dissout l'alumine sans attaquer la magnésie.

Le carbonate de soude agit sur le curcuma; l'eau qui contient ce sel précipite à froid les muriates de chaux et de barite, tandis qu'il ne précipite les sels à base de magnésie, à moins d'employer l'ébullition. Il décompose en outre les nitrates de mercure, d'argent, et l'acétate de plomb. Tous ces précipités sont solubles dans l'acide nitrique.

L'eau qui contient de la soude, précipite le sublimé corrosif en rouge brunâtre; cela n'a pourtant pas lieu, quand l'eau renferme en même temps beaucoup de muriate de soude; alors il se forme un précipité blanc. Lorsqu'il y a beaucoup de muriate de soude et peu de soude, il n'y a aucun précipité.

Le carbonate de chaux en solution par l'acide carbonique libre, forme un précipité avec l'acide oxalique; l'ammoniaque se combine avec l'acide carbonique libre, et le carbonate de chaux se précipite; lorsqu'on fait bouillir cette eau, le carbonate de chaux se précipite; il se dissout dans l'acide nitrique, et forme du sulfate de chaux avec l'acide sulfurique.

Le carbonate de magnésie peut être découvert par les mêmes réactifs. Le précipité préparé par l'ébullition, donne, avec l'acide sulfurique, le sulfate de magnésie, qui est très-soluble dans l'eau.

Le carbonate de fer est reconnoissable à la saveur astringente qu'il communique à l'eau. L'acide gallique y forme un précipité noir; le prussiate de potasse, un précipité bleu : cette eau laisse déposer par le repos, et encore plus rapidement par l'ébullition, un oxide de fer.

Le sulfate de soude se distingue par la saveur amère qu'il donne à l'eau; avec la barite on forme un sulfate insoluble. L'eau rapprochée par l'évaporation, laisse précipiter le sulfate de soude par l'alcool. L'eau évaporée précipite, avec le nitrate d'argent, un sulfate d'argent qui n'est pas soluble dans l'acide nitrique.

L'alun est reconnoissable par sa saveur douce, acerbe; l'ammoniaque en précipite l'alumine, et la barite y démontre l'acide sulfurique.

Le sulfate de chaux peut être reconnu par le carbonate de soude; il se forme un carbonate de chaux. Avec l'acide oxalique on a un précipité d'oxalate de chaux ; par l'eau de barite , un sulfate insoluble. Tous ces précipités ont encore lieu, même lorsqu'on a fait bouillir l'eau long-temps, et après l'avoir filtrée.

L'eau chargée de sulfate de magnésie présente à-peu-près les mêmes caractères que celle chargée de sulfate de soude. Le carbonate de soude neutre ne précipite le carbonate de magnésie qu'à l'aide de l'ébullition. Le sulfure hidrogéné de strontiane précipite aussi le sulfate de magnésie ; il faut pour cela que l'eau ne contienne pas d'acide libre , pas même d'acide carbonique.

Le sulfate de fer se reconnoît à sa saveur astringente ; la noix de galle et le prussiate de potasse indiquent la présence du fer, et la barite celle de l'acide sulfurique.

Le sulfate de cuivre est reconnoissable à la saveur nauséabonde qu'il donne à l'eau ; un excès d'ammoniaque donne une couleur bleue à cette eau ; le prussiate de potasse y forme un précipité rougeâtre.

Le muriate de soude se distingue à sa saveur. Le nitrate d'argent forme, dans les eaux qui en contiennent , un précipité blanc. On obtient aussi le muriate de soude cristallisé, en évaporant convenablement l'eau.

Le muriate de chaux donne à l'eau une saveur amère particulière, désagréable. Le nitrate d'argent, le carbonate de potasse, et l'acide oxalique y forment un précipité.

Le muriate de magnésie peut être reconnu par les mêmes moyens, excepté que les carbonates alcalins ne les précipitent pas à froid.

Nitrate de potasse. On reconnoît ce sel en évaporant l'eau jusqu'à siccité, et en projetant le résidu sur des charbons ardens il y a fusion et légère détonnation. L'acide sulfurique en dégage de l'acide nitrique.

Pour déterminer les rapports de ces substances, on emploie le procédé suivant :

On commence par séparer les gaz, et par déterminer leurs proportions.

A cet effet, on introduit dans une cornue tubulée, ou dans une fiole dont on connoît la capacité, autant d'eau, de manière que par l'ébullition elle ne puisse passer par le col de la cornue. On adapte à la cornue un tube recourbé qui plonge sous des cloches remplies de mercure ; on fait bouillir l'eau pendant un quart-d'heure ; le gaz passe sous les cloches : on retire alors le tube du mercure, et on laisse refroidir.

Après le refroidissement on réduit le gaz à la densité convenable, et on fait abstraction de l'air.

Si l'on veut séparer l'acide carbonique d'un mélange de gaz, on fait passer sous la cloche de l'ammoniaque liquide. L'ammoniaque absorbe rapidement l'acide carbonique ; et par la diminution de volume, on peut déterminer son poids ;

le résidu sera de l'air atmosphérique provenant des vaisseaux.

On peut aussi, au lieu d'ammoniaque, se servir d'eau de chaux.

Si l'on se sert de la cuve pneumatique, il faut employer de l'eau chaude, afin que le gaz acide carbonique ne se dissolve pas.

Les gaz hidrogène et azote sulfurés doivent être recueillis dans l'eau tiède : le mercure leur enleveroit le soufre. Cette analyse doit être faite à la source.

Pour les eaux qui sont foiblement chargées de gaz hidrogène sulfuré, on en remplit plusieurs flacons; on y met de l'oxide blanc d'arsenic, des cristaux d'acétate de plomb, de l'argent en feuilles, ou bien du mercure coulant : on bouche bien ces différens flacons.

L'arsenic prendra une couleur jaune, l'acétate de plomb donnera un précipité brun, et la surface des métaux se ternira; s'il n'y a aucun changement, l'odeur des eaux est occasionnée par un air marécageux, qui a quelque analogie avec le gaz hidrogène sulfuré, et qui a plusieurs fois induit en erreur sur la nature de la source.

Pour déterminer la quantité de gaz hidrogène sulfuré dans une eau, on mesure le gaz séparé à l'appareil pneumato - chimique; et pour absorber l'acide carbonique, on le fait passer à travers de l'eau de chaux échauffée, on mesure ensuite le gaz qui reste, on l'agite avec l'eau froide qui dissout le gaz hidrogène sulfuré, et l'air atmosphérique reste comme résidu.

Westrumb a proposé d'introduire dans un matras une quantité déterminée d'eau, et d'y adapter un tube recourbé, plongeant dans un long cylindre qui est rempli d'une dissolution d'acétate de plomb, avec excès d'acide acétique; on fait bouillir l'eau jusqu'à ce qu'il n'y ait plus de dégagement de bulle; on ramasse le précipité noir, le sulfure de plomb, dont 19 grains représentent dix pouces cubiques de gaz hidrogène sulfuré.

Pour séparer le soufre de l'eau, on en introduit 100 pouces cubes dans un flacon, et on y ajoute quelques gros d'acide nitreux concentré. L'hidrogène sulfuré se décompose, et le soufre se précipite en poudre blanche.

On entend par principes fixes dans les eaux minérales, ceux qui ne se volatilisent pas au degré de l'eau bouillante. Après avoir séparé les gaz, on doit déterminer les principes fixes.

Pour les obtenir, on fait évaporer une quantité d'eau dans une capsule de porcelaine, couverte d'une gaze ou de papier Jóseph, jusqu'à siccité, et on en prend le poids.

On verse sur ce résidu, dans un verre cylindrique, trois fois son poids d'alcool; au bout de vingt-quatre heures on décante l'alcool, et on lave le résidu avec une nouvelle quantité d'alcool. Tous ces liquides alcooliques doivent être réunis, filtrés et évaporés.

On verse sur le sel desséché une quantité suffisante d'alcool pour dissoudre les sels déliquescens, et pour les séparer d'une quantité de muriate de soude, qui a été entraînée par les premières macérations d'alcool. On fait évaporer de nouveau.

Les substances ainsi dissoutes par l'alcool peuvent être des principes résineux (si l'eau en contient), ou des muriates de chaux, de magnésie et de fer ; on y trouve rarement des nitrates. La dissolution alcoolique peut aussi contenir du sulfate de fer au *maximum*.

Pour connoître les substances dissoutes dans l'alcool, on pèse exactement le résidu de l'évaporation, on le dissout dans peu d'eau, et on y ajoute la moitié de son poids d'acide sulfurique. On fait évaporer, et on juge le genre d'acide qui se dégage à son odeur ; on voit s'il est muriatique ou nitrique.

Si tous les deux acides s'y trouvoient, ce qui est rare, il se dégageroit du gaz muriatique oxigéné, reconnoissable à son odeur.

Après avoir évaporé le mélange jusqu'à siccité, et l'avoir fait légèrement rougir, on ramollit le résidu dans un peu d'eau. Lorsqu'il contient de la chaux, celle-ci reste comme sulfate de chaux, et les autres substances se séparent pendant l'évaporation de la dissolution.

S'il y a de la magnésie, on obtient de la liqueur du sulfate de magnésie cristallisé.

Par la quantité de sulfate de chaux et de sulfate de magnésie obtenue, on peut déterminer les quantités des muriates de chaux et de magnésie.

Si l'eau contenoit aussi du muriate de fer ou du sulfate de fer au *maximum*, il resteroit dans l'eau mère en magma incristallisable. On le fait évaporer à siccité avec le sulfate de magnésie, et on fait calciner fortement ; on redissout par l'eau le sulfate de magnésie, et l'oxide rouge de fer reste sur le filtre.

Le résidu insoluble dans l'eau doit être mis en ébullition avec huit à dix parties d'eau. On décante et on fait bouillir avec une nouvelle quantité d'eau ; ce qu'on répète jusqu'à ce que l'action soit presque nulle. On fait dessécher le résidu insoluble, et on le pèse ; on fait ensuite évaporer la dissolution jusqu'à siccité. Souvent il se précipite du sulfate de chaux en cristaux aciculaires, qui restent insolubles avec la masse saline traitée par l'eau. On ajoute à la solution provenant des sels insolubles, partie égale d'alcool. Le muriate de soude reste en dissolution dans ces circonstances, mais les sulfates de soude et de magnésie le précipitent. Lorsque la liqueur surnageante paroît claire, on la décante, et on lave le résidu salin avec un mélange de partie égale d'alcool et d'eau.

Si ce précipité contient deux ou plusieurs sels,

on ne peut les séparer exactement par la cristallisation, parce qu'ils sont également solubles dans
l'eau.

Il est préférable de les décomposer : pour cela,
on y verse un peu d'eau de chaux ; s'il n'y a pas
de précipité, on peut conclure que le sel est uniquement composé de sulfate de soude.

Comme le précipité peut être aussi du sulfate
de magnésie, on dissout alors le sel dans l'eau,
et on précipite la magnésie de la liqueur bouillante,
par le carbonate de potasse. On convertit la magnésie
séparée en sulfate, et on calcule le poids de sulfate
de soude qui peut y avoir existé, avec le sulfate
de magnésie.

On fait évaporer la liqueur alcoolique privée des
sulfates ; le muriate de soude cristallise peu-à-peu
en cubes. On fait évaporer le liquide jusqu'à siccité,
et on détermine exactement le poids du muriate
de soude.

Si, par un examen préliminaire, on découvre dans
une eau un sel alcalin prédominant, qui est ordinairement du carbonate de soude, l'analyse est
moins compliquée : dans ce cas, l'eau ne peut pas
contenir ni des sels terreux, ni des sels métalliques.
Les sels qui peuvent s'y trouver avec le carbonate
de soude, sont ordinairement du sulfate et du
muriate de soude.

Après avoir évaporé à siccité l'eau alcaline, on
pèse le résidu ; il faut le redissoudre dans l'eau et

le neutraliser exactement par l'acide nitrique, en faisant une expérience comparative avec le carbonate de soude pour déterminer la quantité d'acide nitrique nécessaire ; on précipite alors le liquide par le nitrate d'argent. Le poids du muriate d'argent obtenu peut indiquer la quantité de muriate de soude contenu dans la liqueur.

Par l'eau de barite, on peut déterminer la quantité de sulfate de soude.

On verse sur le résidu insoluble dans l'eau, deux à trois fois son poids d'acide muriatique, et on chauffe légèrement ; on filtre la liqueur, et on lave le résidu, qui est de la silice.

Si la liqueur muriatique contient un peu de fer, il faut y ajouter de la potasse ou de la soude, jusqu'à ce que l'acide ne prédomine plus sensiblement : alors il faut en séparer le fer par le succinate de soude ; ce précipité bien calciné peut indiquer la quantité de fer.

On précipite alors la liqueur encore bouillante, par le carbonate de soude. Les terres précipitées, la chaux et la magnésie doivent être séparées, comme cela est indiqué plus haut, par l'acide sulfurique.

L'analyse des eaux minérales est une des opérations les plus difficiles en chimie ; il faut être très-exercé pour y reconnoître, par des réactifs, les substances qui sont en dissolution. Il n'est pas moins facile de séparer les différentes matières,

et d'en déterminer la quantité. Si l'on fait attention que le poids des substances ne fait souvent
que $\frac{1}{8000}$ de l'eau, et que ces substances sont quelquefois au nombre de huit, dont chacune ne fait
peut-être que $\frac{1}{100000}$ de l'eau minérale, on se con-
vaincra facilement qu'une analyse exacte doit exi-
ger un manipulateur très-habile.

Kirwan a donné un procédé, pour déterminer
la quantité de sels qui existent dans l'eau, d'après
leur pesanteur spécifique, de manière que l'erreur
ne peut pas surpasser un à deux pour cent. Voici
sa méthode :

On déduit la pesanteur spécifique de l'eau distillée, de celle de l'eau minérale à examiner; et
on multiplie la différence par 1,4; le produit
est le poids du sel dans une quantité d'eau donnée
qui est égale au nombre dont on s'est servi pour
désigner la pesanteur spécifique de l'eau distillée.

Supposons que la pesanteur spécifique d'une eau
minérale soit 1,079 ou bien 1079, celle de l'eau
distillée étant 1000, on soustrait alors 1000 de 1079
et on multiplie la différence 79 avec 1,4.

Le nombre 110,6 qui en résulte, indique que
1000 parties d'eau contiennent 110,6 parties de
substances salines.

Les sels dont on trouve la quantité par le calcul, sont supposés sans eau de cristallisation ;
dans cet état privé d'eau, il faut toujours entendre les sels provenans d'une analyse.

CHAPITRE VIII.

Eaux Minérales, tant Françaises qu'Etrangères.

A.

ABACH (*Eau d'*). Cette source d'eau minérale existe en Basse-Bavière, à quatre lieues de Ratisbonne, au bord du Danube.

L'eau est froide, transparente, d'une odeur sulfureuse; sa saveur est fétide, et forme un dépôt lorsqu'on l'expose à l'air.

Elle contient:

Acide carbonique.
Hidrogène sulfuré.
Carbonate de chaux.
Carbonate de soude.
Muriate de soude.
Fer.
Extractif.

Cette eau est employée dans les maladies histériques, pour la goutte sciatique, les fleurs blanches, les maladies de la peau.

ABBECOURT, est à six lieues de Paris, deux de

Saint-Germain-en-Laye, et une de Poissy. La fontaine qui donne l'eau minérale, coule du midi au nord, et donne environ sept ou huit lignes d'eau. Aux mois d'avril et de mai, en 1713, le Roi la fit rétablir, à la sollicitation de M. Fagon, son premier médecin. On y avoit fait une salle carrée, de 14 pieds de haut et de 18 pieds de large; on y descendoit par 13 degrés de pierre de taille. Au milieu de cette salle étoit le bassin de la fontaine, aussi construit en pierre de taille, long de 3 pieds, large de 2, et profond de 10 pouces; il s'en trouvoit 9 d'eau, et 1 pour l'engrenure du conduit par où l'eau s'écouloit; au fond du bassin étoit une soupape pour en vider l'eau toutes les fois qu'on vouloit nettoyer la fontaine.

Il y a apparence que cette source a été autrefois en grande réputation, mais elle est négligée actuellement.

Les pierres du bassin et celles du fossé par où passe cette eau, sont roussâtres, et chargées d'une rouille ferrugineuse. MM. Gouttard, médecin du Roi, et Ferragon, médecin de l'abbaye de Poissy, ont examiné la nature de l'eau minérale d'Abbecourt : ils ont reconnu qu'elle étoit purement ferrugineuse.

ABBEVILLE, est une ville de Picardie, département de la Somme, fameuse par ses manufactures. On y trouve une fontaine minérale ferrugineuse. M. Le Maire, pharmacien à Paris, en

a fait l'analyse en 1739. Il conclut de ses expériences que l'eau minérale est composée de sulfate de fer, de muriate de soude, de sulfate de
soude, de sulfate de chaux, et d'un bitume.

M. Vrayet a, depuis, lu à l'Académie d'Amiens
une Dissertation sur ces mêmes eaux.

ABEIN, est situé en Auvergne, à quatre lieues
de la Queville, sur le chemin d'Issoire, dans les
montagnes, près la Croix-Morond et du Mont-
d'Or; cet endroit est remarquable par ses eaux
minérales, qui sont en même temps chaudes, et
qu'on recommandoit anciennement contre la lèpre
et autres maladies. On croit qu'elles passent par
des mines de fer.

ABENSBERG (*Eau d'*). Cette source est très-
près d'Abensberg en Bavière; elle sort d'un rocher.

L'eau est transparente, a une saveur alcaline
et astringente; son odeur est sulfureuse.

Cette eau contient :

Hidrogène sulfuré.
Acide carbonique.
Carbonate de chaux.
Carbonate de magnésie.
Carbonate de soude.
Muriate de chaux.
Carbonate de fer.

On fait usage de cette eau dans les cas de paralysie, d'apoplexie, les pâles couleurs, l'hydropisie, obstructions, maladies de peau, etc.

ADELHOLZEN (*Eau d'*). Cette source existe dans la Haute-Bavière, dans la jurisdiction de Traunstein, entre la rivière de Traun et Chiemsée.

Cette eau minérale est froide, transparente, d'une odeur foible, sulfureuse ; sa saveur est fade, et formant un dépôt à l'air.

Résultat d'analyse :

Hidrogène sulfuré.
Acide carbonique.
Carbonate de chaux.
Carbonate de magnésie.
Sulfate de chaux.
Sulfate de magnésie.
Muriate de soude.
Fer.
Carbonate de soude.

On a obtenu de très-bons effets de cette eau dans les jaunisses, les fièvres intermittentes, les obstructions, etc.

AIGLE, est une ville de France en Normandie ; il est souvent fait mention de sa forêt dans l'histoire. En 1598 on découvrit dans ses environs une fontaine minérale ferrugineuse connue communément sous le nom de Saint-Xantin. Germain Meton publia à Rouen, en 1629, un traité sur ces eaux ; cette brochure a pour titre : *Traité des Eaux médicinales trouvées, en l'an 1598, près la ville d'Aigle en Normandie, ensemble leurs vertus et propriétés, avec le régime requis et nécessaire pour user desdites Eaux ; composé par M. Germain Meton, Apothicaire demeurant audit Aigle. Rouen, Hamilton, 1629, in-12.* Mais, depuis ce temps, il n'a paru aucun autre ouvrage à leur sujet ; ce qui prouve qu'elles n'ont pas de grandes propriétés.

AIGUE-CAUDES, est située dans la vallée d'Assau, dépendant de Béarn ; on y trouve des eaux minérales qu'on dit très-bonnes pour les maux de tête et d'estomac. On rencontre encore dans la même vallée d'autres eaux dont on fait usage pour les plaies.

AIGUE-PERSE, est une petite ville de France en Auvergne, dans le duché de Montpensier, à trois lieues de Riom. A très-peu de distance de cette petite ville il y a une fontaine dont les eaux suffoquent les animaux qui en boivent, selon les gens du pays ; et les oiseaux qui en goûtent meurent un moment après. Elle a encore cela de surprenant, qu'elle bout et fait du bruit comme l'eau qu'on jette sur de la chaux ; et cependant, quoique ses bouillons soient grands et impétueux, elle est froide au toucher et sans saveur.

AIX, département des Bouches-du-Rhône (*Eaux d'*). C'est à cinq lieues environ de Marseille, du côté du nord, qu'est située la ville d'Aix dont il s'agit. Les eaux qu'on trouve dans ses environs sont thermales, mais leur chaleur est, en général, peu considérable. Ces eaux sont connues sous le nom d'*Eaux de la Fontaine de Sextius.*

On prétend qu'elles sont légèrement alcalines, qu'elles contiennent aussi du soufre et du muriate de soude; mais les preuves qui ont été données de l'existence de ces substances sont si foibles, qu'il est impossible de s'en contenter. Il seroit bien à désirer que ces eaux fussent analysées de nouveau.

Si on ne conçoit pas encore parfaitement leur composition, on sait au moins quelles sont les propriétés dont elles jouissent. M. Lieutaut, médecin, dit qu'elles rétablissent l'écoulement des règles, qu'elles arrêtent ou modèrent les fleurs blanches, qu'elles facilitent la digestion, favorisent la sécrétion des urines, et qu'en général elles sont apéritives et incisives.

On a cru remarquer qu'elles ne convenoient pas à toutes sortes d'âges et de tempéramens: par exemple, il est constant qu'elles nuisent aux personnes âgées, bilieuses et foibles, ainsi qu'aux jeunes gens maigres et mélancoliques. Mais tout ce qui a été avancé à cet égard mériteroit bien d'être constaté par de nouvelles observations mieux faites que celles qu'on a publiées; car la plupart d'entr'elles sont si inexactes et présentent tant de contradictions, qu'on conçoit à peine comment ceux qui les ont publiées ont pu croire qu'elles pouvoient servir à appuyer leur opinion sur les inconvéniens et les avantages qui peuvent résulter de l'emploi des eaux d'Aix, dans telle ou telle circonstance.

AIX, département du Mont-Blanc (*Eaux d'*). Aix est une petite ville située dans une vallée, dont l'étendue du nord-est au sud-ouest est de 10 kilomètres (2 lieues).

Le vallon où se trouve la ville d'Aix offre un tableau agréable et pittoresque ; le paysage est riant et fertile; la vue d'un lac, une plaine vaste, de riches pâturages, des coteaux couverts de terres labourables, des vignobles, des échappées de vue sagement ménagées par la nature; tout enfin présente à chaque pas un spectacle différent et véritablement enchanteur.

Les eaux d'Aix forment deux courans ; l'un est connu sous le nom d'*Eaux de Soufre*, et l'autre est appelé *Source de Saint-Paul*.

L'eau de ces deux sources est chaude, et leur température fait monter le thermomètre de Réaumur du 35e au 36e degré.

La source dite de soufre est employée principalement en douches.

La source de Saint-Paul fournit à la boisson et aux bains domestiques.

C'est au docteur *Bonvoisin* qu'on est redevable de l'analyse chimique de l'eau de ces deux courans.

Suivant ce médecin, les eaux dites de soufre contiennent du sulfate de soude, du sulfate de magnésie, du sulfate de chaux, du muriate de magnésie, du carbonate de chaux, du fer, un peu de matière extractive animale, du gaz acide car bonique, et sur-tout du gaz hidrogène sulfuré.

Elles exhalent une odeur d'œufs couvés, qui devient moins sensible dès qu'on se trouve plongé entièrement dans l'atmosphère des cabinets où on prend les douches. Elles, ainsi que leur atmosphère, noircissent assez promptement les métaux blancs.

Les eaux de la source Saint-Paul contiennent du sulfate de soude, du sulfate de chaux, du sulfate de magnésie, du muriate de chaux, du muriate de magnésie, des carbonates de chaux et de fer. On en a séparé aussi un peu de partie extractive animale et du gaz hidrogène sulfuré; mais la quantité de ce gaz est moindre que celle que donne l'eau de la source dite de *soufre*.

L'argent y noircit plus difficilement, et l'odeur d'œufs couvés y est moins sensible. On voit par là qu'il y a une différence marquée entre les deux sources; cependant il paroît que leurs propriétés médicinales sont à-peu-près les mêmes.

Elles sont l'une et l'autre onctueuses au toucher. Les sels purgatifs qu'elles contiennent, ne sont pas en quantité suffisante pour produire un effet sensible, à moins qu'on ne donne à l'eau une action mécanique, en l'administrant à forte dose.

Les vertus attribuées aux eaux d'Aix sont très-nombreuses; il suffira d'en citer quelques-unes.

Ces eaux conviennent, dit-on, dans le cas où il faut réveiller le ton de la partie malade et exciter toute l'action vitale. C'est sur-tout lorsqu'elles sont prises en douches, qu'elles produisent cet effet.

Administrées en bains, elles préparent les voies, et rendent l'impression de la douche plus efficace et moins désagréable.

Elles sont également salutaires dans les douleurs de sciatique, dans les affections paralytiques, soit qu'on les prenne en boissons, en bains ou en douches.

Dans l'apoplexie séreuse on leur a vu produire de bons effets; elles agissent de même dans les fluxions catarrales. Souvent elles procurent la résolution des glandes engorgées; elles rappellent les gales répercutées, préviennent les accidens qui en seroient la suite, et bientôt procurent une cure radicale.

L'usage des eaux d'Aix est encore très-avantageux dans les maladies où le système nerveux pèche et par excès de ton, et par vice de distribution de forces, etc.

La manière de faire usage de ces eaux n'est pas indifférente. Il y a des précautions indispensables à prendre pour en assurer le succès, et ces précautions sont toujours subordonnées à l'espèce de maladie qu'il s'agit de traiter. C'est aux médecins à qui appartient le droit de diriger ce traitement; et, à cet égard, les malades peuvent être très-tranquilles;

car il se trouve à Aix des médecins très-habiles , à qui une longue expérience a appris quels sont les cas particuliers où les eaux de cet endroit peuvent être très-utiles, et les moyens auxquels il faut recourir pour qu'elles produisent de bons effets.

AIX-LA-CHAPELLE. Une nouvelle analyse des eaux sulfureuses d'Aix-la-Chapelle vient d'être faite par MM. *Reumont*, docteur en médecine, et *Monheim*, pharmacien à Aix-la-Chapelle (1).

Cette ville est située sous le 50ᵉ degré 47′ 8″ 8‴ de latitude, et le 3ᵉ degré 44′ 57″ 5‴ de longitude , comptés de l'Observatoire de Paris.

Elle se trouve dans un vallon fertile et riant , entourée de montagnes couvertes de bois, et jouit, la plupart du temps , d'un air salubre.

Le sol des environs est siliceux et calcaire, et les pyrites et sur-tout la houille s'y trouvent en grande abondance. Mais ce qu'il y a de plus remarquable, ce sont ses eaux thermales.

Déjà les Romains paroissent avoir connu la salubrité de ces eaux ; cependant c'est à Charlemagne qu'elles doivent leur restauration, et pour ainsi dire leur existence.

Le terrain fondamental d'Aix-la-Chapelle et des environs, disent les auteurs, est composé d'une

_____

(1) Brochure in-8°. A Paris, chez J. Klostermann fils , Libraire, rue du Jardinet, n°. 13.

couche de calcaire de transition, sur laquelle repose
une couche de grès micacé, laquelle est remplacée
souvent par des veines de houille ou de schiste
argilleux. C'est des couches de calcaire et de grès
micacé que sortent les eaux sulfureuses.

Examen physique des Eaux.

La température de la source principale est de
46 degrés du thermomètre de Réaumur, sous une
pression de 27 pouces 9 lignes $\frac{1}{2}$ de mercure.

La pesanteur spécifique de l'eau non dégazée
est à celle de l'eau distillée, à une température
de 46 degrés, comme 1,012 à 1,000; celle de l'eau
dégazée par le refroidissement spontané, jusqu'au 18ᵉ de Réaumur, est à celle de l'eau distillée,
de même température, comme 1,016 à 1,000.

L'odeur est sulfureuse, la saveur alcaline, salée
et sulfureuse.

Examen chimique.

1°. *Par les réactifs.* L'action des réactifs démontre dans l'eau, outre l'acide carbonique et un
gaz sulfuré qui sont dans un état de dégagement
continuel, les acides carbonique, muriatique et
sulfurique, en état de combinaison; ensuite de la
soude, de la chaux, de la magnésie et de la silice.
La présence d'un carbonate alcalin prouve que
la chaux et la magnésie sont combinées à l'acide
carbonique; que, par conséquent, les acides sulfurique et muriatique sont unis à de la soude.

2°. *Par l'évaporation.* 100 kilogrammes d'eau

évaporée donnent un résidu sec, pesant 402,3 grammes.

100 grammes de ce résidu parfaitement désséché contiennent :

Sous-carbonate de soude.	13,533
Muriate de soude.	73,820
Sulfate de soude.	6,556
Carbonate de chaux.	3,242
Carbonate de magnésie.	1,095
Silice	1,754
	100,000

D'après cela, un kilogramme d'eau contient :

Grammes.

Carbonate de soude.	0,5444
Muriate de soude	2,9697
Sulfate de soude.	0,2637
Carbonate de chaux.	0,1304
Carbonate de magnésie.	0,0440
Silice	0,0705

Pouces cubes.

Gaz sulfuré.	28,5410
Gaz acide carbonique.	18,0590

Les auteurs ont adopté pour la mesure des gaz l'évaluation faite par les chimistes qui les ont précédés. Ils observent qu'ils n'ont pas obtenu de résidu par l'alcool à 40 degrés.

Examen chimique des gaz contenus dans l'Eau.

Le gaz acide carbonique fut séparé du gaz sulfuré au moyen de l'eau de chaux.

Le gaz sulfuré qui ne fut pas absorbé par l'eau de chaux, avoit les propriétés suivantes :

6 **

Il avoit une odeur analogue à l'hydrogène sulfuré, il n'étoit pas inflammable. Il étoit impropre
à la combustion et à la respiration.

Il précipita le muriate d'or en brun grisâtre, le
nitrate d'argent en brun marron, le nitrate de cuivre
en brun grisâtre, l'acétate de plomb en gris noi-
râtre, le sublimé corrosif en blanc, le muriate d'antimoine en jaune orange, et le nitrate de bismuth en
rouge brunâtre. Les muriates de platine, de fer,
de magnésie, d'étain et de cobalt, le sulfate de zinc,
les nitrate de Nickel, de Chrôme, d'Urane et de
Titane, ne furent pas précipités.

Un mélange d'un pouce de ce gaz et de deux
d'oxigène, introduit dans une cloche remplie d'eau,
se réduisit, au bout d'un mois, à 2 pouces et $\frac{1}{2}$. L'absorption étoit due à de l'acide sulfureux qui s'étoit
formé.

Le gaz hydrogène n'eut pas d'action sensible sur
lui. Il en fut de même des gaz azote, du gaz nitreux, et du gaz acide carbonique.

Parties égales de ce gaz et d'acide muriatique
oxigéné gazeux, mêlées ensemble dans un bain d'eau
presque bouillante, se décomposèrent : il ne se dé-
posa que du soufre, mais il se forma de l'acide
sulfurique; le résidu gazeux étoit de l'azote pur.

Les acides nitreux, sulfureux et arsénique, ne
le décomposent pas. L'acide nitrique concentré le
convertit en acide sulfurique.

Ces expériences confirment ce que M. *Gim-*

bernat, chimiste espagnol, a dit de la nature du gaz contenu dans les eaux d'Aix-la-Chapelle.

Les auteurs attribuent le dépôt de soufre formé par ce gaz, lorsqu'il a le contact de l'air atmosphérique, à la diminution de température qu'il éprouve ; en sorte que l'on peut considérer le gaz qui sort du sein de la terre, comme étant sur-sulfuré.

M. *Westrumb* avoit annoncé qu'en faisant passer du gaz hydrogène sulfuré au travers d'un lait de chaux, on recueilloit un gaz analogue à celui qui se dégage des eaux d'Aix-la-Chapelle. MM. *Reumont* et *Monheim* ayant répété cette expérience, ont obtenu un produit gazeux, qui différoit essentiellement du gaz azote sulfuré et hydrogène sulfuré, et qui ne jouissoit pas de toutes les propriétés du gaz de M. *Westrumb*.

Examen de différens composés salins, formés par les eaux d'Aix-la-Chapelle.

En hiver, il se forme sur les parois des bains, par le contact des vapeurs sulfureuses, un sublimé salin, qui est formé de carbonate, muriate et sulfate de soude, et d'une trace d'un sel calcaire. Il s'y forme aussi du sulfate de chaux cristallisé dans les canaux qui conduisent aux bains l'eau de la source.

Les propriétés des eaux minérales d'Aix-la-Chapelle sont analogues à celles de toutes les eaux sulfureuses chaudes. On prétend seulement qu'elles conviennent encore mieux que toutes celles de cette espèce, dans le traitement des maladies de la peau.

L'on fait usage des eaux thermales d'Aix-la-
Chapelle, d'abord en forme de boisson, tantôt pure,
tantôt coupée avec du lait ; et puis pour bains ordinaires, tantôt entiers, tantôt à demi-corps, et
toujours au-dessous de la chaleur du sang ; et pour
bains de vapeurs tantôt généraux, tantôt locaux.
On les emploie en outre pour la douche, communément accompagnée de frictions, et enfin pour
les lavemens et injections.

La manière tantôt simple, tantôt mixte, dont on
les administre, doit évidemment se régler d'après
l'espèce de maladie pour laquelle on y a recours ;
la durée de leur emploi (qui peut être de plusieurs
semaines à plusieurs mois, en mettant, dans le
dernier cas, l'intervalle nécessaire) doit encore
varier d'après la nature du mal plus ou moins
opiniâtre, et plus ou moins invétéré et compliqué.

On a tort, disent les auteurs, de vouloir res-
treindre l'emploi d'une eau minérale à certaines
saisons ; au milieu de l'hiver, ils ont obtenu, des
eaux d'Aix, la guérison de plusieurs cas assez graves.

ALBAN (St.-), est situé en Forez ; on y trouve
une source d'eau minérale, dont M. *Duclos* a fait
l'examen. Selon cet académicien, l'eau de Saint-
Alban est limpide, acide ; il paroît qu'elle contient des sels terreux et alcalins, et du fer.

Ces eaux minérales consistent en trois fontaines
qui sont enfermées dans une petite cour. La première fontaine qu'on y trouve en entrant est plus

profonde que les autres, et son eau est plus usitée, parce qu'elle est un peu plus limpide que celle de la seconde, et infiniment davantage que celle de la troisième, qui est blanchâtre et fort trouble. L'eau de ces fontaines est acide ; elle dépose un oxide de fer d'un rouge jaune, au moins quant aux deux premières ; car, comme l'eau de la troisième est plus blanchâtre, l'oxide est moins coloré.

ALAIS. M. *De Sauvage*, professeur à Montpellier, a publié, sur les eaux minérales d'Alais, un Mémoire dans lequel il indique qu'on trouve aux environs d'Alais plusieurs espèces de minéraux. Le Gardon, qui y passe, est, après la Caze, la rivière la plus aurifère de France. Le fer s'y tire d'un très-grand nombre de montagnes ; deux minières considérables y fournissent du sulfate de fer ; on y trouve aussi du cuivre, une minière de plomb, une d'antimoine, auprès de laquelle on a aussi trouvé du mercure, du charbon de pierre, du naphte, du soufre, etc. Les eaux qui passent sur ces substances contiennent deux sortes d'eaux minérales, sulfureuses et ferrugineuses.

ALET est une ville du Bas-Languedoc, située au pied des Pyrénées, sur la rivière d'Aude. On trouve, au bas d'une montagne qui l'avoisine, une fontaine d'eau chaude connue dans le pays sous le nom de *Fontaine de Tuberon*. On lui attribue des propriétés pour la guérison de plusieurs maladies. Comme nous n'avons pu avoir d'autres éclaircissemens sur cette fontaine, nous nous contenterons seulement de l'indiquer ici.

ALLMANNSHAUSEN (*Eau d'*) La source se trouve dans un bois près d'Allmannshausen en Bavière, près du port de Wurmsées.

L'eau de cette source est transparente, a une odeur sulfureuse, une saveur douce et astringente.

Résultat d'analyse :

Hidrogène sulfuré.

Acide carbonique.

Carbonate de chaux.

Carbonate de soude.

Muriate de chaux.

Muriate de magnésie.

Fer.

Cette eau a les propriétés des eaux ferrugineuses.

ALLYRE (*Eau de* St.). *Voyez* SAINT-ALLYRE.

ALSACE. La province d'Alsace est très-féconde en eaux minérales, principalement en eaux qu'on appelle *acidules.* Il y a plusieurs ouvrages imprimés à ce sujet. Le premier a pour titre : *Melchionis Sebisii dissertationum de acidulis sectiones duæ, in quarum priore agitur de acidulis in genere ; in posteriore verò de Alsatiæ acidulis in specie. Argentorati, Glaser,* 1627, *in-8°.* Dans l'ouvrage intitulé: *Alsatia illustrata,* par M. *Schœpflin,* on trouve un chapitre entier sur les eaux d'Alsace, *de Thermis et Balneis Alsatiæ, sub Romanis.* M. *Guérin,* médecin de Strasbourg, a soutenu, en 1769, pour son doctorat, dans les écoles de médecine, à Strasbourg, une thèse sur les eaux minérales de la province. Nous traiterons de chacune des eaux qui s'y trouvent indiquées, dans les différens articles qui les concernent.

AMAND (*Eaux de* St.), ville du département du Nord, située à 15 kilomètres (3 lieues) environ de Valenciennes, et à 25 kilomètres (5 lieues) de Douay.

C'est à 2 kilomètres (une demi-lieue) de cette ville qu'on trouve trois sources d'eaux minérales qui jouissent d'une grande réputation. La première est connue sous le nom de *Fontaine du Bruillac ;* la seconde s'appelle *Fontaine d'Arras ;* et la troisième, *Fontaine Ferrugineuse*. Les malades font plus particulièrement usage de l'eau des deux premières sources ; et l'expérience a en effet prouvé qu'elles étoient préférables, dans bien des cas, à la troisième.

L'une des premières époques des succès qu'elles ont opérés, dit M. *Morand*, fut en 1648, sur l'archiduc Léopold, gouverneur des Pays-Bas ; mais elles n'ont été bien en vogue que depuis la conquête de la Flandre sous le règne de Louis XIV. Cependant, si on en juge par les morceaux d'antiquité qu'on a trouvés dans le voisinage de la principale fontaine, lorsqu'on en a fouillé la terre, il n'est pas douteux que cet endroit n'ait été connu par les Romains. On y a trouvé des médailles des empe-

reurs Vespasien et Trajan, un petit autel de bronze
avec les principaux traits de Rémus et de Romulus
en relief, dont M. *Morand* dit avoir fait l'acqui-
sition ; une petite statue du dieu Pan ; plusieurs de
Cupidon, et quantité de fragmens de vases antiques
faits d'une terre bolaire fine et rougeâtre, telle que
celle de Bucaros. En examinant la nature du sol
où on les rencontre, on observe, en plusieurs endroits, trois lits de matières différentes : le premier, et le plus superficiel, est d'une terre noire ;
le second, d'une espèce de marne ; le troisième,
d'un sable très - fin qui est fort mouvant dans le
voisinage des eaux. La matière noire du premier
lit se lève quelquefois par feuillets, et il s'est trouvé
de ces feuillets durs, pesans, et chargés de parties
métalliques. Lorsqu'on en jette sur des charbons
ardens, elle s'enflamme et répand une odeur de
soufre.

Parmi les analyses qui ont été faites des eaux de
Saint-Amand par différens médecins et chimistes,
celle de *Monnet* paroît la plus exacte. Suivant ce
chimiste, l'eau des deux premières sources a une
légère odeur de gaz hidrogène sulfuré ; mise dans
la bouche, elle y laisse la même impression que
celle du foie de soufre. Une pièce d'argent exposée
pendant quelque temps à sa surface, jaunit d'abord,
et finit par devenir noire. Sa température est un
peu plus élevée que celle de l'atmosphère. Exposée à l'air libre, elle perd bientôt ce qu'elle a

de sulfureux, et devient semblable à l'eau ordinaire. Par l'évaporation, *Monnet* a démontré qu'elle
contient de la terre absorbante, du sulfate de chaux
et du sulfate de soude, mais en si petite quantité,
qu'on est presque tenté de croire que ce n'est pas à
la présence de ces substances qu'elle doit ses propriétés.

Quant à l'eau de la troisième source, indépendamment des matières salines et terreuses dont on
vient de parler, elle contient encore du fer, qu'on
reconnoît facilement par la couleur violette et noire
qu'elle prend lorsqu'on la mêle avec une infusion
de noix de galle.

Près la fontaine d'Arras, se trouvent des boues
noires qui sont rassemblées dans un bassin découvert; leur odeur est assez désagréable, et le
devient davantage quand on les fait chauffer.

Ces boues paroissent n'être autre chose qu'un
terreau gras et bitumineux qui est abreuvé continuellement par l'eau des sources, et qui doit en
grande partie son odeur aux impuretés des corps
qui y demeurent, et qui y éprouvent, avec le temps,
une sorte de fermentation.

Les malades ne font usage de l'eau de Saint-
Amand qu'en boisson. Celle des deux premières
sources est réputée utile dans les cas de graviers
des reins et de la vessie, de glaires dans les voies
ordinaires, et d'obstructions dans les viscères.

Cette dernière propriété pourroit appartenir plus

spécialement à l'eau de la troisième source; mais, comme on l'a dit plus haut, elle est beaucoup moins employée que celle des deux autres.

Quant aux boues, elles se prennent en bains, et jouissent de la réputation de guérir les maux de jambes, les foiblesses dans les membres, les paralysies, rhumatismes, sciatiques, gonflemens dans les jointures, les anchyloses, et sur-tout les rétractations des tendons des nerfs à la suite de grandes blessures.

Les grands éloges donnés à l'efficacité de ces boues sont fondés sur une tradition locale à laquelle est lié l'intérêt des habitans de Saint-Amand; de fortes raisons font croire que si on examinoit les choses de plus près, on seroit bientôt convaincu que si, dans un petit nombre de cas, ces boues peuvent être utiles, elles offrent souvent l'inconvénient d'exposer les malades à contracter des fièvres opiniâtres qu'on ne parvient à guérir qu'avec beaucoup de peine.

AMBONAY, est un village en Champagne, distant de Châlons de 4 ou 5 lieues. Sur la montagne de ce village on rencontre plusieurs filets d'eau qui ont une saveur martiale, et qui déposent beaucoup d'oxide de fer. Lorsque cette eau a séjourné et comme croupi dans les trous, elle prend, avec la noix de galle, une belle couleur d'un bleu violet et purpurin, qui se précipite difficilement, qui même conserve cette propriété de se teindre ainsi

avec la noix de galle, après deux ou trois jours de
transport; au lieu que, si on prend cette eau dans
les endroits où elle est courante, elle a alors moins
de saveur ferrugineuse, donne aussi une plus foible
teinture par la noix de galle, et souffre plus de décomposition par le transport. Cette eau a été jusqu'ici peu employée.

ANAILLES est situé dans le Poitou. M. *Duclos*
a donné, dans les *Mémoires de l'Académie Royale
des Sciences*, l'analyse des eaux minérales de cet
endroit.

ANNE (*Eau de* STE.). *Voyez* SAINTE-ANNE.

ANTILLY est près de Meaux. Il se trouve dans
cet endroit une fontaine d'eau minérale qui a été
découverte par le cardinal Duperron. Jean-Philippe
Varin, Bernois, a donné, en 1614, un Traité sur
cette fontaine, qui a pour titre : *Admirables et
miraculeuses vertus de la Fontaine d'Antilly, au
diocèse de Meaux en Brie, découverte par le
Cardinal Duperron.* L'auteur de cette brochure
n'y parle de cette fontaine chimérique que dans
le titre; il décrit seulement, dans cet ouvrage, les
fontaines de l'antiquité et même les modernes, et
oublie totalement celle d'Antilly, dont il ne dit que
trois ou quatre mots dans la page sixième.

APOUGNY, 2 lieues d'Auxerre; il s'y trouve
une source d'eau minérale, dont M. *Duclos* a
donné une analyse. M. *Berryat* a fait de nouvelles
recherches sur cette source. Elles sont consignées

dans un ouvrage qui a pour titre : *Observations physiques et médicinales sur les eaux minérales d'Apougny, de Pourrain, de Dige et de Toucy, aux environs d'Auxerre, avec une Consultation à l'usage de ceux qui en boivent.* La plupart de ces eaux sont ferrugineuses, et exigent en général un régime tel qu'on a coutume de le suivre en faisant usage de pareilles eaux.

ARCUEIL, est situé aux environs de Paris. Les eaux de cet endroit servent aux habitans de cette capitale, conjointement avec celles de la Seine. M. *De Lahire* est le premier qui a observé que les eaux d'Arcueil contenoient du muriate de soude. La Faculté de Médecine a publié, en 1767, une analyse comparée de ces eaux avec celles de l'Yvette, de la Seine, de Ville-d'Avray, de Sainte-Reine et de Briscol. Ces eaux sont plus alimentaires que médicinales. On sait qu'elles contiennent de la chaux carbonatée, qu'elles laissent précipiter par le contact de l'air ou par l'action de la chaleur. La pesanteur spécifique de ces eaux est de 1,00046; l'eau de la Seine est beaucoup plus pure, et ne pèse que 1,10015.

ARGENSON, dans le Dauphiné. M. *Piganiol De Laforce* rapporte qu'il y a dans cet endroit des eaux ferrugineuses; les habitans du pays en font usage dans tous les cas d'obstructions, de jaunisse, etc.

ARLES (*Eau d'*), près Perpignan. On prétend

qu'anciennement il y avoit dans ses environs une fontaine d'eau minérale; mais elle est peu connue maintenant. Il est fait mention des eaux minérales d'Arles dans le *Mercure* de 1680, du mois de novembre, page 123. M. *Joseph Séguier*, docteur en médecine, a publié un Traité sur ces eaux, qui a pour titre : *La Fontaine minérale d'Arles, nouvellement découverte par J. D. E. D.* A Arles, chez MESNIER, 1681, in-4°.

Voyez aussi l'article ROUSSILLON.

ASCIANO (*Eau acidulée d'*). L'eau acidulée d'Asciano contient, sur 100 livres,

	Grains.
Acide carbonique libre.	347
Sulfate de soude.	312
Sel commun.	338
Sulfate de chaux.	654
Gemeines	275
Muriate de magnésie.	177
Carbonate de chaux	294
Carbonate de magnésie.	109
Terre alumineuse	38
Silice	9
	2553

ATTANCOURT, village situé en Champagne, à une demi-lieue de la ville de Vassi. On trouve dans ses environs une fontaine minérale; elle coule dans la plaine, près de la rivière de Bloise. Le bassin de cette fontaine est d'environ 4 pieds en quarré, et sa source jette de l'eau de la grosseur du bras. Ce bassin est toujours plein, soit en hiver, soit en été. L'eau en est froide, claire et légère, d'un goût un peu aigrelet, âpre, et légèrement astringente.

Il y a plus d'un siècle qu'on connoît cette fontaine minérale et qu'on la fréquente. Plusieurs médecins célèbres de Champagne, entr'autres M. *De Mailly*, professeur de médecine à Rheims; M. *Gaffon*, conseiller-médecin ordinaire du roi; M. *Chedal*, docteur de Montpellier; M. *Huart*, médecin de Châlons; M. *Varnier*, médecin à Vitry; MM. *Remy*, père et fils, médecins à Saint-Dizier, ont fait des éloges de cette eau. MM. *Remy* les préféroient même aux eaux de forges, de Passy, et autres eaux ferrugineuses.

M. *Navier*, médecin à Châlons, a depuis donné une notice de l'eau d'Attancourt. Elle est produite, dit-il, par une fontaine très-abondante, située à une lieue de la petite ville de Vassi, tout proche des forges du Buisson et du Chatelier, et sur les bords du village d'Attancourt. Cette eau, puisée à la source, a une saveur ferrugineuse très-forte. Si on répand, sur un verre de cette eau, un peu de poudre de noix de galle, il s'en précipite des filets d'un noir violet épais, qui se répandent dans l'eau et la teignent de la même couleur. Cette eau minérale est couverte, dès la source, d'une espèce de pellicule, couleur de gorge de pigeon; elle laisse précipiter dans son bassin, et le long de son courant, une substance ferrugineuse. Lorsque cette

eau est transportée à quelques lieues de sa source,
même bien enfermée dans des bouteilles, elle perd
sa saveur ferrugineuse, et ne contient plus alors
que du sulfate de chaux.

Cette eau ne change pas la couleur du papier
bleu; elle est purgative, prise à sa source et en
grande dose : car si on se borne à une pinte prise le
matin à jeun, il est rare qu'elle purge; mais elle
passe facilement par les urines, soit qu'on la prenne
à petite ou à grande dose. Cette eau minérale, ajoute
M. *Navier*, est en réputation et en grand usage depuis fort long-temps; elle est presque la seule bien
connue de cette nature dans la Champagne.

ATTENŒTTING (*Eau d'*), appelée *Georgen-*
brunnen. La source de cette eau minérale se trouve
au pied d'une montagne à trois quarts de lieue de
Neuœttingen en Bavière.

Résultat d'analyse :

 Acide carbonique.
 Carbonate de chaux.
 Carbonate de soude.
 Sulfate de chaux.
 Sulfate de magnésie.
 Muriate de soude.
 Fer.
 Alumine.

Cette eau est employée dans les éruptions à la
peau, les fistules, les vieux ulcères, les calculs,
les hémorroïdes.

AUDINAC (*Eau minérale d'*), à 4 kilomètres nord-ouest de la ville de Saint-Girons, département de l'Arriège.

La découverte des eaux minérales d'Audinac remonte à plus d'un siècle. La couleur noire du précipité qu'elles déposent dans le canal par où elles s'évacuent, l'odeur de gaz hidrogène sulfuré qui s'exhale du bassin, ont été pendant long-temps les seuls indices de leur minéralisation; et l'empirisme, qui s'en empara, le seul auteur de la connoissance de leur vertu.

L'usage des membres rendu à des individus perclus par des rhumatismes; des maladies cutanées dissipées par les bains pris dans la vase; certains genres de coliques guéries par la boisson de ces eaux; tels ont été, dans l'origine, les résultats des premiers essais. Leur publicité fit que ces eaux devinrent insensiblement un remède populaire, qui s'accrédita de plus en plus par les heureux effets qu'il produisoit.

Nous devons à M. *Magnes*, pharmacien à Toulouse, l'analyse de cette eau, et à M. *Guichon*, docteur-médecin à Montesquieu - Volvestre, ses propriétés médicamenteuses.

Cette eau fut prise à la source, au mois d'août, avant le lever du soleil. Elle indiquoit 16 degrés au thermomètre de Réaumur, la température de l'atmosphère au 15e.

Elle pèse, par once, un grain moins quelque

centièmes de plus que l'eau distillée, la température étant la même ; elle est claire et limpide ; elle
répand une odeur sensible de gaz hidrogène sulfuré. Ce gaz est très-peu adhérent, sur-tout si la
température de l'atmosphère s'élève au-dessus du
15e degré Réaumurien : il faut procéder avec beaucoup de précaution et d'activité lorsqu'on la met en
bouteilles, pour lui conserver ce gaz, dont la présence y est clairement démontrée. Exposée à l'air
libre, il se forme à sa surface une pellicule blanchâtre, qui, après quelques heures, passe au rouge
irisé, et le reste du liquide conserve sa transparence.

Résultat de l'analyse par M. Magnes.

Quinze livres, poids de marc, d'eau minérale
d'Audinac ont été évaporées, et ont produit un
résidu de 337 grains.

Pareille quantité a été traitée par distillation pour
reconnoître la nature et la qualité de gaz qu'elle
tient en dissolution.

Produits gazeux.

Gaz hidrogène sulfuré, quantité inappréciable ;
Acide carbonique, 2 grains $\frac{4}{5}$.

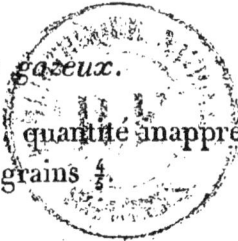

Produits fixes.

	Grains.
Sulfate de chaux.	100
Sulfate de magnésie.	90
Muriate de magnésie.	50
Carbonate de chaux	73 $\frac{3}{4}$
Carbonate de fer	10 $\frac{1}{4}$
Bitume	5
Perte	9
Total.	337

Il paroît, d'après les observations de M. *Guichon*, fruit de sept années consacrées à l'étude des propriétés dont jouissent les eaux d'Audinac, qu'elles peuvent être employées avec quelques succès dans les rhumatismes chroniques, dans les vices dartreux, dans les maladies lymphatiques, la cachexie et l'atonie; dans les maladies cutanées et glandulaires. On peut aussi en faire usage dans les rhumatismes goutteux, en douche, et appliquer les boues sur les articulations des pieds et des mains extraordinairement distendues par le dépôt de la matière gypseuse.

AUMALE, est une ville située en Normandie. On y a découvert des eaux minérales sur lesquelles M. *Marteau*, médecin, a publié un Traité en 1759.

Don Mahon, religieux bénédictin, fut le premier qui découvrît ces eaux au mois de juillet 1755. Il aperçut, en se promenant, plusieurs cailloux couverts d'une terre ochreuse, ce qui lui fit soupçonner qu'il se trouvoit dans les environs quelques minéraux ; il découvrit, au pied d'une haie , deux petites sources , dont les environs étoient rouillés. M. *Marteau* en fit l'examen.

Il existe maintenant trois fontaines assises dans une prairie au nord de la ville, à quatre cents pas de distance de ses murs ; la première est la Bourbonne, la seconde est la Savari , et la troisième la Malon. La plus abondante des trois est la Bourbonne ; c'est l'assemblage de trois autres sources dont l'une vient du midi , l'autre du sud-ouest , et la troisième verticalement à travers le tuf ; les deux dernières ne fournissent pas assez pour les séparer.

Ces eaux ont une saveur âpre et astringente. L'odeur est pénétrante, un peu sulfureuse ; elles verdissent le sirop violat. *Monnet* prétend qu'elles ne sont pas sulfureuses.

AUTEUIL , près Paris. M. *Habert*, médecin, a publié, en 1628, un petit traité intitulé : *Des Vertus et des Propriétés des Eaux minérales d'Auteuil.* On ne connoît actuellement dans cet endroit que les eaux qui coulent dans les jardins de l'ancien château de Passy.

On trouve dans le quatrième volume des *Mémoires de l'Académie royale des Sciences* , une espèce d'analyse des eaux d'Auteuil ; mais elle n'est pas suffisante pour pouvoir en déterminer la nature.

AVAILLES, est une petite ville de France, sur la rive gauche de la Vienne, à douze lieues de

Poitiers. On a découvert dans cet endroit, en 1623, des eaux minérales. Ces eaux ont été analysées par M. *Duclos;* elles sont froides, claires, limpides, d'un goût salé, âcre, astringent et ferrugineux; elles déposent le long de leur courant une boue de couleur obscure, dont les parties sont très-fines et très-liées ensemble : elle produit sur la langue les mêmes effets que l'eau même, et le fer s'y fait un peu plus distinguer. Leurs sources ne gèlent dans aucune saison de l'année ; elles donnent toujours le même volume d'eau. L'odeur sulfureuse qu'on leur trouve, leur vient ou d'une mine de fer, ou des pyrites martiales au travers desquelles elles ont passé. Elles verdissent le sirop violat.

On peut prendre les eaux d'Availles dans toutes les saisons de l'année, si le cas en est pressant ; mais pour lors on aura soin de se précautionner contre les intempéries de l'air; le vrai temps pour boire ces eaux est cependant depuis le 14 mai jusqu'au commencement de l'automne, ou, pour mieux dire, le milieu du printemps et le commencement d'octobre; on destinera douze, quinze à dix-huit jours pour la boisson.

Ces eaux ont une grande analogie avec les eaux de Passy, de Pougues, de Forges, de Rouen, de Spa, etc. *Pierre Rondelet*, docteur en médecine, a publié en 1640 une dissertation sur les eaux d'Availles ; elle avoit pour titre : *Aquarum Avallensium medicatarum Descriptio, a Petro Ron-*

deletio, médicinæ Doctore. Parisiis, Perrier, 1640.

AVENHEIM. Les bains d'Avenheim, en alle-mand *Avenhaimer Bad*, sont froids en été et chauds en hiver.

Cette source se trouve dans un village de la basse Alsace, nommé Avenheim, situé à trois lieues de Strasbourg, à quatre ou environ de Saverne. L'air de ce vallon est très-sain : ses habitans y jouissent d'une longue et parfaite santé ; la terre, qui y est argilleuse, est agréablement variée de diverses couleurs. Cet endroit est à découvert du côté de l'est et du sud ; mais au nord et à l'ouest il est renfermé par des coteaux. On y trouve abondamment des pierres calcaires. Les pétrifications les plus cu-rieuses n'y sont pas rares, sur-tout les coquillages de mer et de rivière. La source est dans le village même ; son bassin a environ six pieds de profon-deur et autant de largeur : il fournit un égal vo-lume d'eau pendant toute l'année, même pendant les plus grandes chaleurs ; et les hommes, ainsi que les animaux, y trouvent toujours un remède sûr.

L'eau de cette fontaine est agréable au goût, très-pure, et si limpide, qu'on peut aisément aperce-voir le plus petit corps qui seroit au fond du bas-sin. En hiver il en sort beaucoup de vapeurs ; et quoique le puits ne soit pas couvert, mais exposé en plein air, ses eaux ne gèlent jamais. Cette eau,

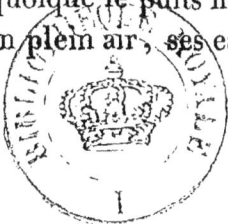

bue en très-grande quantité, passe facilement; son odeur fétide est si forte, qu'on la sent à quarante pas de distance, et que le ruisseau qu'elle forme conserve cette odeur, sans se glacer non plus. Cependant cette odeur désagréable s'évapore si promptement, qu'elle abandonne en un instant l'eau, lorsqu'elle est enfermée dans un vase.

Cette eau verdit le sirop de violettes. Il paroît que cette eau doit être mise au rang des eaux alcalines.

On s'en sert intérieurement et extérieurement, en bains, en lotions.

AVENNES (*Eau d'*), dans le département de l'Hérault.

On doit l'analyse de cette eau à M. *Saint-Pierre*, médecin à Montpellier.

3,91 kilogrammes d'eau d'Avennes contiennent :

	Grammes.
Acide carbonique	0,000
Carbonate de chaux	6,238
Carbonate de magnésie	0,026
Sulfate de chaux	0,052
Sulfate de soude	0,079
Muriate de soude	0,027
Muriate de chaux	0,053
Muriate de magnésie	0,053
Matière colorante extractive	

0,528

AVIGNON. On y trouve des eaux minérales et

des bains. *Grisonius* a travaillé sur ces eaux, et a observé que quand elles sont fraîchement puisées, elles sont limpides et d'un goût austère. Si on en croit *Mengus*, elles contiennent plus d'alun que de fer ; *Savonarole* pensoit qu'elles étoient imprégnées de fer, d'alun et de cuivre ; et *Baccius* les a reconnues pour ferrugineuses et alumineuses.

AX, ville située dans le département de l'Arriège, à quatre lieues de Tarascon. Les sources sulfureuses qui jaillissent des montagnes graniteuses qui environnent la ville sont très-nombreuses ; on en compte jusqu'à cinquante-trois. Il paroît qu'elles sont connues depuis long-temps, puisqu'on a trouvé les restes d'un monument bâti en 1200, pour les lépreux qui alloient se faire guérir dans cette ville.

M. *Pierre*, de l'Académie royale des Sciences et Belles-Lettres de Toulouse, a publié en 1758 un mémoire sur ces eaux. Il divise les sources principales d'Ax en trois classes : en celles de Teix, en celles du Faubourg, et en celles du Couloubre.

B.

BADEN en Autriche (*Eaux de*). Il existe douze sources de ces eaux ; elles se trouvent près de la ville de Baden, à six lieues de Vienne.

Leur température est de 27-29 degrés de Réaumur. Cependant dans trois elle est de 284 degrés de Réaumur. La pesanteur spécifique est de 1,17 : elle a une couleur laiteuse, une odeur fétide ; sa saveur est aigre, saline, amère.

Sept livres de cette eau contiennent :

	Grains.
Carbonate de chaux	29 $\frac{1}{2}$
de magnésie.	12 $\frac{1}{7}$
Sulfate de chaux	15 $\frac{1}{4}$
de magnésie.	8 $\frac{3}{4}$
de soude.	7 $\frac{1}{2}$
Muriate d'alumine	5 $\frac{1}{4}$
de soude.	7 $\frac{1}{2}$

On en fait usage dans les maladies nerveuses, de la peau, les rhumatismes, et dans les affections hystériques.

BAGNÈRE (*Eaux de* St. Félix de). Nous devons à M. *Vergne*, pharmacien à Martel, une nouvelle analyse de ces eaux. (Voyez *Annales de Chimie*, tom. LXXIII.)

La fontaine est placée à l'extrémité de la plaine de Saint-Michel, à une petite distance du chemin qui conduit de Martel à Condat, département du Lot ; elle est entourée de pierres calcaires ; son bassin contient un précipité noir ferrugineux ; il s'en dégage une légère odeur d'hidrogène sulfuré, et les pierres qui servent à le construire se couvrent d'une matière pierreuse ocracée ; il s'y forme des stalactites qui ne sont autre chose que du carbonate de chaux, avec un peu d'oxide de fer ;

et les plantes qui l'environnent semblent avoir une teinte ferrugineuse.

L'eau s'en élève jusqu'à la hauteur de trois pieds, donne plus de trois cents bouteilles d'eau par heure dans toutes les saisons de l'année ; conserve sa transparence malgré les grandes crues des ruisseaux qui l'avoisinent : ce qui prouve la grande profondeur de la source.

Cette eau pèse par once un grain de plus que l'eau distillée ; elle est claire et limpide, donne une légère odeur sulfureuse qui paroît y être peu adhérente ; de sorte qu'il faut procéder avec beaucoup de précautions et de célérité, lorsqu'on la met en bouteilles, pour lui conserver cette odeur. La saveur en est fade, et laisse un arrière-goût d'amertume ; exposée à l'air libre, elle a montré à sa surface une pellicule irisée.

Résultat de l'analyse : Quatre livres dix onces d'eau évaporée à siccité, ont produit un résidu de 113 grains.

Produits gazeux : Acide carbonique, médiocre quantité ; une moindre quantité encore d'hidrogène sulfuré.

Produits fixes ;

	Grains.
Muriate de magnésie.	6
Sulfate de magnésie	41
Sulfate de chaux	36
Carbonate de chaux	20
Matière grasse.	1

Carbonate de fer. . . . . 1 $\frac{1}{2}$

Perte. 8

BAGNÈRES, dans le département des Hautes-Pyrénées (*Eaux de*). Il n'y a peut-être pas de département en France où les eaux minérales soient aussi communes que dans celui des Hautes-Pyrénées.

Les sources qui les fournissent sont plus ou moins abondantes, mais en général elles sont chaudes; leur température n'est cependant pas à beaucoup près la même. La moins chaude fait monter le thermomètre de *Réaumur* à 14 degrés et demi, et la plus chaude à 48; c'est du moins ce qu'ont observé plusieurs médecins, chimistes et physiciens, qui ont fait sur ces eaux différentes expériences thermométriques.

Toutes les sources de Bagnères ne sont pas également bien soignées; celles peu fréquentées sont dans un état de dépérissement qui s'oppose à ce qu'on puisse y puiser facilement l'eau qu'elles fournissent; aussi n'y a-t-on recours que dans des cas particuliers, qui, toujours, sont extrêmement rares.

Il paroît à-peu-près constant que les propriétés médicinales de toutes ces eaux dépendent en grande partie de leur chaleur naturelle; car, d'après les différentes analyses, il a été prouvé qu'elles ne contenoient qu'une petite quantité de sulfate terreux.

Non seulement on boit les eaux dont il s'agit,

mais même encore on s'en sert sous la forme de
bains. C'est même, dit-on, lorsqu'on en use de ces
deux manières, qu'on doit attendre les effets salutaires qu'elles produisent très-souvent quand elles
ont été prescrites à propos.

Les propriétés les mieux constatées qui paroissent
leur appartenir, sont d'être apéritives, diurétiques,
et légèrement purgatives. On cite beaucoup de cures
merveilleuses opérées par ces mêmes eaux ; mais
il est très-vraisemblable que, dans le nombre, il
en est plusieurs qui ont été exagérées.

Les eaux de Bagnères, dans le département des
Hautes-Pyrénées, étoient autrefois fréquentées ;
elles le sont moins aujourd'hui. Les saisons où on
doit les prendre sont le printemps et l'automne.

Si, d'après ce qu'on a dit plus haut, les propriétés des eaux de Bagnères des Hautes-Pyrénées
dépendent de leur chaleur naturelle, on conçoit
qu'il ne faut pas songer à les transporter, et que,
pour qu'elles produisent quelqu'effet, il est absolument nécessaire de les boire à la source. Cette
observation est applicable à toutes les eaux thermales.

BAGNÈRES-DE-LUCHON (*Eaux de*). Bagnères-
de-Luchon est un petit bourg de France, situé au
pied des Pyrénées, dans la vallée de Luchon, département de la Haute-Garonne.

On trouve dans cet endroit plusieurs sources
d'eaux minérales, dont les principales sont désignées

par les noms suivans : 1°. celle appelée de la Grotte ;
2°. celle de la Reine ; 3°. celle dite la Source
blanche ; 4°. la Source froide ; 5°. la Source aux
yeux ; 6°. la Source de la Salle ; 7°. la Nouvelle
Source , etc. La réputation de ces eaux est bien
postérieure à celle dont jouissoient les eaux de
Bagnères des Hautes-Pyrénées ; pendant long-
temps ces dernières ont été très-fréquentées , tandis
qu'à peine les premières étoient connues. Mais peu-
à-peu elles acquirent une sorte de célébrité qu'elles
ont conservée jusqu'à présent sans aucune inter-
ruption.

Ces eaux , excepté la quatrième, sont chaudes ;
mais leur température n'est pas la même.

La plus chaude fait monter le thermomètre à
52 degrés , tandis que la moins chaude ne marque
sur le même instrument que 24 degrés.

Elles ont toutes une odeur d'œufs couvés : leur
saveur est assez désagréable ; mais on remarque
que les buveurs s'y accoutument, et qu'après quelques jours ils la trouvent supportable.

On fait usage de ces eaux en boissons et en bains.
A côté des sources on a aussi pratiqué des étuves ,
qui ne reçoivent leur chaleur que de celle qui est
produite par les eaux qu'on a soin d'y conduire ;
mais ces étuves ne sont pas toujours fréquentées ,
et ceux qui y entrent peuvent à peine y rester un
quart d'heure, tant l'air qu'on respire est chaud et
épais. Au reste, il paroît qu'il seroit possible de les

rendre plus supportables, si on faisoit quelques changemens à la construction des bâtimens où elles sont établies.

Les eaux de Bagnères-de-Luchon sont du petit nombre de celles qui ont été le plus exactement analysées. C'est sur-tout à feu *Bayen*, chimiste distingué, qu'on est redevable du travail le plus complet qui ait été fait pour reconnoître leur nature. Il résulte des expériences de ce savant, que l'eau produite par toutes les sources contient de l'hidrogène sulfuré, du carbonate de soude, du muriate de soude, du sulfate de soude, de la silice, et un peu de matière extractive. Toutes ces substances sont en très-petite quantité, puisqu'à peine chaque livre d'eau fournit deux grains et demi de résidu.

On attribue à ces eaux beaucoup de propriétés. On assure qu'elles sont apéritives, diurétiques, diaphorétiques, résolutives, détersives et vulnéraires.

La manière d'en user varie suivant l'espèce des maladies. Souvent on les prend pures et à la dose de plusieurs verres dans la matinée; souvent aussi on prescrit de les couper avec de l'eau ordinaire, ou même celle d'une des sources dans lesquelles il y a moins de principes salins.

Tous ceux qui en font usage exhalent une odeur sulfureuse qui quelquefois est très-forte. L'espèce de gaz qui se dégage dans ce cas, colore en noir les métaux, et sur-tout l'or et l'argent, au point qu'on a souvent bien de la peine à faire disparoître cette couleur.

Les eaux de Bagnères-de-Luchon se prennent à deux époques de l'année, savoir au printemps et en automne ; mais elles sont ordinairement plus fréquentées au printemps.

De nouvelles expériences de M. *Save*, pharmacien à Saint-Plancard, sur les eaux de Bagnères-de-Luchon, constatent que ces eaux exhalent une forte odeur d'œufs couvés ; qu'elles verdissent le sirop violat ; que les pièces d'argent qu'on y plonge sont noircies sur-le-champ ; que les acides sulfurique et muriatique n'y occasionnent d'abord aucun changement ; mais, après quelques minutes, que la liqueur devient légèrement louche, et que cette couleur augmente peu-à-peu, mais sans former de précipité. Cette expérience, suivant M. *Save*, prouve que les eaux de Bagnères-de-Luchon ne contiennent point de sulfure, comme l'ont prétendu les chimistes qui ont analysé ces eaux. Il pense que ces eaux sont minéralisées par le gaz hidrogène sulfuré, et qu'elles doivent être mises au rang des eaux minérales salines.

BAGNOLS, en Languedoc. Cet endroit est remarquable par les deux fontaines qui sortent de terre dans le milieu de la ville. Il y a encore un bourg de ce nom à quatre lieues de Mendes, qui est très-renommé par ses eaux minérales. On a publié à Lyon, en 1651, un traité ayant pour titre *l'Hy-*

*drothermopotie des Nymphes de Bagnols en Gé-
vaudan*, ou *Traité des bains et des eaux de Bagnols*, par Michel Baldit.

BAIGNOLLES, ou Bagnoles, bourg situé dans
la Basse-Normandie, a des eaux minérales. Elles
sont tièdes. Il existe différens Traités sur ces eaux:
le premier a paru à Caen; il est intitulé, *Abrégé
des Vertus et des Qualités des eaux de Baignolles.*
2°. On lit dans le Journal de Trévoux des observations faites sur ces eaux, par M. Tablet. Le
troisième Traité qu'on connoît sur ces eaux, a été
publié à Lyon, en 1636, sous le titre de *Discours
des admirables Qualités des eaux minérales re-
trouvées dans le territoire de la ville de Baignolles en Normandie.* Le quatrième a été imprimé à Alençon, en 1741, sous le titre de *Traité
des Eaux minérales de Baignolles;* et enfin, on
trouve dans le Journal de Verdun, mois de juin
1750, et dans celui de juillet 1751, des lettres contenant plusieurs expériences faites sur ces eaux.

M. *Monet,* dans sa nouvelle Hydrologie, par-
lant des eaux de Baignolles, assure que jamais eau
ne mérita moins le nom d'eau minérale que celles-
ci. Quoique ces eaux soient mises au rang des eaux
thermales minérales, elles ne sont néanmoins que
des eaux pures.

BAINS. Les eaux de Bains, dans les Vosges, paroissent avoir été connues des Romains. On voit
encore quelques anciens vestiges d'un bain situé
dans un pré, que les habitans nomment par tradition

Bain casquin ; cette dénomination étant une cor-
ruption de *Tarquin.*

Il y a à Bains deux principales fontaines : l'une
est appelée la Grande Source ; elle est très-abondante, l'eau qui en sort est la plus chaude, mais
moins par comparaison que la plus tempérée des
eaux chaudes de Plombières. La seconde source est
celle dite la Source du Château ; elle est moins
abondante que la première ; sa chaleur est de 39
degrés. M. *Monnet* ne regarde point ces eaux
comme minérales ; suivant lui, elles ne diffèrent
en rien des eaux communes du même pays.

BALARUC (*Eaux de*). Balaruc est un village
situé à environ 13 milles au sud de Montpellier. Au
nord de la source il y a une petite montagne de
nature calcaire, qui présente des traces de fer,
qu'on présume, avec assez de fondement, être
traversée par l'eau minérale. La source est assez
abondante ; la saveur de l'eau est très-salée, mêlée
d'un peu d'amertume ; sa température, d'après
M. *Figuier*, étoit au 38e. degré du thermomètre
de *Réaumur*, celle de l'atmosphère à 20. Sa pesanteur spécifique, comparée à celle de l'eau distillée,
la température étant à 9 degrés, est comme 1000
à 1023.

Il se dégage, à des distances très-rapprochées,
une grande quantité de bulles qui viennent crever
à la surface de l'eau. M. *Figuier* a reconnu que ce
gaz n'étoit qu'un acide carbonique.

Plusieurs médecins et chimistes ont analysé cette

eau, MM. *Duclos, Dortoman, Regis, Leroy, Virenque, Brongniard*, et en dernier lieu M. *Figuier*, professeur de chimie à l'école de Pharmacie de Montpellier; il résulte que six kilogrammes d'eau de Balaruc contiennent :

	Pouces cubes.
Acide carbonique.	36

	Gramm.
Muriate de soude.	45,05
de magnésie	8,25
de chaux.	5,45
Carbonate de chaux.	7
de magnésie	0,55
Sulfate de chaux.	4,20
Fer, quantité impondérable.	

L'analyse du dépôt de la source a donné pour résultat, à ce chimiste, sur cent parties de sédiment :

	Gramm.
Carbonate de chaux.	1,40
de fer	0,66
de magnésie.	0,27
Sulfate de chaux.	0,78
Muriate de soude.	0,06
Sable siliceux.	1,80
Perte.	3

M. *Saint-Pierre*, médecin à Montpellier, a fait une nouvelle analyse de ces eaux. Il a reconnu qu'il se dégage de la source une grande quantité d'azote.

Cette eau se prend en boisson, en bains, en injections et en douches. On a aussi pratiqué une étuve; mais la température de la vapeur aqueuse dont elle est remplie est si chaude, que les malades ne peuvent pas la supporter long-temps sans être incommodés.

On attribue à cette eau une vertu stomachique et tonique ; elle lâche le ventre, elle arrête quelquefois les dévoiemens qui ont résisté à l'action de plusieurs autres remèdes ; elle convient aux personnes attaquées de la jaunisse, des pâles couleurs ; on la recommande sur-tout dans les cas de paralysie : on prétend aussi qu'elle cicatrise les plaies anciennes ; mais cette dernière propriété ne paroît pas suffisamment constatée.

Il seroit impossible de boire l'eau de Balaruc lorsqu'elle est pourvue de toute sa chaleur naturelle. Quelques personnes, avant d'en faire usage, la coupent avec de l'eau froide; mais il est préférable de la laisser refroidir spontanément jusqu'à ce qu'elle soit arrivée au degré où l'on puisse la supporter.

Cette eau se prend au printemps et en automne.

BALDOHN. Les eaux de Baldohn sont depuis long-temps usitées en médecine. *Schlemann* en a fait l'analyse ; elles contiennent sur 50,

	Grains.
Matière résineuse	$\frac{1}{2}$
Muriate de magnésie.	$\frac{3}{4}$
Sulfate de soude. . . . . $\left.\begin{array}{l} \\ \\ \end{array}\right\}$	
de magnésie. . . . . de chaque 23 $\frac{3}{4}$	
Muriate de soude.	
Carbonate de chaux.	13 $\frac{4}{5}$
Silice	4 $\frac{1}{2}$
Sulfate de chaux	100
	142 $\frac{8}{10}$

BAR et BEAULIEU, sont fameux en Auvergne

par les eaux alcalines qui s'y trouvent. Suivant
M. *Monnet*, elles tiennent le premier rang parmi
les eaux qui possèdent le plus éminemment une
qualité alcaline.

Ces eaux, quoique d'une chaleur égale à la température de l'atmosphère, bouillonnent, pétillent
et s'agitent long-temps, même après les avoir puisées, comme si elles éprouvoient un mouvement
d'effervescence : elles paroissent claires et limpides
au sortir de la fontaine ; mais si on les laisse en
repos pendant quelque temps dans un vase, elles
laissent bientôt apercevoir une petite pellicule
terne, comme feroit l'eau de chaux. Ces eaux
verdissent le sirop violat ; elles font effervescence
avec l'acide sulfurique. Elles purgent certains sujets
assez fortement ; elles s'emploient avec succès dans
les obstructions, et souvent elles ont produit de
bons effets dans certaines fièvres qui avoient résisté
au quinquina.

La source qui fournit les eaux de Beaulieu n'est
qu'à une lieue de celle de Bar. Cette eau a un petit
goût piquant, vineux, et qui n'est pas désagréable ;
elle est aussi alcaline que celle de Bar, si on en
juge par les essais qu'on en a faits ; elle n'en diffère
seulement qu'en ce que la poudre de noix de galle
y décèle un peu de fer.

BARBAZAN, est situé dans le Comingeois.
M. *Duclos* a fait l'analyse des eaux minérales qui
s'y trouvent. L'eau de Barbazan prise au printemps

lui a paru limpide et sans saveur ; elle rendoit seulement la langue un peu rude après l'avoir goûtée. Il paroît, d'après M. *Duclos*, que cette eau contient un peu de carbonate de soude et de chaux.

BARBERIE (*Eau de la fontaine de la*). Cette fontaine est située à une demi-lieue de Nantes , sur la route de Rennes.

Une pinte d'eau de cette fontaine , analysée par M. *Dabit*, contient :

Pouces cubes.

Gaz acide carbonique	3,00

Grains.

Muriate de magnésie.	1,86
Muriate de soude.	0,26
Sulfate de magnésie.	0,20
Carbonate de magnésie.	0,13
Carbonate calcaire.	0,33
Carbonate de fer.	0,20
Argille.	0,33
Résidu irréductible.	0,13

Cette eau peut être employée avec avantage comme eau ferrugino-gazeuse.

BARBOTAN , est situé à Armagnac. On y trouve des eaux minérales, mais qui sont très-peu connues. Il existe deux Traités imprimés sur ces eaux. Le premier a pour titre : *Discours et Abrégé des Vertus et Propriétés des eaux de Barbotan , par Nicolas Cheneau, médecin* ; imprimé à Bordeaux en 1629. Le second Traité, autrement la

seconde édition du même ouvrage , est une traduction du français en latin , et a pour titre : *Epi-
tome de Natura et Viribus aquarum Barbotan-
sium , in comitatu Auscitaniensi, olim idiomate
Gallico a Nicolao Cheneau* , etc.

BARD. Les eaux de Bard coulent dans une partie
de l'Auvergne, qu'on appelle le Lambron : elles
sortent en abondance par plusieurs endroits d'un
petit monticule, en bouillonnant , et se réunissent
ensemble , d'où résulte un ruisseau assez considérable. Ces eaux roulent avec elles beaucoup
d'oxide de fer ; elles sont vives , pétillantes , et se
soutiennent long-temps en cet état hors de leurs
sources ; elles sont par conséquent gazeuses. Quand
elles ont perdu leur gaz , elles se troublent
bientôt : elles sont alors un peu alcalines au
goût.

BARDON. Il existe à Moulins, en Bourbonnois,
une fontaine appelée Fontaine de Bardon. M.*Dian-
nyre*, docteur en médecine , a publié une dissertation sur ces eaux : il y traite d'abord des minéraux
qu'elles contiennent ; 2°. des effets que ces eaux
minérales peuvent causer sur le corps humain ;
3°. des maladies dans lesquelles il convient d'employer ces eaux ; 4°. enfin , des règles qu'il faut
observer dans l'usage qu'on en veut faire.

BARÈGES (*Eaux de*). Barèges est un village
de la vallée du même nom, situé à quatre lieues de
Bagnères, département des Hautes-Pyrénées.

César et Sertorius ont pris des bains à Barèges. Ils y avoient fait construire des monumens dignes de la grandeur que les Romains imprimoient à tous leurs ouvrages. Henri IV connut ces eaux, et les fréquenta dans sa jeunesse : leur réputation augmenta par le séjour qu'y fit Madame de Maintenon avec le duc du Maine.

On y voit plusieurs sources d'eau minérale ; mais on en distingue sur-tout trois, connues sous les noms de *chaude* , *tempérée* et *tiède*. Leur température varie depuis 52 jusqu'à 40 degrés du thermomètre de Réaumur.

On y trouve aussi plusieurs bains qui sont construits au bas du village, et au pied de la côte méridionale qui ferme la vallée.

Plusieurs chimistes ont examiné ces eaux. Les uns ont prétendu qu'elles contenoient du fer, du soufre, une matière savonneuse, et des sulfates alcalins et terreux. D'autres ont nié l'existence d'une partie de ces substances ; en sorte que pendant long-temps on a été dans une sorte d'incertitude sur leur véritable composition. M. *Montant* assure qu'elles contiennent du gaz hidrogène sulfuré, du carbonate de soude , du muriate de soude, de la terre absorbante, de l'alumine, et que toutes ces matières y sont en très-petite quantité.

Peu d'eaux, plus que celles de Barèges, ont été indiquées comme réunissant une foule de propriétés. Si l'on en croit ceux qui ont parlé de leurs

vertus, elles conviennent dans les maladies du foie
et de la rate. Elles guérissent la phthisie, les maladies de la peau, les ulcères, les rhumatismes,
les ankiloses; elles sont détersives, fondantes,
apéritives, sudorifiques ; elles réussissent sur-
tout pour terminer le traitement des maladies
vénériennes.

On les boit, on les prend en bains, en injections
et en douches. Leur usage doit être précédé, accompagné et terminé par un régime qui est toujours
subordonné à la cause qui a produit la maladie
pour laquelle elles sont prescrites.

On fréquente ces eaux, comme presque toutes
les autres, au printemps et en automne. Il est rare
que celles qu'on transporte conservent long-temps
leurs propriétés. Indépendamment de ce qu'elles
n'ont plus leur chaleur naturelle, elles arrivent
très-souvent altérées : c'est aussi pour cette raison
qu'on ne peut compter sur les bons effets qu'elles
doivent produire, qu'autant qu'elles sont prises
aux sources qui les fournissent.

Il existe plusieurs traités sur les eaux de Barèges. 1º. Le *Mercure* du mois de mars 1732 contient une lettre sur la découverte d'une source à
Barèges, par M. *Coussiltz*, médecin à Barèges.
2º. M. *Desault* a publié des observations sur ces
eaux, dans une de ses dissertations qui a paru à
Paris, chez *Guérin*, et qui traitoit de la pierre des
reins et de la vessie, avec une méthode simple et

facile pour la dissoudre sans endommager les organes de l'urine. Les moyens que M. *Desault* y
propose, sont : la boisson des eaux minérales de
Barèges, leur injection dans la vessie, la douche
de ces mêmes eaux sur le bas-ventre, ou sur la
région des reins, enfin les lavemens de cette eau.

Le troisième ouvrage sur les eaux de Barèges
a été imprimé à Londres, en 1742, sous le titre de
Traité des Eaux et des Bains de Barèges. 4°. Une
lettre extraite du *Journal de Médecine*, tom. XIII,
pag. 262. Cette lettre est adressée à M. *Vander-
monde*, par M. *Bordeux*, père, Docteur en Médecine de la Faculté de Montpellier. 5°. Un mémoire
sur les eaux minérales, lu à l'Académie de Bordeaux, en janvier 1747, par M. *Desecondat.*
Une lettre sur l'usage de ces eaux dans les maladies
vénériennes, par M. *François* de Bordeux, médecin à Barèges, *Journal de Médecine*, du mois
d'août 1760.

Il existe aussi deux Mémoires : l'un est de M. *Mon-
taut*, Apothicaire Major de l'Hôpital militaire
de Barèges, et l'autre de M. *Campmartin.*

M. *Lomet* a donné, en l'an III de la république,
un très-bon ouvrage, intitulé: *Mémoire sur les Eaux
minérales et les Etablissemens thermaux des Pyrénées, comprenant la recherche des moyens les
plus propres à recueillir et conserver les sources
minérales, et la description des monumens à
élever pour utiliser ces eaux salutaires à la*

guérison des blessures des défenseurs de la Patrie.
Publié par ordre du Comité de Salut Public.
A Paris , chez Vatar , Imprimeur.

BARNADAL , voyez ROUSSILLON.

BATH en Angleterre(*Eau de*). Les sources de cette eau, qui , d'après les débris trouvés près de l'abbaye, étoient déjà connues des Romains, et qui actuellement sont encore fort usitées en médecine , sont ferrugineuses : sa température est de 75, 80 d. Farenheit : elle est transparente , sans odeur ; sa saveur est ferrugineuse ; à l'air il se dégage des bulles , et il se forme un dépôt blanchâtre.

Elle contient :

Carbonate de chaux.
   de magnésie.
   de soude.
Muriate de soude.
Oxide de fer.
Sulfate de cuivre.

On l'emploie dans les maladies scrophuleuses, les coliques des peintres , et dans la goutte.

BÉARN , est très-riche en eaux minérales. Nous avons deux traités généraux qui concernent les eaux de cette province. Le premier est intitulé : *Dissertation sur les Eaux minérales du Béarn ,* par M. de Bordeux père , médecin de Montpellier , Paris, chez Quillau , 1750. Le second a pour titre : *Lettres contenant des essais sur l'Histoire des eaux minérales du Béarn , et de quelques-unes des Provinces voisines ; sur leur nature, différence, propriété ; sur les maladies auxquelles elles conviennent, et sur la façon dont on doit s'en servir ; par M. Théophile de Bordeux fils. Amsterdam* 1747 *et* 1748. L'auteur donne dans ses Lettres une explication physique de l'effet des eaux minérales du Béarn, sur-tout de celles de Barèges et de Bagnères. On y trouve des choses assez curieuses sur la physique et la géographie du Béarn. Les eaux dont il y est fait mention, sont celles de Dax, de Tersis, de Baure, de Saillies, celles des Barques, de Moncause, de Morlais, de Féas, de Gan, d'Oléron, d'Ogue, de Saint-Christan de Tarbes, des vallées d'Aspe et d'Ossau, de Cauterets, de Barèges et de Bagnières.

BEAUREPAIRE. On trouve auprès de Clermont, en Auvergne, une source minérale, qu'on nomme Source de Beaurepaire ; elle est tiède, M. *Chomel* en a fait, en 1715, l'analyse; ce médecin soupçonne qu'elles ne contiennent pas un nitre pur, comme l'avoit pensé M. *Duclos*, mais un mélange de nitre et d'un peu de soufre qui s'évapore aisément.

BEAUVAIS en Picardie. Les eaux minérales de Beauvais sont en usage dans toute la ville et les environs, depuis un temps immémorial, avec tous les succès possibles, et leur utilité n'a jamais été plus reconnue et mieux vérifiée que par M. *Vallot*, apothicaire de la ville, qui en a fait l'analyse; elles

contiennent beaucoup de fer. Ces eaux sont celles,
de toute la France, qui par leurs principes approchent le plus des eaux de Forges.

On voit, aux environs de Beauvais, les endroits
d'où l'on tiroit le fer, comme aussi les moulins où on
le battoit. Un de ces endroits se nomme aujourd'hui
les Forges. Le lieu des fontaines s'appelle les Fon-
tainieux, et une autre fontaine se nomme la Rouge
Vêtue. Il n'y a peut-être pas en France d'endroits
où il y ait plus de sources minérales ferrugineuses
que dans tous les environs de Beauvais.

BELESME, est situé en Normandie. On trouve
dans cet endroit une fontaine minérale, dont l'eau,
prise au mois de juillet, dit M. *Duclos*, étoit
limpide et insipide ; on ne connoît pas d'analyse
exacte de cette eau.

BELESTAT. La fontaine de Belestat, que
M. *Astruc* nomme Font-Estorbe, et M. *Vallot*
Font-Astorque, est dans le diocèse de Mirepoix, à
deux ou trois cents pas de Belestat ; elle est si abondante, qu'elle forme presque seule la rivière de
Lers. Elle est naturellement taillée en forme de
grotte, grande et exhaussée. On y a placé, d'espace
en espace, de grosses pierres, pour y pouvoir entrer et en sortir quand la fontaine est dans son
plein. Cette fontaine a cela de singulier, que pendant l'été et l'automne, et même dans les autres
saisons, pourvu que le temps ait été sec pendant
plusieurs jours, elle a une espèce de flux et de re-

flux , à toutes les heures du jour ; en sorte que cette fontaine est une espèce d'horloge d'eau fabriquée par la nature : lorsque le flux arrive, on entend un grand bruit du côté d'où viennent les eaux, et elles coulent avec tant d'abondance , que l'on s'aperçoit qu'elles grossissent la rivière de Lers plus de deux lieues au-dessous. (Voyez FONT-ESTORBE.)

BELLEVUE-LES-BAINS (ci-devant Bourbon-Lancy) (*Eaux de*). Bellevue-les-Bains est une petite ville située dans le département de Saône et Loire , à 5 kilomètres (une lieue) de la Loire , du côté de l'est, et à 35 kilomètres (sept lieues) de Moulins, du même côté.

C'est dans le milieu d'un vallon qui est au pied du monticule sur lequel est bâtie cette petite ville, que sortent les eaux minérales dont il s'agit. Elles fournissent plusieurs fontaines où l'on va puiser les eaux dont font usage les malades. Il y avoit autrefois deux bains qui , à cause de leur magnificence , étoient regardés comme un ouvrage des Romains ; mais il paroît qu'on a négligé leur entretien : aussi sont-ils maintenant presque détruits.

Ces eaux ont à peine une saveur sensible, mais elles sont chaudes. Les plus chaudes marquent 46 degrés au thermomètre, et celles qui le sont moins, 30 degrés.

On prétend qu'elles contiennent du carbonate de soude et de la terre absorbante ; mais on n'a pas dit de quelle nature étoit cette terre. Au reste, il est vraisemblable que ces substances y sont en très-petite quantité, puisqu'il est constant que l'eau qui les tient en solution a très-peu de saveur.

Les vertus attribuées aux eaux de Bellevue-les-Bains sont, dit-on, de guérir les fièvres opiniâtres : on assure aussi qu'elles sont diurétiques, diaphorétiques, stomachiques, propres à arrêter les diarrhées et l'écoulement des fleurs blanches; quelques asthmatiques en font usage avec succès. Non-seulement les eaux de Bellevue-les-Bains se prennent en boisson, mais même encore elles peuvent être employées à l'extérieur en bains et en douches, sur-tout dans les maladies de la peau, la paralysie et les rhumatismes.

BENEDEKTBAIERN (*Eau de*). On trouve la source dans la Haute-Bavière, entre la rivière d'Isar et celle de Loisach.

Cette eau est claire, un peu jaunâtre; elle n'a point d'odeur; sa saveur est alcaline; exposée à l'air, il s'en dégage de petites bulles.

Résultat d'analyse :

Gaz acide carbonique.

Carbonate de chaux.

Carbonate de magnésie.

Carbonate alcalin.

Muriate de soude.

Fer.

Cette eau est employée avec succès dans les ma-

ladies de la peau, du foie, les fièvres intermittentes, les pâles couleurs, la jaunisse, etc.

BERNABO, à Lucques (*Eau de*). La source
connue sous le nom de *Bernabo*, habitant de
Pistaja, sort d'une roche de quartz. L'eau en est
très-limpide, sans odeur; elle porte le thermomètre à 55 degrés invariablement et dans toutes
les saisons, la chaleur atmosphérique étant à 10 degrés, et le baromètre à 27 pouces 9 lignes d'élévation. Les parois et le fond de la citerne sont incrustés d'une croûte blanchâtre, et offrent de
même un léger sédiment ocracé, d'un rouge obscur.
Sa pesanteur est à celle de l'eau distillée comme
42,172 à 42,048, et par conséquent un peu plus
grave que celle de la *Villa*.

Au reste, il résulte des expériences de M. *Mos-*
cheni, qu'une livre d'eau de *Bernabo* contient:

	Grains.	Frac. déc. de grains.
Acide carbonique libre	3 —	248
Sulfate de chaux.	10 —	060
de magnésie.	2 —	530
d'alumine potassé.	0 —	860
Muriate de soude	4 —	410
de magnésie	0 —	600
Carbonate de chaux	0 —	470
de magnésie	0 —	390
Silice	0 —	880
Alumine	0 —	350
Fer.	0 —	650

BERNE (*Eau salée des environs de*). M. *Morel*,

pharmacien à Berne, a fait l'analyse des sources d'eau salée des environs de cette ville, et il a trouvé qu'elles tenoient en dissolution du sulfate calcaire, du sulfate et du muriate de soude, de chaux et de magnésie.

BERU. Beru est une montagne près de Rheims. M. *Josuet* a envoyé à l'Académie des Sciences une Dissertation sur les qualités des eaux d'une fontaine ferrugineuse qui y coule.

BESANÇON. C'est en 1677 qu'on a découvert à Besançon une source d'eau minérale, sur laquelle *François Bouchard*, docteur en médecine, a porté son jugement dans un ouvrage qui a pour titre : *Francisci Bouchard, D. M., Bisuntini Judicium de Metallicis Aquis Vesuntione inventis, per mediam œstatem anni 1677. Vesuntione, 1677. In-4°.*

M. *Guettard* fait mention, dans son Mémoire sur les Stalactites, d'un dépôt singulier qui se fait aux environs de Besançon, dans des auges qui servent à conduire de l'eau sur la roue des moulins construits dans les montagnes voisines de cette ville. Ce dépôt n'a point été examiné.

BESSE, est situé auprès du Mont-d'Or, en Auvergne. M. *Duclos* a analysé les eaux minérales qui s'y trouvent. On ne peut, d'après les expériences, déterminer exactement la nature de ces eaux.

BIÈVRE, près Paris. On a cru anciennement y avoir découvert une source d'eau minérale; mais nous n'avons aucun renseignement sur la qualité de cette eau.

BLARU, est un village près de Vernon ; on y a découvert une source d'eau minérale, en 1756. M. *Hauterre*, médecin de l'hôpital royal de Vernon-sur-Seine, a fait un Mémoire sur cette eau minérale qu'il a reconnue pour être ferrugineuse.(Voyez le *Journal des Savans*, pour l'année 1758.

BONNES (*Eaux de*). Bonnes est un petit village du département des Basses-Pyrénées, éloigné de 35 kilomètres (7 lieues) de la ville de Pau. On y trouve quelques Sources d'eau minérale et thermale, dont la chaleur fait monter le thermomètre de 21 à 28 degrés.

Théophile Bardeu prétend qu'elles contiennent du soufre, du fer, une terre, un sel et une substance volatile; il ne détermine pas de quelle nature sont cette terre et ce sel ; mais on peut présumer que le principe volatil dont il s'agit est un véritable hidrogène sulfuré.

On fait usage de ces eaux en boisson et en bains. De tout temps elles ont été estimées, comme un spécifique pour les maladies de poitrine ; c'est même à cette propriété qu'elles doivent leur première réputation ; mais ensuite on leur en a reconnu d'autres. M. *Bardeu*, père, qui a eu de fréquentes occasions de prescrire l'usage de ces eaux, assure les avoir vu très-fréquemment réussir dans les maladies externes, et sur-tout dans le traitement des ulcères. Les différentes observations qu'il a recueillies à ce sujet, semblent, en effet, prouver que plusieurs ulcères très-rebelles, et pour lesquels on avoit épuisé tous les moyens chirurgicaux, avoient été guéris très-promptement par le moyen de ces eaux en lotion.

Le même médecin dit aussi avoir vu également réussir ces mêmes eaux dans le traitement des fistules, des abcès et des tumeurs.

Enfin, *Bardeu*, fils de celui dont on vient de parler, non-seulement confirme ce qui avoit été annoncé par son père, mais même encore il ajoute qu'ayant fréquemment conseillé les eaux de Bonnes aux personnes attaquées de dyssenteries, de pertes blanches, de vapeurs, de palpitations de cœur, de vertiges et d'épilepsie, presque toujours il avoit obtenu de grands succès de ce remède.

Au surplus, il paroît qu'en général les eaux de Bonnes ont des propriétés analogues à celles de Barèges ; aussi les prend-on de même, et avec les mêmes précautions.

On les transporte plus aisément que celles de Barèges ; et, quoiqu'elles n'aient plus alors leur chaleur naturelle, on observe qu'elles conservent encore pendant quelque temps une partie de leurs propriétés ; cependant, pour en éprouver quelqu'effet salutaire, il faut qu'elles ne soient pas trop anciennement arrivées, car à la longue elles

se gâtent, et alors il ne seroit pas prudent de s'en
servir.

BOUILLON. Il y a aux environs d'Angers une
fontaine d'eaux minérales, située dans la carrière
de Bouillon. M. *Barthelot - Dupaty*, docteur en
médecine, a rédigé un mémoire sur ces eaux minérales; il a pour titre : *Mémoire sur les Eaux
minérales ferrugineuses de la carrière de Bouillon*,
desquelles on a déduit, par occasion, la cause de
ces belles herborisations trouvées sur les pierres
ardoisines qu'on en tire.

Il a paru à Lille, en 1774, sous format in-8°., un
traité sur les eaux de Bouillon et de Saint-Amand.
Le titre annonce assez que c'est de la source de
Bouillon qui se trouve à Saint-Amand, dont on a
voulu parler. (*Voyez* Saint-Amand.)

BOULIDOU. Les eaux de Boulidou sont connues
depuis long-temps; les historiens, les géographes
en font mention dans leurs ouvrages, et quelques
voyageurs dans leurs itinéraires. M. *Rivière*, médecin, a traité, d'une manière assez détaillée, de la
nature de ces eaux, de leur composition et de
leurs usages.

Ces eaux sont fort recommandées pour les douleurs de goutte et de rhumatisme. On prend le
bain dans le bassin, et on applique la vase sur les
parties affligées de douleurs.

BOULOGNE en Picardie. On a découvert à
quelques distances de cette ville, sur le chemin

de Calais, une fontaine à laquelle on a donné le nom de Fontaine-de-Fer. Elle coule toujours également par un seul petit jet; cette eau est si claire et si limpide, que les grandes pluies ne la troublent pas. Parmi les différens principes dont elle est composée, on ne peut pas douter qu'il n'y ait du fer. Elles sont bonnes contre les maladies d'obstructions.

BOURBEROUGE, est une fontaine qui coule proche Mortain en Normandie; elle tire son nom de la terre rousse, semblable à de la rouille de fer, qui se trouve dans son ruisseau. Elle est limpide, et a une saveur ferrugineuse.

BOURBON-LANCY, est une petite ville en Bourgogne. Cette ville est fort renommée par ses eaux thermales; elles n'ont ni odeur, ni saveur, quoiqu'on les croie sulfureuses. Elles conviennent dans les fièvres opiniâtres. Elles relâchent le ventre, augmentent la sécrétion des urines, la transpiration; elles peuvent faire partie des médicamens apéritifs et toniques : on s'en sert aussi à l'extérieur, en douches ou en bains.

Il existe beaucoup d'ouvrages sur ces eaux :

1°. *Les Bains de Bourbon-Lancy et de Bourbon l'Archambault*, par Pierre Auberi, docteur en médecine.

2°. *De la Nature des Bains de Bourbon, et des Abus qui se commettent ; la boisson de leurs eaux*, par Isaac Cottier, médecin à Paris, 1650, in-8.

3°. Une lettre du même auteur, imprimée à Bourbon en 1655, intitulée : *Lettre sur les Vertus minérales de Bourbon-Lancy.*

4°. *Essai d'analyse, en général, des eaux minérales chaudes de Bourbon-l'Archambault*, par M. Boulduc. Il se trouve inséré dans les Mémoires de l'Académie, année 1729.

5°. *Dissertation sur les Eaux de Bourbon-Lancy*, par J.-M. Pinot, docteur de la faculté de Montpellier, etc.; 1752, Dijon, chez Dufay.

BOURBON-L'ARCHAMBAULT. *Voy.* Burges-les-Bains.

BOURBONNE-LES-BAINS (*Eaux de*). La petite ville qui porte le nom de Bourbonne-les-Bains est située dans le département de la Haute-Marne, sur les confins des Vosges et de la Haute-Saône, à 35 kilomètres (7 lieues) de Langres, et 554 kilomètres (69 lieues) environ de Paris.

Les effets salutaires des eaux de Bourbonne, déjà célèbres et fréquentées du temps des Romains, et l'importance de l'établissement militaire que le Gouvernement y entretient, ont engagé M. *Bosc* à entreprendre l'analyse exacte de ces eaux, qui nous manquoit entièrement. Il s'est adjoint pour ce travail M. *Bezu*, pharmacien en chef de l'hôpital militaire (1).

Position topographique. « La ville de Bourbonne » est bâtie sur la croupe d'une colline qui forme un » prolongement de l'ouest à l'est, et aboutit à la » réunion de trois vallons, dont l'un prend à l'ex- » trémité et les deux autres au côté de cette émi- » nence. Les sources d'eau chaude sont au vallon » du midi, dans le bâtiment neuf des bains, où » se trouve le puits des sources, et non à la fon-

_____

(1) Ce Mémoire a été lu à la séance publique de la Société d'Agriculture, Sciences et Arts, du département de la Haute-Marne, le 13 janvier 1809, par M. *Bosc.*

» taine de la place, qui n'en est que le conduit,
» comme on l'a reconnu lors des derniers travaux. »
(*Précis pratique des Eaux de Bourbonne, par
M. Mongin de Montrol.*)

Nature du sol. Le sol de la montagne est entièrement calcaire; mais les constructions en pierre de
taille sont établies en grès à ciment calcaire que l'on
extrait dans le voisinage. Au sud de la ville sont de
vastes carrières de plâtre, dont l'usage est général
dans les pays environnans. On en a également tiré
de l'albâtre assez beau, avec lequel est construit
en partie le maître autel de l'église de Bourbonne.

Quantité d'eau que peuvent fournir les sources.
Le grand puits des bains de mad[e]. *Chartraire-Davaux* paroît renfermer plusieurs sources : une
entr'autres est très-abondante, et sa profondeur
connue est de 41 pieds 6 pouces au-dessous du niveau du sol. L'eau monte avec une telle rapidité
dans le tube qui la dirige, qu'en y lançant avec force
une perche de 18 à 20 pieds de longueur, elle est
aussitôt repoussée avec violence et une grande force
d'accélération par la colonne d'eau qui s'élève sans
discontinuité.

On a essayé, en 1784, de jauger la source des
bains; mais cette opération a été si mal conduite,
qu'on ne peut y donner aucune confiance. On ignore
donc le volume d'eau que cette source peut fournir
dans un temps donné; il doit être considérable,
à en juger par la grande consommation qui s'en fait
journellement pendant la saison des eaux, et il le
seroit bien davantage si l'on n'étoit point forcé d'é-
lever la source à une si grande élévation.

Température. Plusieurs expériences faites sur
les lieux avec soin et avec des instrumens très-exacts
ont appris que l'eau de la fontaine de la place marque,
au thermomètre à mercure de Réaumur, 46 deg. ¾.

9**

Celle du grand puits des bains de madame de *Chartraire-Davaux*, à la surface, 42 degrés.

Celle du premier puits de l'hôpital militaire, 59 degrés.

Celle du deuxième puits du même hôpital, 54 degrés.

Enfin la source qui se trouve dans la maison du sieur Marant, 52 degrés.

M. l'ingénieur de ce département, en faisant fouiller le sol de Bourbonne pour diriger les sources d'eau thermale dans les puits de l'hôpital militaire dont il dirigeoit alors la construction, a trouvé, à 41 pieds et demi au-dessous du niveau de la rue, un tuyau de construction romaine, qui servoit à l'établissement des bains à cette époque, ainsi qu'il l'a constaté. L'eau qu'il renfermoit marquoit 60 degrés au thermomètre de Réaumur; ce qui feroit croire que dans les cavités souterraines où elle s'échauffe, elle doit être au degré de l'eau bouillante.

Apparence physique. Séparée de la source et renfermée dans des vases de cristal, l'eau de Bourbonne est limpide, sans couleur et parfaitement inodore. Cependant, dans les bâtimens des bains, où elle est continuellement remuée et élevée en grande masse dans les réservoirs supérieurs, a l'aide d'une machine à chapelet, il se dégage quelquefois une légère odeur de gaz hydrogène sulfuré, mais il n'est point en état de combinaison avec l'eau, ainsi que la suite de ce rapport le prouvera.

Saveur. L'eau de Bourbonne est fortement salée et légèrement amère. Elle n'est point douce au toucher, encore moins savonneuse. Les médecins ont même remarqué qu'elle donne de la rudesse à la peau des baignans.

Pesanteur spécifique. Cette eau entièrement refroidie, marque 2 degrés et demi à l'aréomètre de Baumé pour les sels. C'est une des eaux minérales les plus riches en substances salines.

Examen par les réactifs. L'affusion de la teinture de tournesol et du sirop de violette, ainsi que l'immersion des papiers colorés avec les pétales de la mauve, dans l'eau de Bourbonne, indiquent qu'il n'y a ni acide ni alcali libre.

La teinture alcoolique de noix de galle et le prussiate de chaux, versés dans l'eau de Bourbonne, démontrent qu'elle ne contient point de fer en état de combinaison.

L'acide sulfurique concentré, versé goutte à goutte dans l'eau de Bourbonne, n'y accuse aucun gaz en liberté.

L'affusion successive et séparée des acides muriatique oxigéné ou non oxigéné, de l'acide acéteux, de la dissolution de muriate oxigéné de mercure, du muriate d'antimoine, démontre que le soufre n'existe sous aucune forme dans les eaux de Bourbonne. Ces expériences sont confirmées par la précipitation du nitrate d'argent qui y est très-abondant et qui ne noircit pas. Les analystes s'en sont encore convaincus en tenant exposée à l'air, pendant deux mois, et à une température chaude, de l'eau de Bourbonne : il n'y a pas eu un atome de soufre de précipité. D'où ils concluent que cette eau ne contient ni hydrogène sulfuré, ni hydro-sulfure.

Le muriate de baryte et l'acétite de plomb accusent la présence de l'acide sulfurique en grande quantité dans l'eau de Bourbonne ;

L'oxalate d'ammoniaque, celle de la chaux qui doit également abonder dans cette eau.

Enfin le nitrate d'argent indique la présence de l'acide muriatique, qui y domine, et la saveur de l'eau démontre qu'il y est uni à la soude.

L'affusion de l'alcool dans l'eau de Bourbonne, et l'analyse du précipité qui en résulte, prouvent que cette eau tient en dissolution des substances extractives végétales assez abondamment.

Enfin la précipitation de l'eau de chaux dénote la présence de l'acide carbonique.

On conclut de ces aperçus, que l'eau de Bourbonne contient :

Acide sulfurique.

Acide muriatique.

Acide carbonique.

Soude.

Chaux.

Et enfin une substance extractive végétale.

Il résulte de l'analyse faite par MM. *Bosc* et *Bezu* que l'eau de Bourbonne contient par livre :

Muriate de chaux............	8₇, 6
Muriate de soude...........	50,80
Carbonate de chaux	1, 0
Sulfate de chaux	8,88
Substance extractive mélangée avec un peu de sulfate de chaux.	50
Total.	69,94

Cette différence de 6 centièmes de grain ne mérite point d'être notée. Chaque fois que l'on a douté d'une expérience ou d'une quantité, l'opération a été confirmée par un second essai. On peut donc ajouter toute confiance à ces résultats.

Les eaux de Bourbonne-les-Bains ne sont point

désagréables à boire ; on peut les conserver long-
temps sans qu'elles s'altèrent. Aussi en trans-
porte-t-on beaucoup dans les différens départemens
de la France. Il y a lieu de croire, cependant,
qu'elles n'ont pas alors les mêmes propriétés que
lorsqu'on les boit à la source, à cause de la perte
qu'elles ont éprouvées de leur chaleur naturelle.

Les eaux de Bourbonne sont très-renommées
par rapport aux bains qu'on y a établis. Les malades qui en font usage sont obligés d'attendre que
l'eau soit arrivée à un degré de température qui
soit supportable, car elle est trop chaude pour
qu'on puisse s'y plonger au moment où elle sort
de la source.

La manière de prendre les eaux de Bourbonne,
soit en boisson, soit en bains, varie suivant les
maladies et le tempérament des malades.

Il y a aussi des cas particuliers pour lesquels on
les prescrit en douches ; mais on prétend qu'il ne
faut jamais les recevoir sur la tête, sur le ventre et
sur la poitrine, attendu qu'elles déterminent alors
l'apoplexie, et qu'elles occasionnent une chaleur
et une agitation qui peuvent donner lieu à des accidens graves.

Enfin, on prescrit quelquefois l'usage des boues
qui se rassemblent au fond des sources. On assure
même qu'appliquées sur différentes parties du
corps, elles suffisent pour faire disparoître des
douleurs qui ne cèdent pas à l'action des douches.

Pour imiter les eaux de Bourbonne, M. *Du-chanoy* propose de faire dissoudre, dans chaque pinte d'eau chauffée à des degrés qui varient depuis le 45e jusqu'au 55e degré (Réaumur) muriate de soude, 1 gros; sulfate de chaux, 8 grains; et quelques grains de terre argileuse.

Les eaux de Bourbonne sont indiquées :

1°. Toutes les fois qu'il s'agit de restituer le ton aux nerfs, en les stimulant, comme dans les paralysies, les affections hystériques ou vaporeuses, non idiopatiques.

2°. Dans l'épaississement de la lymphe, en général les congestions de ce genre qui ne sont pas trop invétérées ; dans les maladies de la peau, les dartres, les gales rebelles qui ne sont pas compliquées d'un vice particulier, tel que le siphilitique.

3°. Elles conviennent dans la suppression des évacuations périodiques, soit du sang, comme les règles, les hémorroïdes, etc., soit des humeurs secondaires qui dépendent de l'atonie des solides ou de l'épaississement des fluides, les écoulemens laiteux, les fleurs blanches, et les diverses éruptions à la peau.

4°. Dans les suites d'une transpiration arrêtée, comme les rhumatismes simples ou goutteux, et les différentes maladies produites par cette cause.

5°. Dans les engorgemens et les obstructions des viscères du bas-ventre.

6°. Ces eaux s'emploient avec succès dans les fièvres intermittentes anciennes, tierces, quartes et autres, ou anomales.

7°. Dans les maladies de l'estomac, causées par la présence de matières bilieuses, glaireuses et acides.

A l'usage des eaux doit être joint celui du bain et des douches, dans les cas spécifiés aux n°ˢ. 1, 2, 3, 4 et 5.

Les eaux de Bourbonne sont employées à l'intérieur, dans les cicatrices accompagnées de tiraillemens et rétractions des membres, à la suite de coups de feu ou de fer, dans la paralysie, ou impotance des membres qui reconnoît pour cause une luxation ou des contusions qui intéressent les tendons et les membranes capsulaires.

M. *Baudry*, ancien médecin de l'hôpital militaire, a observé que ces boues étoient résolutives, irritantes et desséchantes : il conseille d'en faire précéder l'emploi par des ablutions avec les eaux, et de les mêler avec les herbes émolientes. (Voyez *Précis sur les eaux de Bourbonne - les - Bains*, par *Mongin-Montrol*, à Langres, an X.)

BOURBOULE, en Auvergne. Cet endroit est remarquable par sa fontaine minérale, qui coule à peu de distance du chemin qui va de Clermont au Mont-d'Or. MM. *Duclos* et *Chomel* en ont fait l'analyse. M. *Ozy*, apothicaire, a lu dans une assemblée publique de l'Académie de Clermont-Ferrand, un mémoire sur l'analyse des eaux de

Bourboule. Ce Mémoire est consigné dans les registres de cette Académie.

BOURDEAUX. Deux lettres relatives aux eaux
minérales de Bourdeaux ont été insérées dans
le *Mercure* des mois de mai et de septembre 1693.

L'eau de la Rousselle, lit-on dans la première
de ces lettres, est une ancienne eau minérale de
Bourdeaux, qui fut découverte dans le siècle dernier. Il y a beaucoup d'apparence que c'est celle
dont parle *Ausone*, dans la description qu'il a faite
en vers latins de la ville de Bourdeaux :

Salve urbis genium medico potabilis haustu.

Et en effet, il n'y a dans la ville aucune autre
eau minérale que celle de la Rousselle. Dans le
temps de l'invasion des Goths et des 'Sarrasins,
le lit et les conduits publics de l'eau minérale
dont il s'agit, ont sans doute été comblés et
leur communication interrompue ; mais on les a
retrouvés.

On la regarde comme légèrement laxative.

BOURGES. Les eaux minérales de Bourges sont
ferrugineuses. On a plusieurs Traités sur ces eaux :
le premier a pour titre, *Fontaines minérales de
la ville de Bourges*, par *Maurice de Montreuil*,
à Bourges, 1731 ; le deuxième est intitulé : *Des
Eaux minérales de la Fontaine de Fer à Bourges*,
par *Etienne Couturier*, médecin à Bourges, 1685 ;
et un troisième, sous le titre d'*Analyse des Eaux
minérales de Bourges*, par M. *Vannier*, con-

seiller du roi, docteur-régent de la Faculté de cette ville. La fontaine d'où coulent ces eaux se nomme la *Fontaine de St.-Firmin*, autrement la *Fontaine de Fer.* Les parois de son bassin se trouvent comme incrustés d'une espèce d'ocre jaune. La pesanteur spécifique de son eau, comparée à celle de l'eau commune, est comme 17 à 20. Cette eau a un goût sensiblement ferrugineux.

M. *Vannier* finit sa dissertation en rapportant ce qu'a dit un auteur du 16e siècle sur ces eaux. Cet auteur (*Jodoci Sinceri Itinerarium Galliæ*, Genève ; 1627) assure que de son temps elles jouissoient de la plus grande réputation. *In suburbio Sancti Privati est fons acidularum, quò œstivo tempore matutinis horis magnum hominum numerum confluere videbis, ab illo sanitati præsidium quærentium. Calculo laborantibus imprimis conducibilis fertur.*

BOURSAULT, près Dormans. M. *Denis*, médecin de Dormans, a fait part à M. *Missa*, dans une de ses lettres, qu'il se servoit avec succès, dans la pratique médicinale, des eaux minérales de Boursault, et de celles du parc du château de Dormans, et cela dans tous les cas où on a coutume d'employer les eaux minérales ferrugineuses. Aussi, ajoute ce médecin, sont-elles toutes deux ferrugineuses : celle de Dormans est même purgative à un assez haut degré. Elles déposent l'une et l'autre considérablement, quand on les enferme dans des vases, et on ne les conserve pas bien long-temps.

BOYAVAL, est situé à quatre lieues de la ville d'Aire en Artois. On rapporte qu'il y a en cet endroit un puits; lorsqu'il regorge, il se forme une fontaine dont la source a environ un pouce de diamètre. On ne conçoit pas la nature de cette eau minérale; les habitans du lieu ont seulement observé que quand l'eau s'est répandue, les campagnes qui avoisinent le puits deviennent stériles; le blé qui y croît est très-mince et en petite quantité.

BRAINE. On trouve, suivant M. *Jardel*, aux environs de Braine, petite ville du Soissonnois, des sources minérales; une, entr'autres, se rencontre à une porte de la ville, dite de *Chatillon*. La qualité des eaux de cette source approche de celles de Passy. Plusieurs personnes les ont prises, les prennent encore journellement avec succès: elles purgent doucement. On rencontre une pareille source près de Veilly, au moulin de St.-Pierre.

BRETAGNE. Il y a dans cette province plusieurs fontaines minérales, nous en parlerons dans les articles qui les concernent. Il en est fait mention dans un ancien ouvrage qui a pour titre : *Traité des Singularités de la Bretagne armorique, en laquelle se trouvent les bains curant la lèpre, la podagre, l'hydropisie, etc.*, par *Roch le Baillif Edelphe*, médecin du roi; in-8°., 1577. On trouve encore dans ce Traité des détails sur les métaux , minéraux , marcassites et diversités des terres de Bretagne et de leurs propriétés , ensemble du cristal. *Roch le Baillif* étoit né à Falaise, et est mort le 5 novembre 1605; il a été premier médecin de Henry IV. Son Traité finit par ces mots : « *Fin du labour Desmoterie du sieur de la Rivière*, médecin. » C'étoit un autre nom de l'auteur , sous lequel il étoit plus connu.

BRIQUEBEC, est un village aux environs de Caen : on y a découvert une eau minérale , dont MM. *Pia* et *Cadet* ont fait l'analyse.

Il paroît que cette eau est ferrugineuse.

BRISTOL (*Eau de*), en Angleterre. M. *Carrick* a publié une nouvelle analyse de l'eau minérale de Bristol. Un gallon (1) de cette eau contient ,

En parties fixes :

	Grains.
Muriate de magnésie...............	$7 \frac{1}{2}$
Muriate de soude	4
Sulfate de soude	$11 \frac{1}{4}$
Carbonate de chaux...............	$13 \frac{1}{2}$
	$47 \frac{3}{4}$

En parties volatiles :

	Pouces cubes.
Acide carbonique	30
Air atmosphérique...............	3

BRUCOURT, est un endroit situé près de Dive en Basse-Normandie , à cinq lieues de Caen; il s'y trouve des eaux ferrugineuses qui passent pour

---

(1) Le gallon anglais équivaut à 58,484 grains.

être très - bonnes dans les maladies chroniques.

BRUYÈRES , petite ville située à une lieue de Laon en Picardie ; il y a dans cette ville une fontaine dont *Moreri* fait un grand éloge , à cause de ses vertus médicinales.

BURGES - LES - BAINS , ci - devant Bourbon-l'Archambault (*Eau de*). Burges-les-Bains est une petite ville ou bourg du département de l'Allier, à 325 kilomètres (65 lieues) environ de Paris. Les bains de marbre, les conduits en pierre et en plomb, les médailles qu'on a trouvées dans les fouilles faites à diverses époques , prouvent que ces eaux étoient déjà célèbres du temps des Romains. Gaston d'Orléans , frère de Louis XIII , fit faire plusieurs améliorations à ces bains et à la piscine. Plusieurs autres constructions avantageuses ont été exécutées depuis , et maintenant on doit considérer les bains de Bourbon-l'Archambault comme un de nos établissemens thermaux les plus célèbres et les plus fréquentés.

La source qui produit ces eaux est très-abondante ; elle surgit, en bouillonnant, au centre d'une place sur laquelle le gouvernement a fait élever le bâtiment nécessaire à les contenir. Leur jet est d'environ 5 centimètres , et pénètre une colonne d'à-peu-près 19 mètres de hauteur sur 20 mètres, et forme une masse qui est reçue dans trois puits placés les uns à côté des autres, communiquant ensemble et entièrement découverts.

C'est à ce réservoir commun qu'aboutissent trois

canaux, qui les versent, l'un à l'hôpital ; l'autre en se subdivisant dans cinq canaux où l'on se douche ; le dernier, dans un grand bassin où l'on puise pour les bains des étrangers, et qui se perd dans un autre moins étendu consacré à ceux des pauvres.

La couleur des eaux qui se renouvellent sans cesse, et sans cesse sont exposées à l'air, est néanmoins verdâtre dans les bassins ; et c'est à la croissance d'une espèce de lichen qui vient s'épanouir à leur surface, après avoir pris racine sur les murs environnans, et qui y reste attaché jusqu'à ce qu'on l'arrache, qu'il faut l'attribuer.

Celui qui se promène près des réservoirs entend un bruit continuel qu'il prend pour une véritable ébullition, si, éclairé par la physique, il ne reconnoît un dégagement de gaz. Ce dégagement donne naissance, dans les temps chauds et secs, à une vapeur presqu'imperceptible, et dans les temps froids et humides, à un brouillard assez épais. L'odeur des eaux est celle d'un sulfure alcalin en solution dans l'eau. Leur chaleur, mesurée au thermomètre de Réaumur, est de 49° dans les grands puits, 47° dans un petit qui est voisin du grand bassin, 42° dans celui-ci, 39° dans celui des pauvres, et de 20 à 45 dans les caveaux des douches. Elle se soutient ainsi toute l'année ; et ce qui est singulier, c'est qu'elle n'altère pas la couleur des plantes les plus délicates ; qu'on en boit sans éprouver la plus légère brûlure, quoique l'eau ordinaire, au même degré, soit susceptible de causer les plus grands accidens; enfin, qu'elle ne suffit pas pour cuire un œuf.

Leur pesanteur spécifique l'emporte de 15 gram. 2858 décigr. (demi-once), sur chaque litre d'eau ordinaire; et de 19 grammes 1072 déc. (7 gros) sur celle de l'eau distillée.

Elles forment trois sortes de dépôt :

L'un se voit à leur surface sous l'apparence d'un mucilage ou d'une poussière; il disparoît sous la main qui le cherche, et cause la douce sensation du velouté qu'éprouvent ceux qui se baignent.

L'autre est une croûte pierreuse et grisâtre qui s'attache aux murs et aux conduits, et qu'on n'en détache qu'avec peine à coups de marteau.

Le dernier est un vrai précipité semblable à une boue noire.

Parmi les différentes analyses qui ont été faites, on cite sur-tout celle de *Boulduc*; suivant ce chimiste, les eaux de Burges-les-Bains contiennent, par pinte :

	Décigrammes.	Grains.
Muriate de soude.	9	18
Magnésie	6	12
Sulfate de chaux.	4	8
Sulfate de soude	3	6
Carbonate de fer.	1	0,06151^e
Bitume.	1,59227	3

Les seuls principes volatils reconnus sont le gaz

hidrogène sulfuré, l'acide sulfureux, le gaz hidrogène ; et leurs proportions sont encore incertaines.

Bayen, qui a eu occasion de les examiner, pense que les effets qu'elles produisent sont, en grande partie, dus à leur chaleur naturelle, attendu, dit - il., qu'on connoît beaucoup d'eaux froides dont on fait usage familièrement, qui, bien qu'elles contiennent à-peu-près les mêmes substances que celles qu'on trouve dans les eaux de Burçes-les-Bains, ne jouissent pas cependant des mêmes propriétés que cette dernière.

Le printemps et l'automne sont les deux saisons les plus favorables pour prendre les eaux.

Nous devons au docteur *Fay* la manière d'administrer ces eaux. C'est alors, dit-il, que, confondant âge, sexe et tempérament, on a posé des règles générales : la sagesse et l'observation sont les seules à suivre.

S'il est utile de se préparer à prendre les eaux, il ne l'est pas moins de s'observer après en avoir fait usage ; c'est le moment où elles agissent avec le plus d'efficacité , celui où de légères précautions suffisent pour en confirmer les effets salutaires. Lorsque rien ne s'oppose à leur administration , on la commence : boisson, bains et douches, telles sont les diverses manières de les employer ; rarement elles le sont seules ; le plus souvent elles s'associent ou se suivent.

L'habitude a fait fixer la quantité d'eau que l'on

boit, d'un à deux litres , et sentir l'avantage de les aiguiser avec des sels neutres. C'est ici le cas de profiter de l'expérience et d'éviter la routine. En effet, si cette dose, si ce mélange conviennent ordinairement, il est mille circonstances où il faut augmenter, diminuer l'une, et changer l'autre. Au reste, les eaux doivent toujours être prises seules, les premiers jours, afin de les essayer ; et ce n'est qu'après s'être assuré de leurs effets , qu'on les mélange.

Les bains accompagnent et souvent précèdent les douches. Ils se donnent toujours à une température modérée; et, loin de désapprouver cette pratique , dit M. *Fay* , je la crois excellente.

On dit que ces eaux sont apéritives, incisives, et qu'elles provoquent la transpiration lorsqu'elles sont bues en grande quantité.

BUSSANG (*Eaux de*). Bussang est un petit village situé dans les montagnes des Vosges , sur les confins des départemens du Haut-Rhin et du Doubs.

A peu de distance de ce village se trouvent des rochers, d'où l'on voit sortir plusieurs sources d'eau minérale.

En général, les eaux de ces sources sont sans couleur et très-limpides.

Le fond des bassins, leurs parois, et tous les endroits sur lesquels elles coulent, sont revêtus d'une substance manifestement ocreuse, dont l'é-

paisseur augmente tous les jours. Sur la surface
de l'eau contenue dans les bassins on aperçoit
souvent une pellicule qui réfléchit les couleurs
de l'iris.

Leur saveur est d'abord piquante et foiblement
aigrelette; mais si on les tient long-temps dans
la bouche, il succède à cette première saveur
celle qu'on obtient d'une légère solution de sulfate
de fer.

L'analyse de ces eaux, faite par *Monnet*, apprend qu'elles contiennent du carbonate de fer,
de l'acide carbonique en excès, du carbonate de
soude et du muriate de soude. Toutes les matières
y sont en pleine solution au sortir de la source;
mais pour peu que l'eau reste exposée à l'air, elle
perd bientôt sa saveur aigrelette, et en même temps
il se précipite un oxide jaune ferrugineux, qui vient
se fixer sur les corps qu'on lui présente ou qui se
ramassent au fond des réservoirs : l'eau alors ressemble aux eaux potables ordinaires.

Dans les Vosges et dans les départemens des Haut
et Bas-Rhin, beaucoup de personnes, sans être malades, mêlent les eaux de Bussang avec du vin, et
obtiennent, par ce moyen, une boisson qui est assez
agréable, à cause de la saveur piquante qu'elle
acquiert; mais on n'obtient cet effet qu'autant que
l'eau conserve son acide carbonique : aussi a-t-on
grand soin, lorsqu'on veut la transporter, de l'enfermer, aussitôt qu'elle est puisée, dans des bou-

teilles munies de bons bouchons. Quand on dé-
bouche les bouteilles, on voit s'élever, de toutes
les parties du fluide, une foule de petites bulles
qui viennent crever à la surface, en produisant un
sifflement, dont le bruit plus ou moins fort sert
à décider si l'eau est ou n'est pas de bonne qualité.

On paroît à-peu-près d'accord que les eaux de
Bussang conviennent dans tous les cas d'engorgement, et principalement dans ceux du foie : on a vu
des malades attaqués de jaunisses extrêmement
rebelles, guérir après avoir usé de ce remède pendant un mois ou six semaines.

Quelques personnes assurent les avoir vu réussir
dans les maladies nerveuses ; mais d'autres soutiennent qu'elles produisent l'effet contraire.

C'est sur-tout à la suite des fièvres d'automne et
du printemps, que leurs vertus paroissent être plus
prononcées ; aussi sont-elles fréquemment prescrites pour terminer la cure de ces sortes de
maladies.

Les eaux de Bussang se prennent froides, à jeûn,
et dans le courant de la journée. Il faut éviter d'en
boire plusieurs verres de suite à des distances
trop rapprochées, autrement elles occasionnent
une sorte d'ivresse qui, à la vérité, n'a jamais de
suites fâcheuses, mais qui aussi n'est pas exempte
d'inconvéniens.

BUSSIARE, est un endroit qui n'est éloigné que
de deux lieues et demie de Château-Thierry. On

y trouve des eaux minérales, dont M. *Cadet* a fait l'analyse. Elles ont beaucoup de rapport avec celles de Montmorency, de Barèges, de Bagnères, de Cauterets, etc.

BUXTON (*Eaux de*), en Angleterre. Nous devons à M. *George Pearson*, docteur en médecine, du collége des médecins de Londres, etc., un ouvrage intitulé : *Observations et Expériences pour servir à l'histoire chimique des fontaines tièdes de Buxton ;* 2 vol. in-8°.

Les fontaines de Buxton jouissoient déjà d'une grande réputation du temps des Romains ; on leur attribuoit la propriété de guérir un grand nombre de maladies par l'usage extérieur de leurs eaux.

Les eaux sont limpides, sans goût, sans couleur, sans odeur, mais remplies de bulles d'air qui se dégagent sans cesse.

Les eaux de Buxton sont plus légères que les eaux des fontaines ordinaires, et cela, parce qu'elles ne tiennent en dissolution que $\frac{1}{1840}$ de leur poids de matière étrangère, et ces substances sont du carbonate de chaux, du sulfate de chaux et du muriate de soude. Le carbonate de chaux fait à lui seul les trois quarts du tout.

L'eau de ces fontaines tient en dissolution trois sortes de fluides élastiques, du gaz acide carbonique, du gaz oxigène, et du gaz qui a paru être du gaz azote. Quatre-vingt-dix pouces cubes d'eau ont donné quinze pouces cubiques du prenier gaz et un pouce cubique de chacun des deux autres.

M. le docteur *Pearson* a donné à ces eaux le nom de tièdes, de préférence à celui de chaudes, ou de thermales, parce que leur température habituelle est de 22 degrés du thermomètre de *Réaumur*, ou 81°. 5 du thermomètre de *Farenheit*.

Indépendamment des gaz que l'on retire de ces eaux par l'analyse, on peut encore en obtenir séparément une quantité considérable qui se dégage spontanément, en bulles plus ou moins grosses, du fond des bassins de différentes fontaines. Ce gaz diffère sensiblement de celui que donne l'analyse des eaux : car ce dernier est, comme nous l'avons déjà dit, un mélange de gaz acide carbonique, oxigène et azote, tandis que le fluide élastique qui se dégage spontanément des eaux de Buxton est du gaz azote, ou un air nouveau qui a toutes ses propriétés.

Nous ne connoissons, jusqu'à présent, d'autre fluide élastique dégagé spontanément des eaux, que le gaz acide carbonique. Celui des eaux de Buxton est donc une nouvelle découverte qui pourra déterminer les personnes qui s'occupent de l'analyse des eaux, à mettre plus de soin dans la détermination des fluides élastiques qui se dégagent, et qui engagera les médecins à examiner plus attentivement l'effet des différens gaz dans l'économie animale.

Des différentes expériences que le docteur *Pearson* a faites sur ces eaux, il conclut:

1°. Qu'elles ne contiennent rien de particulier qui puisse produire des effets médicinaux dans l'estomac, si ce n'est le gaz azote qui se sépare abondamment des bains, auquel il attribue les maux de tête fréquens que les malades ont pendant leur usage.

2°. Que plusieurs effets dans l'estomac peuvent être attribués à la température de l'eau.

3°. Que d'autres effets dépendent de la pureté de l'eau.

4°. Que la température des eaux de Buxton les rend très-efficaces, comme toniques, dans plusieurs maladies chroniques ; car les bains de fontaine sont trop froids pour produire cet effet sur les corps affoiblis et irritables; aussi, les eaux de Buxton sont les bains les plus agréables de la nature.

M. le docteur *Pearson* a publié une nouvelle brochure sur les eaux de Buxton, dans laquelle il propose de rendre ces eaux plus efficaces, en y mêlant une quantité de gaz azote plus considérable, gaz que l'on peut facilement obtenir des bains par le moyen d'une bouteille et d'un entonnoir. Il propose encore de faire de l'eau de Buxton artificielle, en combinant du gaz azote avec de l'eau distillée qui contiendroit déjà les autres substances trouvées par l'analyse.

C.

CAEN. Ou trouve dans une maison située au sud-est de cette ville, et bâtie sur les bords de la rivière de l'Orne, cinq sources peu éloignées les unes des autres. M. *Morlet*, pharmacien à Caen, a fait l'analyse de celle de la pompe, qui est celle de toutes les sources qui paroît la plus chargée en fer.

CALDAS (*Eau de*). Caldas est une petite ville à douze lieues au nord de Lisbonne, auprès de Lévia ; ses eaux minérales sont très-renommées pour les maladies chroniques. L'analyse chimique en a été faite par *W. Withering*, de l'Académie de Lisbonne et de la Société royale de Londres. M. *Guyton-Morveau* a donné un extrait de son travail dans les *Annales de Chimie*, tome 25.

Les sources des bains fournissent jusqu'à 60 pieds cubes par minute ; leur température dans la partie où le jet est le plus rapide, est de 95 degrés de Farenheit (33,88 du thermomètre centigramme). L'eau a une odeur sulfureuse très-marquée, que l'on sent à quelque distance, qu'elle conserve vingt-quatre heures dans des vaisseaux ouverts, qu'elle perd entièrement par l'ébullition. Prise à la source, elle est très-limpide, et conserve sa transparence plusieurs heures à une température de 56 degrés Farenheit (31,11 centigr.) Il se détache seulement quelques globules sur les parois des vaisseaux. Sa saveur répond à son odeur ; mais elle laisse un peu d'âpreté dans la bouche. Elle forme des dépôts de soufre où elle séjourne, et sur les conferves qu'elle arrose dans son cours ; elle transforme en sulfate de chaux la surface des marbres qu'elle touche ; elle attaque le fer et noircit l'argent. Sa pesanteur spécifique à 60 deg. Farenheit, comparée à celle de l'eau pure portée au même degré, a été de 17 grains de plus pour le volume d'une livre (1).

M. *Withering* a d'abord porté son attention sur les gaz que recèle cette eau ; elle a fourni par l'ébullition, à l'appareil au mercure, un vingtième de son volume de fluide élastique, dont un vingt-cinquième étoit du gaz acide carbonique, précipitant l'eau de chaux ; le surplus, du gaz hidrogène sulfuré.

Il l'a éprouvée ensuite par les réactifs. Après ces essais préliminaires il a procédé à l'évaporation, à feu doux, de huit livres médicinales de seize onces, poids de Troy (2), pour doser les produits.

(1) L'auteur indique spécialement ici la livre médicinale, qu'il définit ailleurs de 16 onces, poids de Troy ; cela donne le rapport de 7697 à 7680, ou ∷ 1.0022 : 1.

(2) 48 hectog. 577 (9 livres 14 onces 6 gros, poids de marc).

Le résultat lui a donné , pour 100 décagr. d'eau :

	Décagrammes , mesure (1).
Gaz acide carbonique.	0 . 195
Gaz hidrogène sulfuré. . . . . , ...	0 . 375

	Décagrammes.
Carbonate de chaux , ...	0 . 01953
Carbonate de magnésie	0 . 00576
Sulfure de fer.	0 . 00469
Alumine.	0.002034
Silice.	0.001227
Muriate de magnésie.	0.104166
Sulfate de chaux	0.071614
Sulfate de soude	0.104166
Muriate de soude.	0.240885
	0.554572

M. *Withering* ne croit pas devoir s'occuper à distinguer les cas dans lesquels l'usage de ces eaux peut être salutaire ; il propose seulement d'en augmenter la qualité ferrugineuse , sur-tout dans les cas de goutte atonique , en faisant digérer l'eau prise à la source , pendant 24 heures , sur de la limaille de fer, dans une bouteille bien bouchée : on a vu qu'elle y acquéroit un goût martial , et que l'infusion de noix de galle lui donnoit alors une couleur pourpre.

CAMBO (*Eaux de*). L'analyse des eaux de Cambo est due à M. *Salaignac* fils , pharmacien à Bayonne. (Voyez le *Bulletin de Pharmacie*, deuxième année , octobre 1810.)

---

(1) Le décagramme *mesure* est le volume d'un décagramme (ou 188.41 grains) d'eau pure.

La commune de Cambo, département des Basses-Pyrénées, renferme deux sources miné-rales, l'une sulfureuse, et l'autre ferrugineuse.

Cette source jaillit sur la rive gauche de la Nive, dans un petit vallon, au sud-est de Cambo, et à une petite distance du bourg. Le terrain qui la renferme n'est formé que de terre végétale mêlée de sable ; mais les environs contiennent la pierre à chaux unie à des sulfures, quelques bancs d'argile, et plusieurs variétés de schiste.

La source a été renfermée dans un réservoir ou bassin d'environ 15 pouces de profondeur. Ce ré-servoir a la forme d'un trapèze, dont la base peut avoir 3 pieds et demi, les côtés obliques 4 pieds et demi, les côtés parallèles 1 pied. Les bords de ce bassin sont construits en maçonnerie, et le fond est naturellement formé de sable et de cailloux. Le sable qui forme le fond de ce bassin est coloré en noir par la présence de l'oxide de fer, quoique l'eau ne contienne pas un atome de ce métal.

Cette source est à vingt pas de la Nive, et à un pied d'élévation au-dessus du lit de cette rivière. La quantité d'eau qu'elle fournit par minute peut être évaluée à plus de 2 pieds cubes.

L'eau sourd du bas en haut ; on y remarque une grande quantité de bulles qui viennent crever à la surface.

Le trop plein de cette fontaine coule par un canal qui prend une douce pente, et qui conduit l'eau dans la rivière. Ce canal et le fond du bassin présentent un léger enduit d'une matière d'un gris jaunâtre, qui n'est autre chose qu'un mélange de soufre et de carbonate calcaire. Outre cet enduit on y remarque une substance épaisse, glaireuse et de couleur noire foncée. L'analyse de cette substance démontre qu'elle est formée de soufre, de carbonate calcaire, de gaz hidrogène sulfuré, et d'oxide de fer qui la colore en noir.

L'eau de Cambo exhale l'odeur du gaz hidrogène sulfuré : elle est claire et transparente ; son goût est parfaitement semblable à celui des œufs gâtés ou corrompus ; mais cette impression désagréable est bientôt remplacée par une saveur fade qui est suivie de quelque chose de doux. Sa température est constamment de près de 18 degrés au thermomètre à mercure de Réaumur. Cette eau marque, au sortir de la source, un degré à l'aréomètre de Baumé pour les sels.

D'après l'analyse de M. *Salaignac*, $12\frac{1}{2}$ de résidu de 40 livres d'eau de Cambo privée du gaz hidrogène sulfuré par son exposition à l'air, ont fourni les principes suivans :

	Gros.	Grains.
Muriate de magnésie desséché		24
Sulfate de magnésie desséché.	3	10
Sulfate de chaux.	7	68
Carbonate de chaux.		64
Extractif. (Quantité inappréciable.)		
	12	22
Perte.		14

Les substances volatiles sont : le gaz hidrogène sulfuré et l'acide carbonique.

40 livres d'eau contiennent 120 pouces cubes de gaz hidrogène sulfuré et 65 grains d'acide carbonique ; ainsi 40 livres d'eau de Cambo contiennent :

		Pouces cubes.
Gaz hidrogène sulfuré.		120

	Gros.	Grains.
Sulfate de magnésie cristallisé.	5	48
Muriate de magnésie, *id*	0	32
Sulfate de chaux.	7	68
Carbonate de chaux.	0	64
Acide carbonique		65
Extractif. (Quantité inappréciable.)		

Ce qui fait pour chaque pinte d'eau :

	Pouces cubes.
Gaz hidrogène sulfuré	6

	Grains.
Sulfate de magnésie.	$20\frac{2}{5}$
Muriate de magnésie	$1\frac{3}{5}$
Sulfate de chaux.	$28\frac{3}{5}$
Carbonate de chaux	$3\frac{1}{7}$
Acide carbonique	$3\frac{1}{4}$
Extractif. (Quantité inappréciable.)	

Analyse de l'eau ferrugineuse de Cambo.

La source ferrugineuse de Cambo est située sur la rive gauche de la Nive, à une petite distance de la source sulfureuse, et à-peu-près à la même élévation de celle-ci, mais plus près de la rivière. L'eau sort par un filet de quatre ou cinq lignes d'épaisseur : elle est claire et transparente ; sa saveur est

sensiblement astringente et point acidule. La température qui lui est propre est de 12 degrés au
thermomètre à mercure de Réaumur.

L'aréomètre de Baumé pour les sels annonce qu'elle est très-peu chargée de substances
salines.

L'analyse de 60 livres d'eau ferrugineuse de
Cambo y découvre une si petite quantité de principes minéralisateurs, que cette eau ne doit être
considérée, relativement à ses propriétés médicinales, qu'en raison de 22 grains de carbonate de
fer qu'elle contient, par 60 livres : 12 grains de sels
muriatiques calcaires ou magnésiens qu'on y trouve
ne peuvent exercer une action bien marquée sur
l'économie animale.

Enfin 18 grains de carbonate calcaire et 44 grains
d'acide carbonique sont le résultat de cette analyse.

La saison dans laquelle on va prendre les eaux de
Cambo commence dans les premiers jours du mois
de mai, et s'étend jusqu'à la fin de juin; elle se
renouvelle ensuite depuis le 1er septembre jusqu'à
la mi-octobre.

Ces eaux sont stimulantes, fondantes et un peu
purgatives; elles accélèrent la circulation, les sé-
crétions et les excrétions; elles sont diurétiques,
désobstruantes. On a fait usage de ces eaux en bains,
avec succès, pour les rhumatismes, les relâche-
mens des nerfs, etc.

CAPBERN (*Eau de*). Capbern est un village

du département des Hautes-Pyrénées , entre les villes de Tournay et Lannemezan.

M. *Save*, pharmacien à Saint-Plancard, a fait l'analyse de cette eau (Voy. *Bulletin de Pharmacie*, avril, 1809).

L'eau minérale de Capbern, dit M. *Save*, est connue depuis environ cinquante ans, et sa découverte est due au hasard. Un homme en but abondamment ; les bons effets qu'elle produisit chez lui furent cause que ses semblables, sujets aux mêmes infirmités, firent usage de cette boisson, qui fut bientôt distinguée des eaux communes. M. *Save* ajoute que l'on s'est trompé en attribuant au fer les cures opérées par l'eau de Capbern ; elles sont dues aux substances salines qu'elle tient en dissolution.

L'eau minérale de Capbern est située à un quart de lieue du village de ce nom. On y arrive en descendant une côte très-longue du sud - est au sud-ouest, et on s'enfonce peu-à-peu, entre deux petits ruisseaux, au bas de la colline qui est à l'est. En entrant dans le bâtiment qui la renferme , on aperçoit trois tuyaux qui versent l'eau avec abondance; un quatrième, qui sert pour des douches, est enclavé dans une petite chambre à gauche : ces quatre tuyaux reçoivent l'eau de la même source. Dans l'endroit où l'eau coule, on ne voit que des morceaux de pierre très-dure, du sable grossier, point de limon ocreux, n'exhalant pas l'odeur de gaz hidrogène sulfuré. Aux environs du bâtiment on ne distingue que des roches de différentes couleurs. Pendant l'été et pendant l'hiver les pluies ni la sécheresse ne font éprouver à la source aucune augmentation ni aucune diminution.

Cette eau minérale est parfaitement limpide ; elle n'a aucune odeur, sa saveur est fade. Elle donne vingt degrés au thermomètre de Réaumur.

Il résulte de l'analyse faite par M. *Save,* que 13 grammes 863 milligrammes (3 gros 45 grains) du résidu de 8 kilogrammes d'eau de Capbern, ont été séparés en cinq substances salines, dans les proportions suivantes :

	Gram. Mil.	Gros.	Grains.
Sulfate de chaux	7,436	1	68
Sulfate de magnésie	4,887	1	20
Muriate de magnésie.	0,106	0	2
Carbonate de magnésie	0, 53	0	1
Carbonate de chaux.	1,328	0	25
	13,810	3	44
Perte.	0 53	0	1

Il suit de là qu'un kilogramme d'eau de Capbern contient :

	Gram.	Milligr.	Grains.
Sulfate de chaux		$929 \frac{5}{10}$	$17 \frac{5}{10}$
Sulfate de magnésie		$610 \frac{7}{8}$	$11 \frac{5}{10}$
Muriate de magnésie. . . .		$13 \frac{25}{100}$	$0 \frac{25}{100}$
Carbonate de magnésie. .		$6 \frac{1}{8}$	$\frac{1}{8}$
Carbonate de chaux		166	$3 \frac{1}{8}$
	1	$726 \frac{1}{8}$	$32 \frac{5}{10}$
Perte	6	$\frac{5}{8}$	$\frac{1}{8}$

On peut estimer à environ 159 milligrammes
(3 grains) pour le poids, et à 4 pouces cubes ¼
pour le volume, l'acide carbonique contenu dans
un kilogramme d'eau.

CAPPONE (*Eau de*). Cette eau a la saveur
du bouillon, d'où lui vient le nom de *Cappone*.
Elle prend sa source dans le paysage de Casamic-
ciala, à l'île d'Ischia, dans le royaume de Naples.

Elle contient du carbonate de soude, du carbonate de chaux et du muriate de soude.

Elle est employée dans les maladies des intestins, les humeurs épaisses, et pour la mélancolie.

CAPUS (*Eau de*), département de l'Hérault.

M. *Saint-Pierre,* médecin à Montpellier, a analysé cette eau : elle contient sur 1,71 kilogram.

	Grammes.
Carbonate de soude.	0,159
Sulfate de soude.	0,106
Muriate de soude	0,053
Carbonate de chaux.	0,106
Carbonate de magnésie.	0,014
Carbonate de fer	0,027
Perte	0,119
	0,584

Le dépôt de la source contient :

	Centièmes.
Oxide de fer.	60
Carbonate de chaux.	9
de magnésie.	1
Acide carbonique.	30

CARENSAC, est distant de cinq lieues de
Rodez. On y rencontre la source d'une eau
minérale qui a, selon *Lemeri*, un goût tant soit
peu âcre et vitriolique; elle est froide et sans
odeur. On prétend que cette eau est apéritive et
purgative : on en fait usage dans les mêmes cas
que celle de Forges. M. *Lieutaut* la compare à
l'eau de Passy.

CARLSBAD (*Eau de*). Klaproth a trouvé
dans 100 pouces cubes d'eau de Carlsbad :

	Eau du Sprudel. Grains.	Nouvelle Source. Grains.	Eau du Château. Grains.
Carbonate de soude sec. .	39,000	38, 50	37,500
Sulfate de soude sec	70,500	66,750	66,500
Muriate de soude	34,625	32,500	33,000
Carbonate de chaux. . . .	12,000	12,325	12,750
Silice	2,500	2,125	2,125
Oxide de fer.	0,125	0,125	0,062
	159,750	152,375	151,937
Gaz acide carbonique. . .	32	50	53

Pouces cubes.

CASTELLANE, est situé en Provence. On trouve
près de cet endroit une fontaine salée. On ne connoît pas l'analyse de cette eau.

CASTELLA MARE DI STUBIA (*Eau de*). La
source de cette eau est située sur un rocher de
chaux, à Castella Mare. Il y en a deux, dont une
porte le nom d'*Eau sulfureuse*, et l'autre *ferrugineuse*.

Elle contient :

Carbonate de chaux.

de soude.

Muriate de soude.

Hidrogène sulfuré.

On l'emploie dans l'engorgement des intestins , la cachexie, le scorbut , et plusieurs autres maladies de femmes.

CASTELLETO ADORNO (*Eau de*). L'eau minérale de Castelleto Adorno jaillit au pied d'une colline, dans la province d'Acqui. Elle a été analysée par M. le marquis *De Brézé* ; elle contient , par pinte :

	Pouces cubes.
Gaz hidrogène sulfuré.	3 $\frac{1}{2}$
acide carbonique	2
Air atmosphérique.	$\frac{3}{6}$

	Gros.	Grains.
Soufre	0	0,31
Muriate calcaire.	0	44,63
Muriate de soude.	2	2,62
Carbonate de chaux.	0	25,13
Sulfate de chaux.	0	17,12
Silice	0	0,31
Alumine	0	0,32

La pesanteur spécifique de cette eau est de 1,01116.

CASTLEAD (*Eau de*), dans le comté de Ross, en Angleterre.

Cette eau est sulfureuse, et très-renommée par ses propriétés médicinales.

Elle contient, sur 71 onces :

Grains.

Carbonate de soude..	de chaque.	16
Sulfate de chaux . . .		
Sulfate de soude.		12
Muriate de magnésie		9
Matière sulfureuse.		2

CASTERA-VIVENT. Les eaux minérales de Castera-Vivent coulent dans la province de Gascogne, de deux sources abondantes. Ces sources sont situées à trois lieues d'Auch.

Les vertus médicinales de ces eaux ont été reconnues de tous les temps dans l'Aquitaine et dans les provinces voisines, pour être d'une ressource assurée contre beaucoup de maladies chroniques. M. *Raulin*, médecin du roi, a donné l'analyse de ces eaux, ainsi que des observations sur leur propriété. On désigne la fontaine bâtie, par les noms de *Grande Fontaine* ou de *Fontaine sulfureuse;* l'autre est reconnue par les noms de *Petite Fontaine* ou de *Fontaine ferrugineuse.*

On boit les eaux minérales du Castera-Vivent, on s'y baigne, et on plonge le corps et les membres dans des boues que forment les ruisseaux qui coulent des fontaines. La chaleur ordinaire de l'eau des bains est de 23 degrés et demi au thermomètre de Réaumur.

CAUTERETS (*Eaux de*). C'est dans le Bigorre, et à 35 kilomètres (sept lieues) environ de

Barèges, département des Hautes-Pyrénées, qu'est situé le village de Cauterets.

Dans cet endroit se trouvent plusieurs sources minérales.

Ces eaux qui, à la source, ne sont jamais parfaitement limpides, ont une température toujours supérieure à celle de l'atmosphère ; les plus chaudes marquent au thermomètre de 42 à 43 degrés, et les moins chaudes, de 17 à 19 degrés.

Leur odeur et leur saveur démontrent qu'elles sont imprégnées de gaz hidrogène sulfuré, et par l'analyse on a prouvé qu'elles contiennent un peu de sulfate de soude. M. *Montant*, qui les a examinées plusieurs fois, prétend qu'elles ont une grande analogie avec celles de Barèges ; mais il paroît que cette analogie n'est pas complette, puisqu'on trouve dans ces dernières des substances salines que n'offrent pas les eaux de Cauterets.

L'eau de Cauterets, ainsi que presque toutes les eaux chaudes et sulfureuses, se prescrit en boissons, en bains et en douches. Indépendamment de celle qui se boit à la source, on en transporte dans différens départemens de la France; mais le plus souvent elle arrive si altérée, qu'il n'est plus possible de compter sur ses propriétés.

Il n'est pas encore bien prouvé qu'elle jouit de la vertu qu'on lui attribue, de guérir les maladies de poitrine commençantes; mais ce qu'il y a de certain, c'est que c'est sur-tout à cette propriété qu'elle doit la grande réputation qu'on lui a donnée.

On la prescrit avec succès pour faire cesser les vomissemens, dissiper les embarras œdémateux, provoquer les règles, ou même les modérer quand elles sont trop abondantes.

On assure que les malades qui en font usage éprouvent fréquemment des sueurs abondantes qui quelquefois ont d'heureux résultats, mais qui souvent ne changent rien à l'état de la maladie qu'on veut traiter.

L'eau de Cauterets se prend pure à la dose de plusieurs verres dans la matinée. On la mêle aussi avec du lait ou avec des boissons légèrement mucilagineuses; on doit en continuer l'usage long-temps, et sur-tout préférer celle qui est bue à la source, et encore pourvue de sa chaleur naturelle.

CENTURSI (*Eaux médicinales de*). M. *Macri* annonce dans un ouvrage qui a pour titre : *Essai chimique sur les Eaux Minérales de Centursi*, *in-8°.*, *Naples*, 1788, des observations très-intéressantes sur les eaux minérales de Centursi, dont M. *Balsi* s'est attribué la découverte. Il annonce que les eaux froides et les eaux chaudes de Centursi et d'Olivette contiennent des gaz acide carbonique et hépatique, ainsi que de la terre calcaire.

On regrette que M. *Macri* n'ait pas donné une

analyse plus complète de ces eaux, qui ait pu mettre à même de déterminer leurs parties constituantes.

CERDAGNE. *Voyez* ROUSSILLON et CALDAS.

CERNIÈRE, est situé dans la Normandie. M. *Guettard* rapporte, dans un Mémoire qu'il a rédigé sur l'Histoire Naturelle de cette province, qu'à Cernière il se trouve une fontaine d'eau minérale ferrugineuse.

CESSAY. Les eaux minérales de Cessay sont peu connues. On sait seulement que M. *Denis de Maubec* a publié un Traité sur ces eaux.

CHAMP-DES-PAUVRES. Aux environs de Clermont il y a une fontaine d'eaux minérales, qui se nomme *la Source de Champ-des-Pauvres.* M. *Chomel* croit que cette eau contient du soufre. Il seroit utile qu'on fît une nouvelle analyse de cette eau.

CHANONAT. On rencontre à Chanonat, proche de Clermont, en Auvergne, une fontaine minérale de la nature des eaux froides, que MM. *Duclos* et *Chomel* ont analysée, et dont les principes ne sont pas cependant encore bien connus.

CHARTRES-EN-BEAUCE. M. *J. Cassegrain* a publié, en 1702, une dissertation apologétique sur la fontaine minérale du faubourg Saint-Maurice de Chartres; et M. *Dodart*, de l'Académie royale des Sciences, a lu, en 1683, un autre Mémoire sur ses eaux, rédigé par M. *Piat*, avocat du roi à Chartres. Il paroît que cette eau est ferrugineuse.

CHATEAU-GONTIER en Anjou. Il y a dans cet endroit une fontaine qui passe pour minérale. MM. *Duclos* et *Dupaty* ont analysé cette eau. Nous ignorons leur composition.

CHATEAU-THIERRY. Il y a long-temps que Château-Thierry est renommé par deux sources d'eaux minérales ferrugineuses. Il paroît, d'après l'analyse de M. *Cadet*, que cette eau est ferrugineuse et sulfureuse.

CHATEAU-SALINS (*Eau de*). Nous devons à M. *Mathieu De Dombasle*, de Nancy, l'analyse de l'eau de la source qui alimente la saline de Château-Salins, département de la Meurthe.

Cette eau est à environ 14 degrés de salure, c'est-à-dire qu'elle contient 0,14 de substance saline sèche. Elle est abondamment précipitée par le muriate de barite, par l'oxalate de potasse et par le nitrate d'argent; l'eau de chaux y occasionne un précipité floconneux assez léger.

L'analyse a démontré les sels suivans :

	Grammes.
Carbonate de chaux	0,25
Sulfate de chaux.	5,63
Sulfate de magnésie cristallisé.	3,99
Muriate de magnésie , *id.*	4,61
Muriate de soude.	132,17

CHATELDON (*Eaux de*). Châteldon est une petite ville du Bourbonnois, département du Puy-de-Dôme, à 15 kilomètres (3 lieues) de Vichi, et à 70 kilom. (14 lieues) de Moulins.

On y trouve deux sources qui ne sont pas également abondantes ; mais l'eau qu'elles fournissent a une saveur aigrelette, piquante et ferrugineuse.

Il résulte, tant de l'analyse faite par M. *Debrest,* médecin, que de celles publiées par plusieurs chimistes distingués, que l'eau de Châteldon contient du carbonate de magnésie, du carbonate de chaux, du muriate de soude, du carbonate de fer, et une assez grande quantité d'acide carbonique en excès. C'est à la présence de ce dernier que cette eau doit sa saveur piquante, qu'elle perd promptement quand on l'expose à l'air ou qu'on la conserve dans des vaisseaux mal bouchés. Dans ce cas, on voit la liqueur se troubler, et bientôt après il se sépare un précipité jaune très-léger, qui n'est autre chose que de l'oxide de fer que l'acide carbonique tenoit auparavant en dissolution, et avec lequel il formoit un véritable carbonate.

En comparant les produits de l'analyse des eaux de Châteldon avec ceux de l'eau de Spa, on trouve qu'ils sont, à peu de chose près, semblables; ensorte qu'il seroit possible de substituer l'une à l'autre avec d'autant plus de raison qu'elles jouissent des mêmes propriétés.

M. *Debrest* prétend cependant que celles de Châteldon sont préférables, à cause qu'elles contiennent un peu moins de fer. C'est à l'expérience à prononcer si l'opinion de ce médecin est bien fondée.

Quoi qu'il en soit, on assure que les eaux de Châteldon sont calmantes, rafraîchissantes, apéritives, diurétiques et antispasmodiques. On prétend aussi qu'elles conviennent dans les palpitations de cœur, et sur-tout dans les affections mélancoliques, et dans toutes celles qui proviennent des maladies du foie. Les femmes qui ont des fleurs blanches, et dont les règles n'ont pas leur cours ordinaire, éprouvent beaucoup de soulagement de l'usage de ces eaux.

Depuis quelques années on a essayé de transporter les eaux de Châteldon dans différens départemens de la France; mais on a observé qu'elles n'arrivoient jamais aussi pourvues de gaz que celles qui sont puisées à la source, quelques précautions qu'on prenne de tenir les bouteilles qui les contiennent exactement bouchées.

Ces eaux doivent être prises froides, autrement on feroit dissiper l'acide carbonique dont elles sont surchargées, et alors elles perdroient toutes leurs propriétés.

CHATELGUYON, près Riom en Auvergne. On trouve dans les *Mémoires de l'Académie Royale des Sciences* une note sur les eaux de Châtelguyon. Il faudroit une nouvelle analyse de ces eaux.

CHATENOY. On nomme ces eaux en allemand *Kestenholzer-Bad*. On trouve la description des bains de Châtenoy dans une dissertation latine imprimé à Strasbourg en 1760. Elle a pour titre:

*Joan. Mich. Kurschner de Fonte medicato Casti-
nocensi.*

Le village de Kestenholtz, dans la Basse-Alsace,
est agréable, fertile, éloigné de onze lieues de
Strasbourg et d'une lieue et demie à l'ouest de
Schelestat, fort près du village de Kinsheim et
d'Orswiller. Dans son voisinage, au pied des Vosges
et de la montagne appelée Hahnenberg, dans un
pré marécageux, est une source intarissable,
nommée vulgairement Bad-brünlein, au-dessus de
laquelle on a construit une cabane dont les murs
sont tout brillans de cristaux qui s'y attachent ;
de cette source on a tiré différens canaux qui conduisent les eaux dans une maison près du village,
et bâtie pour l'usage des bains chauds. L'eau super-
flue arrose la prairie, dont les roseaux sont couverts
et incrustés d'une matière blanche et salée, ce qui
rend salées les eaux marécageuses de ces prés, et
fait que les bestiaux les préferent à l'eau simple
et la plus limpide. Cette fontaine fut d'abord seulement en réputation chez les paysans incommodés
de la gale, principalement les juifs. L'analyse qui
a été faite de ces eaux ne donne pas une idée exacte
de leur nature ; il seroit à désirer qu'on en fît une
nouvelle analyse.

CHAUDES-AIGUES. M. *Bosc d'Antic*, a envoyé en 1771, à l'Académie des Sciences et à celle

de Dijon, l'examen des eaux Thermales de Chaudes-Aigues, imprimé dans le Recueil des OEuvres de ce savant, en 1780, d'où il résulte que ces eaux tiennent en dissolution du muriate de soude, du carbonate de soude et un peu de fer. M. *Berthier*, ingénieur des mines, vient de donner l'analyse de ces eaux. (Voyez *Bulletin de la Société Philomatique*, octobre 1810.)

La petite ville de Chaudes-Aigues est située dans une gorge étroite du département du Cantal, à quelques myriamètres de Saint-Flour. Les eaux minérales sortent d'un terrain composé de gneiss feldspathique jaunâtre, de schistes micacés et de schistes argileux grisâtres, qui contiennent quelquefois des pyrites, et sont souvent recouverts de sulfates effleuris.

L'eau des sources a 88 degrés centigrades de température en sortant de la terre. Sa température, sa limpidité et sa quantité ne varient jamais. Cette eau ne contient aucun gaz, n'a aucune odeur ni aucune saveur particulières ; elle a cependant une qualité savonneuse, reconnue par les gens du pays, qui l'emploient à laver le linge et à fouler les étoffes de laine. Elle forme, à sa sortie, un léger dépôt ocracé, et elle encroûte les tuyaux qu'elle parcourt de concrétions calcaires assez minces et un peu ferrugineuses.

Elle renferme les matières suivantes :

	Sels calcinés.	Sels cristallisés.
Muriate de soude	0,000134	0,000143
Sous-carbonate de soude.	0,000400	0,001070
Carbonate de chaux . . .	0,000048	0,000048
Carbonate de fer	0,000002	0,000002
	0,000584	0,001263

Aucun de ces principes, comme le fait très-bien observer M. *Berthier*, n'est renfermé dans les roches qui constituent le sol d'où sortent les eaux de Chaudes-Aigues. Cette observation importante s'applique au plus grand nombre des eaux minérales connues, et fait voir que nous n'avons encore aucune idée juste, ni sur les causes qui introduisent dans les eaux les matières que la chimie y fait reconnoître, ni sur la nature ou la profondeur des couches où les eaux s'emparent de ces matières.

Les habitans tirent un grand parti de ces eaux, non seulement pour laver le linge et pour préparer les alimens, mais ils les regardent comme très-propres à la guérison d'un grand nombre de maladies. Ils s'en servent aussi pour chauffer leurs maisons ; et M. *Berthier* fait la remarque assez curieuse, que ces eaux thermales tiennent lieu à cet égard, aux habitans de Chaudes-Aigues, d'une forêt de chênes qui auroit au moins 540 hectares.

CHEF (*Eau de* St.-). *Voyez* Saint-Chef.

CHENAY , à deux lienes de Rheims. L'eau de la fontaine de Chenay est ferrugineuse. M. de *Mailly*, professeur de médecine à Rheims, a publié en 1697 un traité sur ces eaux; il prétend qu'elles ont les mêmes vertus que celles de Forges.

CHESSEY , à quatre lieues de Lyon. A un quart de lieue de ce village il y a une mine de cuivre; à cent pas de cette mine on rencontre une voûte souterraine qu'on a creusée horizontalement à plus de 200 pieds de profondeur pour en tirer des filons de métal. On remarque sous cette voûte une petite source d'eau froide, qui coule par plusieurs endroits, et qui, étant ramassée, fournit un pouce d'eau. On ne connoît point d'analyse de cette eau.

CITTARA (*Eau de*). La source de cette eau se trouve dans l'île d'Ischia, près de la mer.

Sa température est de 30 degrés Réaumur. Elle est transparente, sa saveur est saline.

· Elle contient du carbonate de chaux, du sulfate de chaux et du muriate de soude.

On l'emploie dans les obstructions, et comme purgative.

CLASSY, près Laon, en Picardie. M. *Missa*, docteur en médecine de Paris, a dit qu'il se trouvoit en cet endroit des eaux ferrugineuses. Nous n'avons point d'autres détails ni sur la propriété, ni sur les parties constituantes de ces eaux.

CLÈVES (*Eau de*). La source de cette eau fut

découverte en 1741, par le docteur *Schütte*; elle est à un quart de lieue de Clèves, et à huit de We-sel, en Westphalie.

Elle contient du carbonate de magnésie, du car-bonate de fer, et du sulfate de fer.

CLERMONT-FERRAND, département du Puy-de-Dôme, à 96 lieues de Paris. Il y a deux sources, l'une desquelles jouit, dit-on, d'une propriété pé-trifiante très-extraordinaire. M. *Lemonnier* a exa-miné cette fontaine, et elle lui a paru du genre des acidules, et semblable, par toutes ses qualités, aux eaux de Pougues.

L'eau de la source de *Jaude* est très en usage à Clermont; elle sort de la source en bouillonnant, et produit, en sortant, beaucoup de bulles d'air : son goût est acidule et piquant.

On dit qu'il existe aussi à Clermont une fontaine bitumineuse; la source n'en est pas fort abondante, elle ne coule presque pas, elle tarit même souvent; l'eau en est aigrelette, et a de plus une amertume insupportable; la surface est couverte d'une couche mince de bitume, qu'on prendroit pour de l'huile : ce bitume venant à s'épaissir par la chaleur, est, en quelque façon, semblable à de la poix. On aper-çoit aux environs de cette fontaine un bitume noir, qui découle d'entre les fentes des rochers; ce bitume se sèche, devient dur et cassant, et s'enflamme aisément; il en exhale une fumée noire fort épaisse, et l'odeur qu'il répand est semblable à celle de l'asphalte. M. *Lemonnier* prétend que par la distillation on pourroit en tirer du pétrole.

COLMARS en Provence. On trouve aux environs une fontaine périodique qui est remarquable par la fréquence de ses retours ; elle s'arrête, et elle coule environ huit fois dans une heure. *Gassendi* en a donné une description très-détaillée, dans sa Physique. Elle ne diffère point, à ce qu'il dit, des fontaines ordinaires, ni pour la clarté, ni pour le goût de ses eaux ; mais elle a cette propriété singulière, de couler huit fois dans une heure et de s'arrêter autant de fois. Quand elle est prête à couler, un léger murmure annonce son arrivée ; elle croît peu-à-peu pendant environ une demi-minute ; elle décroît ensuite pendant environ six minutes : il paroît qu'il y a alors un moment de cessation d'écoulement, après quoi elle recommence dans le même ordre. Le cours de cette fontaine est toujours le même dans toutes les saisons.

M. *Astruc*, dans ses *Mémoires pour l'histoire naturelle du Languedoc*, pense que ces variations dépendent du plus ou du moins d'eau qui aborde la source, selon que la saison est plus ou moins pluvieuse.

COLLIOUVRE. *Voyez* ROUSSILLON.

COCHOUS. *Voyez* ROUSSILLON.

CONTREXEVILLE (*Eau de*). Le village qui porte le nom de Contrexeville, est situé dans le département des Vosges, à 20 kilomètres (4 lieues) de Neufchâteau, et à 5 kilomètres (une lieue) environ de Bulgneville.

La source qui fournit l'eau de Contrexeville est assez abondante; cette eau est froide, limpide, et a une saveur légèrement ferrugineuse.

Parmi les différentes analyses qui en ont été faites, il paroît, sur-tout d'après celles de *Thouvenel* et *Nicolas*, qu'elle contient du carbonate de fer, du muriate de chaux et du carbonate de chaux. Ces cinq substances y sont en très-petite quantité, quoique la somme de leurs poids réunis forme un total d'environ 7 décigrammes (8 grains) par 95 centilitres (une pinte) d'eau.

Thouvenel prétend qu'indépendamment de ces produits elle contient encore une matière grasse et comme bitumineuse, qui se trouve combinée avec les matières salines; mais l'existence de cette matière est révoquée en doute par M. *Nicolas*. Au reste, il paroît que c'est moins à cette matière, en supposant qu'elle existât, qu'aux substances salines dont on a parlé, et qui toutes ont été reconnues par les deux chimistes cités, que l'eau de Contrexeville doit les propriétés qu'on lui attribue.

Thouvenel, qui a eu de fréquentes occasions de juger des effets que peut produire cette eau minérale, assure qu'elle est utile dans les obstructions, les affections de la peau, dans l'engorgement des glandes, et sur-tout dans les maladies de reins et de la vessie. Il la regarde comme un excellent lithontriptique et propre à s'opposer à la formation des calculs urinaires. Des observations qu'il a rapportées à l'occasion de cet effet principal méritent la plus grande attention.

L'eau de Contrexeville doit être bue froide, afin de prévenir la décomposition des différens carbonates qu'elle contient; décomposition qui a toujours lieu, au moins en grande partie, même lorsqu'on fait éprouver à cette eau un très-léger degré de chaleur.

Il paroît bien démontré qu'elle est du nombre de celles qu'il faut aller boire à la source, à cause de la facilité avec laquelle elle s'altère. En effet, la plupart des bouteilles qu'on transporte dans les départemens, n'offrent plus, quand elles arrivent, qu'une eau sans saveur et sans odeur, et sur les propriétés de laquelle il n'est plus possible de compter.

CORNELLE. *Voyez* ROUSSILLON.

CORNET en Auvergne. On y trouve sept à huit sources minérales; celle de Macres du Cornet, est une des plus fameuses; elle n'est pas sujette à être gâtée par les débordemens de l'Allier, comme sont la plupart des autres sources, précisément dans le temps où elles pourroient être le plus d'usage. M. *Duclos* en a fait l'analyse, et M. *Chomel* l'a répétée. L'un prétend y avoir trouvé du nitre, l'autre du sel ammoniac.

Il seroit utile de faire une nouvelle analyse de ces eaux.

CORONALE (*Eau de*), à Lucques. Dans la chambre supérieure du bâtiment des douches basses on voit un antique bassin de marbre, dégradé par le temps, divisé en quatre compartimens égaux, où viennent se rendre aussi quatre jets à usage de douches. Ces derniers proviennent aussi de quatre sources différentes.

La Coronale, ainsi nommée à cause des propriétés particulières qu'on lui attribuoit autrefois, ne convient pas réellement plus que les autres aux maladies de l'os dont elle emprunte son nom, ainsi qu'à toutes les affections céphaliques : aussi s'en sert-on aujourd'hui indifféremment dans tous les cas pathologiques où toutes les sources minérales de Lucques sont indiquées.

La Coronale est à peu de distance de la Désespérée, et elle closse comme elle.

Le thermomètre, plongé dans le bassin, monte jusqu'à 35 degrés de chaleur. Son poids spécifique comparé à celui de l'eau distillée, est comme 42,152 à 42,048.

Traitée par les mêmes réactifs, l'eau de cette source claire, limpide, inodore, etc., ne présente rien de particulier, sinon quelques légères différences dans les doses des principes hétérogènes qu'elle contient.

L'eau de la Coronale , d'après l'analyse de
M. *Moscheni ,* contient : .

	Grains.	Fract. déc. de grains.
Acide carbonique libre.	2 —	799
Sulfate de chaux.	11 —	340
de magnésie	2 —	820
d'alumine potassé.	0 —	640
Muriate de soude. . . :	2 —	870
de magnésie.	0 —	430
Carbonate de chaux	0 —	220
de magnésie.	0 —	390
Silice et matière extractive	0 —	450
Alumine	0 —	210
Fer.	0 —	630

CRESSEILLES. Les eaux minérales dites de
Cresseilles, autrement les eaux de Praules, ont
été découvertes en 1760 aux environs de Privas
en Vivarais. M. *Destret ,* médecin à Château-Dun,
a fait l'examen de ces eaux ; cet examen se trouve
inséré dans le *Journal Economique* du mois de
mars 1765. Selon ce médecin, les eaux de Cresseilles sont acidules et ferrugineuses, et peuvent
être substituées aux eaux de Vals.

CRANSAC (*Eaux de*). Cransac est un petit
bourg situé dans le département de l'Aveyron, à
25 kilomètres (5 lieues) de Rodez.

L'endroit où se trouvent les sources d'eaux minérales de ce pays est entre des montagnes arides,
dont quelques-unes jettent des fumées noires et
d'une odeur assez désagréable.

Toutes les sources ne fournissent pas une eau égale en propriétés; aussi les distingue-t-on en eau minérale nouvelle et en eau minérale ancienne. Celle qu'on appelle nouvelle est plus fréquemment employée. Elle est froide, limpide et sans odeur; sa saveur approche d'une légère solution de sulfate de fer. Il paroît, au reste, qu'elle contient peu de matière saline en dissolution, puisque, d'après différentes analyses, on a trouvé que 367 grammes (12 onces) de cette eau ne donnoient qu'un gramme 6 décigrammes (18 grains) de résidu salin, dans lequel il y avoit du sulfate de fer.

On a remarqué qu'il existoit entre l'eau de Cransac et celle de Passy près Paris une analogie assez marquée, tant par rapport à sa composition que par rapport à ses effets; aussi souvent prescrit-on de ces deux eaux indifféremment.

On la dit bonne pour rétablir l'estomac; elle convient dans les pâles couleurs, dans certains engorgemens du foie, dans quelques maladies de la peau, et dans celles des voies urinaires. Les personnes qui ont la poitrine délicate doivent s'abstenir d'en faire usage. Un des premiers effets qu'elle produit ordinairement est de procurer des selles abondantes, et même des vomissemens; mais il est prouvé qu'on s'y accoutume peu-à-peu, qu'au bout de quatre ou cinq jours elle agit plus doucement, et que, lorsqu'elle a été prescrite à propos, et prise en suivant un régime approprié, les malades qui en font usage éprouvent un soulagement marqué.

L'eau de Cransac doit être bien froide, autant que faire se peut, autrement on court risque de la décomposer. Ceux qui ne peuvent pas la supporter froide, ne doivent se permettre d'augmenter sa température naturelle, qu'en ajoutant à chaque verre de cette eau quelques cuillerées d'eau chaude ordinaire.

D.

DANEVERT (*Eau de*). La source est dans la paroisse de Dannemarck, à une lieue et demie d'Upsal, en Suède.

Sa température est de 9,10 au-dessus de zéro.

Sa pesanteur spécifique, de 1,0026.

Deux livres de cette eau contiennent :

	Pouces cub.
Acide carbonique.	7

	Grains.
Carbonate de fer.	$\frac{1}{4}$
Sulfate de fer.	14
Sulfate de soude	3 $\frac{1}{2}$
de chaux	14
Muriate de soude	$\frac{3}{4}$
Silice	$\frac{1}{4}$

Cette eau est fort usitée en médecine.

DANIEL. On appelle *Sources de Daniel* les eaux minérales d'Alais ; elles ne sont éloignées de cette ville que d'un quart de lieue : on en distingue ordinairement de deux sortes , qui coulent chacune des deux côtés d'un vallon ; la plus haute se nomme la Comtesse , et la plus basse la Marquise. M. *Sauvage* a publié un mémoire sur les eaux d'Alais , parmi lesquelles celles de Daniel occupent le premier rang. Il paroît que ces eaux sont ferrugineuses.

On use des eaux de Daniel en boisson , lavement, injection , etc.

DAUPHINÉ. Il y a plusieurs fontaines minérales dans le Dauphiné ; nous en parlerons dans différens articles séparés; les principales sont celles de Dieulefit , de la Motte , à six lieues de Grenoble, de Saint-Pierre, sur la route de Sèvre à Die , de Vals.

DAX (*Eaux de*). La ville de Dax, dans le département des Landes , est située à 5o kilomètres (10 lieues) de Bayonne , à 7o kilomètres (14 lieues) d'Aire , et à 5o kilomètres (10 lieues) de Bordeaux.

On trouve dans cette ville plusieurs sources d'eaux minérales ; mais celles qui sont les plus renommées se rencontrent au-dehors , et à l'ouest de la ville ; il y en a sur-tout quatre , dont trois qui servent pour les bains , et une dont on fait usage à l'intérieur.

Ces quatre sources fournissent une eau claire , transparente , presque sans saveur , et si chaude , qu'elle fait monter le thermomètre jusqu'à 5o degr.

S'il étoit permis de prononcer d'après l'examen
que M. *Secondat* dit avoir fait des eaux de Dax,
on seroit tenté de croire qu'elles ne contiennent
qu'une très-petite quantité de muriate et de sulfate
de chaux.

Au reste, il paroît que les propriétés de ces eaux
doivent moins être attribuées aux matières salines
qu'elles tiennent en solution, qu'à la chaleur naturelle qu'elles ont en sortant de la source, et qu'elles
conservent même long-temps après qu'elles en sont
sorties. Aussi les eaux de Dax, si elles peuvent produire quelqu'effet salutaire, doivent-elles être
prises à la source, et peu de temps après qu'elles
ont été puisées.

C'est sur-tout contre les douleurs de rhumatisme, et dans les maladies occasionnées par la
goutte, que les eaux de Dax sont prescrites. On a
cru remarquer que, dans ces cas, elles ne réussis-
soient bien qu'autant qu'on les prenoit en bains et
en boisson. On prétend aussi que, bues à la dose de
deux pintes dans le courant de la matinée, elles
détruisoient les maladies des reins, occasionnées
par le séjour de petits graviers; mais cette dernière
propriété ne paroît pas avoir été assez constatée
pour qu'on puisse la regarder comme certaine.

DEINACH (*Eau de*). Près du village Deinach,
en Souabe, à l'entrée de la Forêt-Noire, il y a une
source qui a beaucoup d'analogie avec les eaux
d'Egke.

Résultats d'analyse :

    Acide carbonique.

    Carbonate de fer.

          de soude.

    Sulfate de magnésie.

    Carbonate de chaux.

Propriétés médicinales :

Dans les maladies hystériques, l'hypocondrie, et dans les engorgemens lymphatiques.

DENIS - SUR - LOIRE (*Eau de* St.). *Voyez* Saint-Denis.

DÉSESPÉRÉE (*Eau de la*), à Lucques. Il paroîtroit, par la dénomination pompeuse dont les anciens ont décoré cette source, qu'elle opère des merveilles quand les autres échouent ; mais cette opinion n'est encore fondée que sur un aveugle et antique préjugé.

Elle prend son origine à peu de distance de la Trastullina, et, comme elle, d'une masse de pierres quartzeuses ; son eau offre à-peu-près les mêmes caractères physiques que tous les autres.

Sa chaleur toujours constante est, dans le bassin de la douche, de 36 degrés, l'atmosphère présentant 10 degrés de température, et le mercure du thermomètre étant à 27 pouces 9 lignes d'élévation. Il est probable qu'elle est plus chaude à la source même, mais il a encore été impossible de s'en assurer, parce qu'elle est murée. Sa pesanteur spécifique est à celle de l'eau distillée, comme 42,172 à 42,048.

Il est encore avéré que l'eau de la Désespérée diffère peu de celle des sources voisines. Elle ne présente au médecin de bonne foi réellement rien de particulier et de supérieur, quant à ses propriétés médicinales.

Les substances contenues dans une livre d'eau de la Désespérée, d'après M. *Moscheni*, sont :

	Grains.	Frac. déc. de grains.
Acide carbonique libre	2 —	434
Sulfate de chaux	10 —	940
de magnésie.	3 —	470
d'alumine potassé	0 —	570
Muriate de soude	1 —	880
de magnésie	0 —	790
Carbonate de chaux	0 —	440
de magnésie.	0 —	410
Silice et matière extractive	0 —	830
Alumine.	0 —	370
Fer	0 —	940

DIE. On a découvert aux environs de Die, dans le Dauphiné, une fontaine minérale qui coule dans le territoire de Pènes; *Théophile Terrisse,* docteur en médecine, a publié en 1672, à Die, un Traité sur la nature, les qualités et les vertus de cette fontaine; l'auteur de la *Bibliothèque Physique de la France,* rapporte qu'il se trouve à la page 25 de ce Traité, *son apologie contre les remarques*

*faites sur icelui, par l'auteur de la Description
et Relation fidelle de la Nature, Propriété et
Usage de ladite Fontaine,* et à la page 33 un autre
Traité qui a pour titre : *Le Plomb hors du tom-
beau victorieux et triomphant, de M. Terrasson,*
par le même. En 1673, il parut en faveur des eaux
de Die un autre Traité qui avoit pour titre : *Le Mercure vengé, de M. de Passy, médecin de Crest,
ou Apologie des eaux de Die, par Paul Terrasson.* Je pense que ces eaux sont restées dans l'oubli.

DIEZENBACH (*Eau de*), en Bavière. Elle
prend sa source dans le comté de Wiesenstein, à
deux lieues de la ville. Elle sort du pied d'une
montagne couverte d'ocre.

Cette eau est claire, transparente, d'une odeur
sulfureuse ; sa saveur est fade et ensuite un peu
amère.

Résultats d'analyse :

    Hydrogène sulfuré.
    Acide carbonique.
    Carbonate de soude.
    Sulfate de soude.
    Muriate de soude.
    Carbonate de chaux.
    Fer.

On s'en sert pour les maux d'estomac ; contre
les vomissemens chroniques, dans les obstructions,
la diarrhée, le rachitis ; elle est nuisible dans les
maladies aiguës.

DIEZ (*Eau de* St.). *Voy.* Saint-Diez.

DIEULEFIT. On trouve à un quart de lieue de ce bourg, des eaux minérales; les sources sont au nombre de trois : elles sont ferrugineuses et sulfureuses. La première se nomme la *Saint-Louis,* la seconde, *Madelaine,* et la troisième *Galiene.* C'est à M. *Possiam,* docteur en médecine, que nous sommes redevables de la découverte de ces sources : aussi en a-t-il publié un Traité en 1750; mais l'analyse qui s'y trouve demanderoit qu'on en fît une autre pour pouvoir en tirer des conséquences plus justes.

On prétend que les eaux de ces trois sources sont très-bonnes, prises intérieurement dans les cas d'obstructions invétérées des viscères du bas-ventre, etc.

DIGE, est un village situé à trois lieues d'Auxerre; on y trouve une fontaine minérale dont les eaux sont tout-à-fait semblables à celles d'Epoigni. (*Voyez cet article.*)

DIGNE (*Eaux de*). La petite ville de Digne est dépendante du département des Basses-Alpes. Elle est située à 70 kilomètres (14 lieues) d'Embrun, et à 35 kilomètres (7 lieues) de Sisteron. On y trouve plusieurs sources qui toutes sont chaudes. Leur température varie depuis 30 jusqu'à 40 degrés du thermomètre de Réaumur.

Les eaux de Digne, ainsi que toutes les eaux thermales, se prennent en bains et en boisson. Quelques

malades font aussi usage des étuves qui ont été
construites à peu de distance de la source. C'est
même à l'emploi de ces trois moyens qu'on doit,
dit-on, les bons effets que ces eaux produisent.

Une chose qui paroîtra sans doute surprenante,
c'est qu'on n'ait pas d'analyse des eaux de Digne,
car on ne peut pas donner le nom d'analyse à quelques expériences faites sans soin et sans méthode.

Quoique la nature des eaux de Digne ne soit pas
déterminée, cela n'empêche pas de vanter leurs
propriétés ; on assure qu'elles sont incisives, apéritives, diurétiques, toniques, et utiles dans les
obstructions, les tumeurs scrophuleuses, le vertige,
la paralysie, le rhumatisme, l'astérie, le gonflement des articulations, les maladies de la peau, etc.
Il faut l'avouer, si toutes ces propriétés étoient
bien prouvées, on devroit regarder les eaux de
Digne comme le véritable remède universel qu'on
cherche depuis si long-temps et que toujours
sans doute on cherchera inutilement.

D'après ce'a, il paroît à-peu-près démontré
qu'on n'est pas plus avancé sur les vertus réelles
des eaux de Digne, que sur la nature des substances qu'elles tiennent en dissolution.

Il est donc à désirer que quelqu'un d'instruit s'oc-
cupe de l'une et de l'autre partie, et qu'il fasse connoître avec impartialité si la réputation qu'on a
voulu donner aux eaux dont il s'agit, est bien
fondée.

DINANT (*Eaux de*). C'est à 3o kilomètres
(6 lieues) de St.-Malo, et à-peu-près à 6o kilom.
(1 2 lieues) de Rennes, qu'est placée, dans le département d'Ille-et-Villaine, la petite ville de
Dinant. A peu de distance de cette ville on rencontre une source d'eau minérale qui jouit d'une
assez grande réputation. On y vient non-seulement
de toutes les parties de la France, mais même
beaucoup d'étrangers la fréquentent, à cause des
bons effets qu'on dit qu'elle produit toujours lorsqu'elle est prise à propos.

L'eau de cette source fut analysée en 1769 par
M. *Monnet*. Il résulte de ses expériences qu'elle
contient du carbonate de fer, du muriate de soude
ou de potasse, et du carbonate terreux.

Elle a une saveur ferrugineuse, une transparence parfaite lorsqu'elle sort de la source ; mais
si on la conserve pendant quelque temps exposée
à l'air libre, elle ne tarde pas à se troubler, et à
former au fond des vases dans lesquels on la reçoit,
un dépôt ocreux assez abondant ; elle perd alors
sa saveur martiale, et n'a plus que celle d'une eau
ordinaire et potable.

La grande facilité avec laquelle l'eau de Dinant
s'altère par la seule exposition à l'air libre, prouve
la nécessité de la boire avant qu'elle ait formé son
dépôt ; aussi est-ce plus particulièrement à la source
qu'il faut en faire usage. On peut cependant en
transporter à des distances assez éloignées ; mais

pour qu'elle arrive en bon état, on doit, immédiatement après qu'elle a été puisée, avoir soin de la mettre dans des bouteilles qu'on puisse boucher exactement ; faute de cette précaution, on la trouve non-seulement privée de carbonate de fer, mais encore souvent elle a une odeur putride fort désagréable.

Cette eau se prend froide, autant que faire se peut ; si on la fait chauffer, elle se trouble et s'altère.

On lui attribue à juste titre la propriété apéritive, détersive, astringente et corroborante. Elle convient dans les pâles couleurs, arrête les fleurs blanches, et modère le flux menstruel trop abondant.

On remarque assez souvent que les malades éprouvent des envies de vomir les premiers jours qu'ils font usage de l'eau de Dinant, sur-tout lorsqu'ils en boivent de trop grands verres coup sur coup ; mais on évite cet inconvénient en commençant par deux ou trois verres pris à une distance d'une heure au moins.

DOCCIONE (*Eau de la*), à Lucques. Le bâtiment qui contient la source *del Doccione*, est situé au pied du hameau du Bain-Chaud ; il est connu aujourd'hui sous le nom de *Douches-Hautes*.

La source dont il est question, la plus considérable de toutes, à cause de la grande quantité d'eau qu'elle fournit, l'emporte encore sur les autres par son degré de chaleur beaucoup plus intense ; elle fournissoit jadis le plus antique et le plus célèbre bain de *Corsena*, lequel n'est plus aujourd'hui qu'un vaste réservoir. C'est de-là que l'eau, réduite au degré de chaleur convenable, passe dans une chambre à droite, où elle est reçue par de grands bassins de marbre d'une élégante structure. Cette seule source alimente pendant tout le jour vingt tuyaux pour l'usage des douches ; et il y a encore dans une chambre voisine un petit bain suffisamment pourvu par l'eau surabondante de ces dernières.

C'est là que se voit l'étuve, du fond de laquelle sort la source *del Doccione*, dont la chaleur constante monte à 45 degrés Réaumur. La partie inférieure, la voûte et les parois de cette étuve, sont tapissés et incrustés de *stalactites* qu'on a soin de ramasser pour différens usages.

L'eau *del Doccione* est inodore et très-limpide ; sa saveur approchant beaucoup de celles des autres, laisse pourtant une légère sensation d'amertume bien peu sensible : elle dépose au fond de sa citerne un limon brun rouge.

Sa pesanteur essayée, toujours à la même température atmosphérique de 10 degrés, et au degré de pression ordinaire, est à l'eau distillée comme 42,185 à 42,048.

Analyse de l'Eau del Doccione, *par M.* Moscheni.

Acide carbonique libre.	2,896
Sulfate de chaux.	14,030
de magnésie	3,650
d'alumine potassé.	0,330
Muriate de soude	3,390
de magnésie	1,210
Carbonate de chaux.	0,620
de magnésie.	0,470
Silice et matière extractive	0,170
Alumine	0,300
Fer	0,650

DOCNA-SARA (*Eaux de*). M. *Hacquet,* dans la relation d'un voyage minéralogique qu'il a fait dans les monts Crapaths, annonce que toute la partie des Crapaths est généralement pauvre en minerais, mais elle contient en échange une grande quantité de muriate de potasse, et plusieurs eaux minérales, dont celles qui se trouvent saturées par le gaz hydrogène sulfuré sont sur-tout très-salutaires. Parmi les eaux acidules de ces montagnes, celles de Docna-Sara sont les plus renommées; mais l'on prétend qu'elles sont très-nuisibles aux animaux et leur causent souvent la mort. Cette qualité réputée malfaisante, fait que l'usage de ces eaux n'est pas trop répandu, quoique l'odeur forte et agréable, que le transport même n'altère pas , paroisse les rendre recommandables.

D'après l'analyse que M. *Hacquet* donne des parties constituantes de cette eau, une livre contient :

70 pouces cubiques d'un gaz mélangé, dont $12\frac{1}{2}$ de gaz azote, et $57\frac{1}{2}$ de gaz oxigène.

Les parties fixes contenues dans six livres de cette eau, sont:

	Grains.
Sulfate de soude cristallisé.	$0\frac{1}{8}$
Carbonate de soude libre.	6
Muriate de soude mélangé . . . . , . . .	$1\frac{1}{2}$
Carbonate calcaire . . . . ,	$4\frac{1}{9}$
Silice.	2
Fer.	$\frac{3}{4}$

DOMEVRE en Lorraine. On trouve aux environs de ce village une fontaine minérale connue depuis très-long-temps, mais que M. *Porriquet*, médecin, a remise en faveur. Ces eaux paroissent être alcalines et ferrugineuses ; nous ignorons si elles ont été analysées.

DORGUES. On lit dans les *Antiquités de la ville de Castres*, par *Pierre Borel*, médecin, qu'il y a au village de Dorgues, à deux lieues et demie de cette ville, en Languedoc, une fontaine qui, outre qu'elle guérit la gale et autres maladies de la peau, a le flux et le reflux, comme la mer.

DOUAY. Il existe dans l'enceinte de cette ville une fontaine dont l'eau est colorée. D'après les expériences de M. *Baumé*, l'eau de cette fontaine n'est point acide, elle est alcaline, tenant en dissolution des matières terreuses et métalliques; il la regarde comme savonneuse, et la compare aux eaux de Plombières.

DOUCHE-ROUGE (*Eau de la*), à Lucques. Le bâtiment qui renferme le bain autrefois connu sous le nom de *Bain-Rouge*, et aujourd'hui sous celui de *Douches-Basses*, est plus grand que tous les autres. Beaucoup de sources minérales, depuis long-temps réputées pour la cure d'un grand nombre de maladies, naissent dans ce parage; leurs noms dérivent, pour la plupart, de leurs propriétés prétendues caractéristiques. Du nombre de cinq qu'elles étoient dans l'origine, elles se sont insensiblement multipliées jusqu'à onze, depuis 150 ans. On peut les employer chacune isolément ou mélangées entr'elles. Ces sources célèbres serpentent dans le sein de la montagne et sortent d'un amas de pierres siliceuses et quartzeuses.

L'eau de la Douche-Rouge dépose un ocre rougeâtre, très-abondant, auquel elle doit probablement son nom; elle fournit une étonnante quantité d'incrustations salino-terreuses.

Elle est très-abondante; sa chaleur est constamment de 38 degrés Réaumur, celle de l'atmosphère étant à 10 degrés, et le baromètre à 27 pouces 9 lignes de hauteur. Sa gravité spécifique est à celle de l'eau distillée, comme 42,175 sont à 42,048.

Elle est limpide, sans odeur ni couleur ; sa saveur ne diffère de celle de l'eau de *Bernabo*, qu'en ce qu'elle est plus salée et plus austère.

Il résulte de l'expérience, que les eaux des onze sources renfermées dans le bâtiment du Bain-Rouge sont presque identiques avec les eaux minérales du même endroit. Elles ne diffèrent réellement, entr'elles, que par la proportion des substances salines, et spécialement des sulfates de chaux et de magnésie, ainsi que du muriate de soude. Ceci, observe judicieusement M. *Moscheni*, suffiroit pour rendre raison et expliquer pourquoi elles sont spécifiquement plus pesantes et plus chaudes que les autres.

M. *Moscheni* a trouvé dans une livre d'eau de la Douche-Rouge :

Acide carbonique libre.	2,657
Sulfate de chaux.	13,890
de magnésie.	4,870
d'alumine potassé	0,360
Muriate de soude.	4,460
de magnésie.	0,290
Carbonate de chaux	0,150
de magnésie.	0,290
Silice et matière extractive	0,460
Alumine.	0,310
Fer.	0,730

DRIBOURG (*Eaux de*). Cent livres de cette eau contiennent, selon *Westrumb* :

	Grains.
Muriate de soude cristallisé.	23
Muriate de chaux	6
Muriate de magnésie.	93
Sulfate de soude cristallisé.	1168
Sulfate de soude cristallisé.	285
Carbonate de fer.	133
Carbonate de chaux	689
Carbonate de magnésie	24
Carbonate d'alumine (1).	5
Sulfate de chaux.	1085
Principes résineux.	13
	3534

Cent pouces cubes de cette eau contiennent
175 pouces cubes de gaz acide carbonique, ou
bien 100 livres d'eau contiennent 1400 grains d'a-
cide carbonique.

E.

EBEAUPIN (*Eaux de l'*). La source est située
en la commune de Verton, vis-à-vis le village de
Beautour, à une lieue sud de Nantes, sur le bord
à l'ouest, et à 140 pas de la Sèvre : elle est élevée
de 5 à 6 pieds au-dessus du grand niveau de cette
rivière. Elle est dépendante d'une maison nommée
l'*Ebeaupin*; elle est dominée, depuis le sud-est jus-

_____

(1) L'existence du carbonate d'alumine, dans cette eau,
paroît très-douteuse. Une nouvelle analyse seroit à désirer.

qu'au nord-est, par un coteau qui s'élève à plus de
100 pieds.

La surface de la terre du coteau est de nature quartzeuse, mélangée de mica.

Au sud, et presque au haut de ce coteau, on
trouve un grand nombre de tanières de blaireaux,
qui, fouillant à une grande profondeur, ont pu indiquer de quelle nature est la terre de l'intérieur ;
elle est la même qu'à la surface.

La terre d'où sort la source est de nature argilleuse et siliceuse ; elle est mélangée de mica
et de terre végétale parsemée et veinée de dépôts
jaunes.

Elle sort dans une direction perpendiculaire de
bas en haut, et s'écoule par un fossé dans la Sèvre.

Le diamètre de la source est de trois lignes et
plus ; elle coule dans les fortes gelées, et elle produit :

		Pintes.
Par jour	. . . .	288
Par heure	. . . .	12
Par cinq minutes	. . . .	1

Elle est limpide en sortant de la source ; elle a
une odeur métallique, un goût ferrugineux et astringent.

Elle varie dans sa pesanteur spécifique, toujours
au-dessous de celle de l'air.

On voit nager à sa surface une très-légère pellicule irisée ; il n'existe aucune matière sublimée ;

elle n'est pas disposée d'ailleurs à donner lieu à des sublimations.

Elle se remplit de bulles qui montent lentement quand on l'agite ; elle pétille lorsqu'on la verse de haut.

Cette eau a été analysée par MM. *Hectot* et *Ducommun.* Une pinte d'eau contient :

	Pouces cubes.
Gaz acide carbonique	5,00

	Grains.
Muriate de chaux	0,05
Muriate de magnésie	0,70
Muriate de soude. . . . . :	0,10
Substance extractive.	0,10
Sulfate calcaire.	0,10
Carbonate calcaire	0,10
Carbonate de magnésie	0,45
Carbonate de fer.	2,90
Alumine	0,20
Silice	0,20

On regarde cette eau comme tonique et fondante.

EGER *(Eau d').* *Reuss* a trouvé dans 100 livres de cette eau :

Carbonate de soude cristallisé	1090 $\frac{1}{4}$
Muriate de soude cristallisé.	555
Sulfate de soude. . . . . :	3344 $\frac{3}{4}$
Carbonate de fer.	80
Carbonate de chaux.	92
	5161 $\frac{4}{7}$

Cent pouces cubes d'eau d'Eger contiennent 162 $\frac{3}{10}$ pouces cubes de gaz acide carbonique.

ÉGLSE (*Eaux d'*). La source de cette eau sulfureuse est près du village nommé Églse, dans le comté de Schaumbourg-Lippe, à une lieue de Buckembourg, en Westphalie.

Propriétés physiques : Transparente ; à l'air elle se trouble et devient laiteuse.

L'odeur sulfureuse se manifeste déjà à vingt pas de la source.

Température : 60 degrés Fahrenheit, et au 10ᵉ degré Réaumur.

Pesanteur spécifique , 2039.

Douze livres contiennent :

	Grains.
Matière bitumineuse	$4 \frac{1}{2}$
extractive	$3 \frac{1}{2}$
Muriate de chaux	$12 \frac{1}{2}$
de magnésie	12
Sulfate de soude	166
de magnésie	34
de chaux	44
Carbonate de chaux	24
de magnésie	21
d'alumine	5

	Pouces cubes.
Hydrogène sulfuré, dans 16 pouces cubiques d'eau	2
Acide carbonique	8

On ignore ses vertus médicinales.

EGRE (*Eau d'*). Ces eaux, connues depuis le dixième siècle, prennent leur source dans les montagnes d'Egre en Bohême.

Propriétés physiques : Transparente Tempéra-
ture, 7° $\frac{4}{10}$ Réaumur. Pesanteur spécifique, 1,0052.
Saveur désagréable, astringente.

Mêlées avec du vin et du sucre, elles enivrent
et moussent comme le vin de Champagne.

Une livre de ces eaux contient :

	Grains.
Carbonate de soude.	13 $\frac{1}{4}$
Sulfate de soude.	52
Muriate de soude.	8 $\frac{1}{2}$
Carbonate de fer.	$\frac{1}{8}$
de chaux	2 $\frac{1}{6}$
Silice	$\frac{5}{12}$

Propriétés médicinales : Dans toutes les maladies du bas-ventre, le défaut de digestion, dans
la jaunisse, la goutte, la paralysie, les inflammations chroniques, la cachexie, l'hypocondrie et
l'hystérie.

EINBRICKLER (*Eau d'*). Cette eau appartient
à la classe des eaux salines ; elle a sa source près
du pont d'Inspruck dans le Tyrol.

Elle contient :

Sulfate de chaux.

de magnésie.

Carbonate de chaux.

Elle est employée dans les maladies chroniques.

EKHARTSGRÜN (*Eau d'*), en Bavière. Cette
eau minérale a sa source tout près d'Ekartsgrün,
à deux lieues du ci-devant couvent de Waldsassen.

Cette eau est claire, n'a ni odeur ni saveur.

Résultat d'analyse :

Muriate de chaux.

Muriate de magnésie.

Carbonate de soude.

Extractif.

Ses propriétés médicinales sont analogues à celles de Seltz.

EMS (*Eaux d'*). Les eaux d'Ems prennent leur source au bord septentrional de la rivière nommée Lahn, dans les environs de Darmstadt et Nassau-Dietz.

Propriétés physiques : Transparente ; foible odeur, saveur saline et amère. Température, 90 ° Fahrenheit.

Les caractères chimiques sont analogues à ceux des eaux de Bath en Angleterre.

Propriétés médicinales : Propre pour guérir la gale, les fièvres intermittentes, la jaunisse, les fistules et d'autres maladies de la peau.

ÉMOS (*Eau d'*). Ce lieu, qui est situé dans la province du Maine, a une source froide ferrugineuse.

ENCAUSSE (*Eau d'*). C'est à M. *Save*, pharmacien à Saint-Plancard, que nous devons l'analyse de ces eaux. (Voyez *Bulletin de Pharmacie,* décembre 1809.)

Encausse est un village du département de la Haute-Garonne, à 17,535 mètres (9,000 toises) Est

de Saint-Bertrand, et à 11,690 mètres (6,000 toises)
Sud de Saint-Gaudens.

Les eaux d'Encausse sont connues depuis plusieurs siècles, et des observations multipliées
prouvent qu'elles ont de grandes vertus dans le
traitement de plusieurs maladies. Il y a à Encausse,
dit M. *Save*, trois sources, dont l'une est située à
environ 438 mètres de l'intérieur de la commune,
et au milieu d'un pré. Les deux autres sont situées
à l'entrée du village et à sa droite, en venant par
la grande route de Saint-Gaudens. Ces dernières
sont enfermées dans un bâtiment où l'on voit
quelques baignoires de marbre assez commodes ;
elles sont reçues dans deux bassins : enfin elles
sont connues sous le nom de *Grande* et de *Petite-
Source.*

Les trois sources ont présenté à M. *Save* les
mêmes phénomènes avec les réactifs, à l'exception
de l'eau de la Petite-Source qui a été légèrement
colorée par la noix de galle en poudre ; ce qui
annonce la présence d'une petite quantité de fer.
Mais comme on fait un usage plus étendu de l'eau
de la Grande-Source, c'est celle-là que l'auteur a
analysée.

L'eau de la Grande-Source est parfaitement claire
et limpide : elle n'a aucune odeur. Lorsque l'on
goûte cette eau, on éprouve une saveur désagréable, mais très-foible. Elle pèse près de 53
milligrammes (1 grain) plus que l'eau distillée,

par volume de 30 grammes 572 milligrammes (une once).

Il résulte de l'analyse faite par M. *Save*, qu'une livre de cette eau contient :

	Gram.	Mill.	Grains.
Sulfate de chaux		796	15
Sulfate de magnésie et de soude.		287	$5\frac{1}{3}$
Muriate de magnésie.		175	$3\frac{3}{10}$
Carbonate de magnésie.		21	$\frac{4}{10}$
Carbonate de chaux.		106	2
	1	385	$26\frac{1}{10}$
Perte		16	$\frac{3}{10}$

On peut estimer à environ 106 milligrammes (2 grains) pour le poids, et à 5 pouces cubes pour le volume, l'acide carbonique contenu dans 489 grammes 146 d'eau.

Les eaux minérales d'Encausse, prises intérieurement, conviennent, et les médecins du pays, dit M. *Save*, les ordonnent dans les différentes espèces de saburre des premières voies , mais principalement dans celle qu'on appelle *saburre amère* ou *bilieuse*, pourvu qu'il n'y ait point de fièvre.

Prises pendant les intermissions, elles ont dissipé des fièvres tierces et quartes qui avoient resisté à tous les remèdes.

Prises en bain et en douche, elles conviennent dans les affections rhumatismales et paralytiques, ainsi que dans les cas de tumeurs froides; et il n'est point d'années où elles ne produisent les plus heureux effets en ce genre.

Outre ces propriétés, l'eau de la Petite-Source peut être utile dans les maladies cachectiques, dans la chlorose, dans les fleurs blanches, l'ictère, et en général dans tous les cas où les fibres sont extrêmement relâchées.

On a publié différens traités à leur sujet:

1°. *Discours en abrégé des Vertus et Propriétés des eaux d'Encausse, ès-monts Pyrénées, dans le comté de Comminges.*

2°. *Discours sur les eaux de deux Fontaines médicinales du bourg d'Encausse;* par Loys-Guyon-Doloix, médecin à Uzerche.

3°. M. *Raoul* a lu à l'Académie des Sciences et Belles-Lettres de Toulouse, le 21 juillet 1757, une dissertation sur les eaux minérales d'Encausse.

ENGHIEN (*Eau d'*). La source de l'eau sulfureuse d'Enghien est près de la vallée de Montmorency; elle est adossée à un glacis, et posée sur un terrein incliné. Le bâtiment qui la renferme peut être comparé à ces regards que l'on rencontre dans plusieurs endroits. On ne peut pénétrer dans l'intérieur de ce bâtiment qu'en se baissant et avec beaucoup de peine. Dans une espèce de niche ou enfoncement pratiqué tout-à-fait au fond, et à l'angle droit, on voit jaillir la source, dont l'eau est reçue dans une excavation ou premier bassin de forme irrégulière; de ce premier bassin l'eau passe dans un second, et s'écoule ensuite dans le réservoir.

L'eau d'Enghien exhale une odeur fétide et désagréable, parfaitement semblable à celle des œufs couvés. Elle est claire et limpide ; elle a une forte saveur hépatique ; on trouve après une légère amertume suivie d'une espèce d'astriction. Il paroît que sa température est de 12 degrés dans tous les temps ; sa pesanteur spécifique est à celle de l'eau distillée, comme 10006,8 est à 10000.

Il résulte de l'analyse faite par M. *Fourcroy*, que 100 livres d'eau contiennent :

	Pouces cubiq.
Gaz hydrogène sulfuré..	700
ou 84 grains de soufre.	

	Gros.	Grains.
Sulfate de magnésie cristallisé.	2	14
Muriate de magnésie cristallisé	1	8
Muriate de soude.	0	24
Sulfate de chaux	4	45
Carbonate de chaux.	2	70
Carbonate de magnésie	0	$13 \frac{1}{3}$
Acide carbonique.	2	41
Matière extractive.⎱ quelques grains inappréciables. Silice. . . . .⎰		

D'où il résulte qu'une pinte d'eau d'Enghien contient :

	Pouces cubiques.
Gaz hydrogène sulfuré.	14

	Grains.
Soufre.	$1 \frac{2}{3}$
Sulfate de magnésie.	3

Muriate de magnésie. 2

Muriate de soude . . . . 0 $\frac{1}{2}$

Sulfate de chaux 7

Carbonate de chaux. . . . . 4 $\frac{1}{2}$

Acide carbonique 4

Matière extractive. ⎫
Terre siliceuse . . . ⎭ une quantité inappréciable.

Les eaux sulfureuses d'Enghien prises intérieurement, resserrent le ventre, passent principalement par les urines, augmentent la transpiration
et l'appétit. L'expérience a fait connoître que ces
eaux étoient utiles dans les affections opiniâtres de
l'estomac, qui reconnoissent pour cause l'inertie de
ce viscère et l'amas de matières glaireuses et acides,
dans les cours de ventre, et même dans la dyssenterie chronique. On les a employées avec succès
pour la guérison des pâles couleurs, et pour rétablir les règles diminuées ou supprimées. Elles ont
été vantées dans les écrouelles et pour la guérison
des affections cutanées. On les prescrit encore dans
les cas de roideur des membres, d'enflure œdéma-
teuse, d'affections rhumatismales, de tumeur, et
de gonflement aux articulations.

EPERNAY, en Champagne. Suivant M. *Navier*,
médecin de Châlons, il existe une fontaine dans
un bois, près d'un lieu nommé Boursault. L'eau de
cette fontaine a une saveur ferrugineuse très-forte.
Cette eau minérale a une grande réputation dans
le pays.

EPERVIÈRE, près d'Angers. M. *Piganiol de*

Laforce rapporte qu'il se trouve dans cet endroit une fontaine minérale. Il n'existe point de détails sur cette eau. C'est sans doute de cette fontaine dont M. *De la Savinière* a publié l'éloge en vers, dans le *Mercure* de 1770, avec cette épigraphe d'Ovide : *illa mihi plena de fonte ministrat.*

EPOIGNY, ou APOUGNY, sont deux mots synonymes qui signifient le même endroit; il se trouve aux environs des eaux minérales. Ces eaux, au lieu de porter le nom des eaux d'Époigny, mériteroient plutôt de porter celui de Fletrive, territoire de la paroisse de Chicheri, diocèse d'Auxerre, sur lequel elles sont situées; la source s'en trouve cependant entre Époigny et Basson, sur le bord de la rivière d'Yonne. Selon M. *Berryat* le bassin de cette fontaine est de figure triangulaire, creusé sur le bord de la rivière, à quatre pieds au-dessus du niveau de l'eau. La surface de l'eau est couverte de pellicules luisantes, grises-violettes, et la rigole reçoit le dépôt d'une matière grasse, ocracée et d'une odeur sulfureuse. Ces eaux sont très-légères, et passent promptement par la voie des urines sans fatiguer l'estomac. MM. *Dumoulin, Ferrein, Vernage* et autres célèbres médecins les ont souvent recommandées.

EPSOM (*Eau d'*). Cette eau a sa source près du village de Posham, à 28 lieues de Londres.

On retire de cette eau un sel que l'on vend dans le commerce sous le nom de *sel d'Epsom*; c'est du sulfate de magnésie : on le nomme aussi *sel cathartique amer.*

Ce sel est employé comme purgatif et comme laxatif, suivant la dose à laquelle on le donne. La première est depuis demi-once jusqu'à l'once, dans 4 ou 8 onces de liqueur. On en donne quelquefois un gros ou deux gros, pour procurer légèrement la liberté du ventre. Dans cette dernière dose, il agit aussi souvent par les urines ; et comme apéritif, on peut former une eau minérale artificielle, en faisant fondre demi-once ou une once de sel d'Epsom dans 4 livres d'eau.

ERFURT (*Eau d'*). Cette eau, dont la température est à 59° ½ de Fahreinheit, contient, d'après l'analyse de *Planer*, sur une livre :

	Grains.
Sulfate de magnésie.	$2 \frac{1}{9}$
de chaux	$2 \frac{2}{9}$
Muriate de soude	$9 \frac{1}{9}$
Carbonate de magnésie	$\frac{2}{9}$

ESCHALLES ou ECHELLES, près Montargis. Il y a eu en 1649 un traité imprimé à Paris sous format in-8°, qui traite spécialement d'une fontaine minérale qui se trouve dans cet endroit. *Pauli Dabé , Medici, Tractatus de Mineralium Naturâ , et præsertim Aquæ Mineralis Fontis des Echalles*, etc.

ESCHELLOHE (*Eau d'*), en Bavière. Ce village est situé près du couvent Etal. C'est au pied d'une montagne que cette eau prend sa source, qui par son odeur sulfureuse se fait connoître de loin.

Cette eau est transparente, a une odeur forte d'hydrogène sulfuré; sa saveur est la même, et se trouble à l'air.

Cette eau contient :

Hydrogène sulfuré.

Acide carbonique.

Carbonate de chaux.

Carbonate de magnésie.

Sulfate de chaux.

Sulfate de magnésie.

Peu de carbonate de soude.

Muriate de soude.

Cette eau est employée avec succès dans les rhumatismes, dans les maladies de la peau, et pour les vieux ulcères.

ESCOT, est situé dans la vallée d'Aspe, dans le Béarn. Cet endroit a été anciennement re-nommé par ses eaux minérales qui passent pour rafraîchissantes.

EULMONT, village situé à une lieue et demie de Nancy; il a son emplacement sur une montagne, au bas de laquelle se trouve une source d'eau fer-rugineuse. Cette eau se jette dans le ruisseau du lieu, dont l'embouchure aboutit à la rivière de la Meurthe, près de Bouxières-aux-Dames.

L'eau qui coule de cette source contient du fer. On croit que cette eau est aussi sulfureuse.

EVAHON. M. *Duclos* parle des eaux d'Evahon
dans son *Traité analytique des Eaux*; il en distingue de deux sortes : celle de la Grande Source ,
et celle de la Petite. L'eau de la Grande Source des
bains est limpide et insipide : quant à l'eau du petit
bain , elle s'est trouvée différente de celle de la
Grande Source. Nous ne connoissons point d'analyse de ces eaux.

EVAUX, en Auvergne. Cet endroit est fameux
par des eaux thermales qui s'y trouvent. M. *Chomel* en a fait l'examen. Il paroît qu'elles sont alcalines et un peu sulfureuses.

F.

FACHING (*Eau de*), dans les environs de
Bamberg. L'eau de Faching ou de Dietz , dont on
faisoit autrefois commerce avec plusieurs pays
étrangers , et que l'on envoyoit même aux Indes,
contient dans quatre livres :

	Pouces cub.
Acide carbonique.	110
	grains.
Carbonate de soude.	90
Muriate de soude.	4
Carbonate de chaux.	11
Carbonate de magnésie.	1
de fer.	3
Sulfate de chaux.	3

Propriétés Médicinales : Elle augmente le ton
des fibres et la puissance digestive; aussi convient-
elle dans les vomissemens gastriques , les spasmes,

les engorgemens des intestins, et dans les hémorrhoïdes.

FAIRBURN (*Eau de*). L'eau de Fairburn en
Angleterre est tout-à-fait analogue à celle de
Castle-Lead.

FALKENBERG (*Eau de*), en Bavière, à
5 lieues de l'ancien couvent de Waldsassen.

Cette eau est transparente ; sa saveur est alcaline :
exposée à l'air, il se dégage des bulles.

Résultat d'analyse :

Acide carbonique.

Carbonate de chaux.

Carbonate de magnésie.

Carbonate de soude.

Muriate de soude.

Sulfate de soude.

On emploie cette eau comme celle de Seidschutz.

FERON (*Eau de la fontaine de*). C'est à
M. *Tordeux*, pharmacien à Avesnes, que l'on doit
l'analyse de cette eau minérale. (Voyez *Annales
de Chimie*, tom. 72.)

Cette fontaine est située dans la commune de
Feron, à deux lieues ½ sud d'Avesnes, à une lieue
ouest de Trelon, bourg dont les environs sont très-
ferrugineux. En sortant de la terre, elle soulève
un gravier fin, et s'écoule du nord au sud. Elle
est limpide, inodore ; on croit lui reconnoître une
saveur un peu ferrugineuse.

A commencer à un pied et demi de la source,

tous les corps qu'elle mouille sont recouverts d'un dépôt ocreux, tenu d'abord en dissolution par l'acide carbonique, qui, se dégageant quand il arrive à la surface de la terre, laisse déposer des matières qu'il tenoit dissoutes.

Cette eau rougit un peu la teinture de tournesol; elle trouble l'eau de chaux; elle précipite par le muriate de baryte, par le nitrate d'argent, par l'oxalate acide de potasse, par le sous-carbonate de potasse.

Par l'infusion alcoolique de noix de galle elle prend une légère teinte violette et finit par se noircir.

Il résulte de l'analyse faite par M. *Tordeux*, que quatre livres d'eau donnent 11 gram. $\frac{1}{4}$ pour le poids du résidu laissé par l'évaporation à siccité, lequel résidu est composé de

Muriate de magnésie. ⎱ Muriate de soude. . . ⎰	0,073	1 $\frac{59}{506}$
Sulfate de chaux.. . . .	0,017	0 $\frac{22}{53}$
Sulfate de magnésie. . .	0,113	2 $\frac{3}{53}$
Carbonate de chaux. . .	0, 36	7 $\frac{1}{4}$

Des traces d'oxide de fer et de silice.

Acide carbonique. . . . . $\frac{1}{34}$

Air atmosphérique . . . . $\frac{1}{34}$

    du volume de l'eau.

FERRATA (*Eau de*). Cette eau a sa source près de Naples, au bord de la mer, dans une espèce de grotte.

Les principes dominans de cette eau sont:

Acide carbonique.

Carbonate de fer

de soude.

Alumine.

FERRIERES, département du Loiret, à 3 lieues de Montargis. Cette eau, dont la source a été récemment découverte, a une légère odeur sulfureuse et un goût qui a beaucoup de rapport avec celui de l'encre.

On n'a point d'analyse exacte de cette eau.

FICHTELSEE (*Eau de*). Cette source existe en Bavière. Ces eaux sont ferrugineuses; elles prennent leur source dans la chaîne des montagnes qui s'étendent de Bareith à Bohême.

L'eau de cette source est transparente, un peu jaunâtre. Elle n'a point d'odeur; sa saveur est désagréable, amère et ferrugineuse; elle se trouble à l'air.

Résultat d'analyse, par *Graf* :

Muriate de chaux.

Carbonate de soude.

Fer.

Matière extractive.

Cette eau a les propriétés des eaux ferrugineuses.

FIXEN (*Eau de*), en Bavière. Cette source prend son origine à 4 petites lieues de l'ancien couvent nommé Waldsassen.

Cette eau est transparente, a une odeur vineuse; sa saveur est piquante, un peu alcaline.

Résultat d'analyse, par *Graf:*

Acide carbonique.

Carbonate de chaux.

Carbonate de magnésie.

Muriate de chaux.

Muriate de magnésie.

Carbonate de soude.

Silice.

Cette eau remplace en Bavière l'eau de Seltz.

FLÈCHE (*Eau de la*). Il paroît qu'il existe auprès de la Flèche une fontaine dont les eaux brunissent l'argent. Elles n'ont point été analysées.

FLORET (*Eau de* Saint). Saint - Floret est situé en Auvergne, près de Saint-Cirque ; on y trouve une fontaine minérale dont M. *Duclos*, membre de l'Académie Royale des Sciences, a fait l'examen. Il paroît que cette eau est légèrement acide, et qu'elle contient, outre quelques sels, un peu de fer.

FOIVIÈRE, est une montagne située aux environs de Lyon. On y trouve des eaux minérales, au moins on le présume, puisqu'il a paru à Lyon, en 1690, sous format in-8°, des lettres du sieur Rhodes à M. d'Acquin sur ces eaux.

FONFORTE, on nomme ainsi, en langue du pays, une fontaine qui se trouve au bas d'un faubourg de la ville de Saint-Galmier, petite ville du Forez, à 7 lieues de Lyon, près d'une petite rivière appelée *la Coise*. Cette eau a une saveur acide, piquante et agréable.

FONSANCHE, est situé près de Nisme, entre Sauve et Quissac, à la droite de la rivière du Vidourle, et assez près du lit de cette rivière. Elle sort de terre à l'extrémité d'une pente très-roide tournée au levant, et qui tient à une assez longue chaîne de montagnes, connues sous le nom de *Contach.* Cette fontaine est intermittente ; elle a ses variations, ou plutôt ses interruptions réglées et périodiques ; elle coule régulièrement deux fois dans l'espace de vingt-quatre heures, et elle cesse de couler deux fois aussi dans le même temps. M. *Astruc* dit que ces eaux répandent une odeur de soufre. On s'en sert aussi sous la forme de bain, après les avoir fait chauffer, et elles sont indiquées dans toutes les maladies de la peau, les paralysies, les douleurs de rhumatisme et de sciatique ; on fait frotter dans le bain la partie malade.

Ces eaux sont très-estimées pour les maux des yeux.

FONTAINE-PUANTE, *Fon-de-la-Pégue, et fontaine de Saint-Félix-dè-Paillère.*

Ces trois fontaines se trouvent dans le Languedoc. M. *Sauvages* a lu, dans une séance académique, en 1745, un Mémoire sur ces eaux. La première donne une eau sulfureuse, claire et légèrement acide ; la seconde est bitumineuse, ce qui fait qu'on l'appelle Fontaine-de-la-Poix, et, dans le langage du pays, *Fon-de-la-Pégue.* Après l'évaporation de l'eau il reste une matière semblable à la cire noire, luisante et cassante. Cette eau est purgative. La troisième fontaine, qu'on trouve entre Anduse et la Salle, au lieu nommé *Saint-Félix-de-Paillère*, est peu connue. Nous n'avons aucun détail sur les propriétés de ces eaux.

FONTENELLE, en Poitou, près la Roche-sur-Yon. La fontaine d'eau minérale est située dans une terre qui se nomme, dans le pays, *Chaps*, et n'est éloignée que d'environ 10 ou 12 petites lieues de la mer. L'eau de cette fontaine est claire. D'après l'analyse de M. *Cadet*, il paroît que cette eau est ferrugineuse, et a, à peu de chose près, les mêmes vertus que les eaux de Forges.

FONTESTORBE. Il y a à Fontestorbe, dans le diocèse de Mirepoix, une fontaine dont M. *Astruc* a parlé dans ses *Mémoires concernant l'Histoire Naturelle de la Provence et du Languedoc.*

Cette fontaine est intermittente, mais ce n'est pas en tout temps; c'est uniquement pendant la sécheresse, c'est-à-dire, pendant les mois de juin, juillet, août et septembre.

On ne connoît pas d'analyse de cette eau, et l'on ne sait rien sur ses propriétés.

FONTINO (*Eau de*), à Lucques. A l'entrée de l'étuve, sur la gauche, à quelques pieds d'élévation de la terre, se présente la source assez abondante *del Fontino*. Elle n'est susceptible ni de diminuer, ni d'augmenter dans aucun temps. Les vicissitudes des saisons influent nullement sur son degré de chaleur. Elle est destinée à alimenter quatre petits bains qui se distribuent dans un égal nombre de chambres.

La température habituelle de cette source est de 37 degrés ; son poids, comparé à celui de l'eau distillée, est comme 42,175 sont à 42,048.

Les substances contenues dans une livre d'eau *del Fontino*, d'après M. *Moscheni*, sont :

Acide carbonique libre.	2,509
Sulfate de chaux.	11,060
de magnésie.	2,970
d'alumine potassé.	0,400
Muriate de soude.	1,730
de magnésie.	0,560
Carbonate de chaux.	0,450
de magnésie.	0,390
Silice et matière extractive.	0,450
Alumine.	0,370
Fer.	0,920

FORCE-REAL. *Voyez* ROUSSILLON.

FORCES (*Eaux de*). Le bourg appelé *Forges* est situé dans le département de la Seine-Inférieure, à 20 kilomètres (4 lieues) de Gournay, 15 kilomètres (3 lieues) de Neufchâtel, et 45 kilomètres (9 lieues) de Rouen. Ce bourg est surtout connu à cause de trois sources d'eaux minérales qui s'y trouvent, et qui jouissent d'une assez grande réputation : l'une est appelée *Royale*, l'autre *Reinette*, et la troisième *Cardinale*. Quoiqu'il y ait peu de différence entre l'eau de ces trois sources ; cependant celle appelée *Royale* est ordinairement préférée : elle est froide, sans couleur, et très-limpide ; sa saveur est légèrement ferrugineuse.

Il paroît constant, d'après différentes analyses, qu'elle tient en dissolution du carbonate de fer, du carbonate de chaux, du muriate de soude, et du sulfate de chaux, ainsi que presque toutes les eaux ferrugineuses. Celle de Forges se trouble lorsqu'on la laisse quelque temps exposée à l'air libre ; le dépôt qu'elle produit alors est ocreux ; et, dès qu'il est formé, elle n'a plus la même saveur qu'elle avoit auparavant.

L'eau de Forges est regardée comme apéritive, fondante, tonique et diurétique. Ses propriétés sont en général assez analogues à celles qu'on attribue aux eaux martiales. Elle doit être bue froide.

On transporte cette eau dans différens départemens de la France ; mais très-souvent elle est altérée lorsqu'elle arrive : on s'en aperçoit à sa saveur. Pour éviter cet inconvénient, on doit recommander à ceux qui la puisent à la source, de la mettre dans des bouteilles qu'on puisse boucher exactement.

On a observé que les malades qui buvoient de l'eau de Forges n'éprouvoient ses bons effets qu'autant qu'ils faisoient usage d'un exercice modéré. Cette observation est applicable à toutes les eaux minérales qui tiennent du fer en dissolution.

FOUCAUDE (*Eau de*), dans le département de l'Hérault.

On doit à M. *De Saint-Pierre*, médecin à Montpellier, l'analyse de cette eau.

9,79 kilogrammes d'eau contiennent :

	Grammes.
Acide carbonique libre.	
Carbonate de chaux.	1,275
Muriate de soude.	0,850
Carbonate de fer. ⎫ quantité impondérable.	
Matière extractive. ⎭	

2,125

FOUGÈRES en Bretagne. M. *Tarnouet,* médecin à Vitré, a prétendu qu'il se trouvoit à Fougères des eaux ferrugineuses ; ce que rapporte M. *Piganiol de la Force.* Il seroit utile d'en avoir la certitude.

FREIENWALDE (*Eaux de*). Les eaux de Freienwalde, dans le Brandebourg, à 12 lieues de Berlin, sont très-célèbres.

Résultats d'analyse faite par M. *Rose*, de Berlin.

25 livres de cette eau ont donné, par la voie de l'évaporation :

	Grains.
Muriate de soude.	6
Sulfate de magnésie.	12
Muriate de magnésie.	4
Sulfate de chaux.	$2\frac{1}{2}$
Matière résineuse.	2
gommeuse.	2
Carbonate de chaux.	60

	Grains.
Carbonate de magnésie.	$2 \frac{1}{2}$
de fer	$6 \frac{1}{2}$
Silice	$1 \frac{1}{2}$

Elle est employée dans les maladies internes et externes, qui ont pour cause la foiblesse, ainsi que dans les maladies nerveuses, chroniques, l'hydropisie, la goutte, le rhumatisme, l'apoplexie, les vertiges, les spasmes, et dans celles de la peau.

FUCHSMUHL (*Eau de*), en Bavière. Elle prend sa source près d'un chemin qui conduit d'Oberteich à Fuchsmuhl, au pied d'une montagne.

Cette eau a l'odeur d'hydrogène sulfuré, est transparente; elle se trouble à l'air.

Résultat d'analyse par *Graf*:

Acide carbonique.

Hydrogène sulfuré.

Carbonate de chaux.

Carbonate de soude.

Muriate de chaux.

Muriate de magnésie.

Alumine.

Silice.

Oxide de fer.

Oxide de manganèse.

Il est douteux que cette dernière substance se trouve dans cette eau.

Elle a les propriétés des eaux sulfureuses.

G.

GABARD, en Angoumois.

On n'a point fait l'analyse de l'eau de cette fontaine.

GABIAN (*Eaux de*). Gabian est un village sur la petite rivière de Tongrès, à 15 kilomètres (5 lieues) de Pézénas, et à 20 kilom. (4 lieues) de Béziers, département de l'Hérault. Il existe dans cet endroit deux sources; la première, appelée *Source du Pétréole;* et la seconde, *Fontaine de Santé.*

On ne connoît pas d'analyse bien exacte de l'eau de cette seconde fontaine. La seule chose qui paroisse constante, si toutefois on peut s'en rapporter au témoignage de différens auteurs, c'est que cette eau tient en solution un alcali et une terre; mais on ignore si cet alcali est de la soude ou de la potasse, et si la terre est de la chaux ou de la magnésie.

On attribue à l'eau de la Fontaine de Santé la propriété vulnéraire et détersive; on la dit aussi apéritive. Mais il paroît qu'on n'a pas encore recueilli, à cet égard, autant d'observations qu'on pourroit le désirer pour dissiper complètement les doutes que quelques personnes ont encore sur la réalité des propriétés dont on vient de parler.

Quant à la source du Pétréole, elle est sur-tout

renommée à cause de la quantité de matière bitumineuse liquide qu'elle fournit annuellement. Cette
matière est recueillie avec soin, et employée tant
intérieurement qu'extérieurement. Dans le premier cas, elle est réputée balsamique, antispasmo-
dique, diurétique, diaphorétique, vermifuge, etc.;
mais il faut toujours l'administrer à petite dose,
et mêlée à des substances qui lui donnent de la
solubilité ; par ce moyen, les malades qui en
font usage n'éprouvent pas les accidens auxquels
ils seroient exposés s'ils la prenoient seule.

À l'extérieur, elle s'emploie en liniment, mêlée
à des huiles, du savon et des graisses. On assure
que, dans cet état, elle est résolutive et très-efficace pour rétablir les parties affoiblies, engour-
dies ou paralytiques.

La matière bitumineuse que fournit la fontaine
du Pétréole est très-inflammable ; lorsqu'on la
conserve long-temps dans un vaisseau ouvert,
elle s'épaissit et se rapproche par la consistance
des résines. On parvient à lui donner une fluidité
plus grande que celle qu'elle a lorsqu'on l'enlève
de la surface de l'eau de la source, en la soumet-
tant à la distillation.

On a beaucoup disserté sur la nature de la matière bitumineuse dont il s'agit; mais on n'a rien
de plus certain sur son origine que sur celle
des autres bitumes connus.

GAMARDE (*Eau de*). L'analyse des eaux mi-

nérales salino-sulfureuses de Gamarde a été faite
par M. *Meyrac*, pharmacien à Dax. (Voyez *Annales de Chimie*, tom. 55.)

Gamarde est un bourg situé à l'est de Dax, et
à deux lieues de cette ville; sa position est très-
agréable, et l'air qu'on y respire très-sain. Le
ruisseau appelé *Le Lons*, traverse Gamarde et
va se jeter dans l'Adour.

Le Lons est une petite rivière de la Chalosse,
qui a creusé son lit à travers un mélange d'argile
et de masses de grès, dans un terrain très-profond
dans certains endroits : les deux rives sont bordées
de ce même grès; et les cailloux que ces eaux
roulent, sont, en grande partie, de la même
matière.

C'est sur la rive droite de cette petite rivière,
au nord du bourg, qu'est la source d'eau minérale;
les habitans du pays l'appellent la fontaine de
Buccuron; elle est éloignée de près d'un quart de
lieue d'aucune habitation, et située au bas de deux
monticules qui ont environ 65 mètres (200 pieds)
de hauteur.

L'eau minérale sourd dans le lit même du Pons,
et en différens endroits. Les habitans du lieu
soignent une source qui est sur le bord; et au
moyen d'un petit fossé qu'ils ont pratiqué autour,
en laissant le passage pour la défuite, ils parvien-
nent à former un petit bassin qui a environ cinq
mètres et deux décimètres de profondeur. L'eau

sourd dans ce petit bassin dans trois ou quatre endroits, au travers du sable quartzeux. L'abondance
peut être évaluée à environ un décimètre cube
par minute.

Sa température est constamment de 11 degrés
au thermomètre de Réaumur.

L'eau de Gamarde est très-claire; l'air n'altère
pas sa transparence à la superficie du petit bassin.
Les cailloux et les végétaux qui se trouvent sur son
passage, depuis la défuite jusqu'au Lons, et même
au bord de ce ruisseau, quoique couverts par cette
dernière eau, sont légèrement tapissés d'une substance blanchâtre, limoneuse ; elle répand une
odeur d'œufs couvés, qu'on distingue même à
quelques pas de la source; sa saveur est également
hépatisée, mais ne laissant après elle aucun mauvais goût.

Il résulte de l'analyse faite par M. *Meyrac*,
que 2 gros 4 grains du résidu de 50 livres d'eau
de Gamarde sont composés de

	Gram. Mill.	Gros. Grains.
Muriate de magnésie	0,452 environ	8 $\frac{1}{2}$
Muriate de soude	1,698	32
Sulfate de chaux	0,478	9
Carbonate de chaux	4,511	1 13
Soufre	0,080	1 $\frac{1}{2}$
Substances végétales	0,106	2
Silex	0,318	6
Perte	0,106	2
	7,855	2 4

GENIS (*Éau de* Saint-). L'eau minérale de la fontaine de Saint-Genis est située à 4 lieues et demie de Turin, à mi-côte de la montagne de Castagnero, à peu de distance de la rive droite du Pô. Elle a été analysée par M. le marquis de *Brézé ;* elle contient par pinte :

Pouces cub.

Gaz hydrogène sulfuré.	7
Acide carbonique.	5
Air atmosphérique.	1

Grains.

Soufre.	0,75
Carbonate de soude.	22,15
Muriate de soude.	32,67
Carbonate de chaux.	0,62
Sulfate de soude.	0,50
Terre silicée.	0,13

La température de cette eau varie comme la saison ; sa pesanteur spécifique est de 1,0047.

GÉVAUDAN. Il existe en cet endroit une fontaine d'eau minérale. *Samuel Blanquet* a publié à Mende, en 1718, un traité sur ces eaux. Il a pour titre : *Examen de la Nature et des Vertus des Eaux Minérales qui se trouvent dans le Gévaudan.*

GEYZER (*Eau de*), en Islande. Cette eau est chaude, a une foible odeur de gaz hépatique et de celle bien connue des eaux d'Harrowgate et autres eaux sulfureuses. Cependant la quantité de cette substance est très-petite.

D'après l'analyse de *Black*, un gallon anglais
(58,484 grains) d'eau du Geyzer contient :

	Grains.
Soude	5,36
Terre argilleuse.	2,80
Terre silicée	31,58
Muriate de soude..	14,42
Sulfate de soude sec	8,57

GODEFROY (*Eau de* LA CHAPELLE). Nous devons à MM. *Cadet* et *Eusèbe Salverte* la connoissance de cette eau minérale. L'analyse qu'ils
en ont faite est consignée dans les *Annales de
Chimie*, tom. XLV.

La Chapelle - Godefroy est située sur la rive
gauche de la Seine, à une demi-lieue sud-est de
Nogent, département de l'Aube. Le parc est tra-
versé par la petite rivière de l'Ardusson, qui prend
sa source à quatre lieues de distance, à Saint-Flavy,
au-dessus des étangs de Marigny-le-Châtel, et qui
se jette dans la Seine, à cinq ou six cents toises
de La Chapelle.

Ce parc, disent les auteurs, étoit orné d'une
pièce d'eau d'environ dix-huit arpens, entretenue
par l'Ardusson, et que l'on a desséchée en l'an VII.
Vers la fin de l'an IX, on a remarqué dans les
nombreuses saignées que ce desséchement avoit
rendues nécessaires, deux sources qui déposent dans
leur canal et sur leurs rivages une matière ocreuse,
un véritable oxide de fer jaune carbonaté.

Celle qui la première a fixé l'attention des observateurs, sort avec impétuosité d'une cavité d'un pied de circonférence. Avec ses eaux, s'élève continuellement une matière grise et brillante, d'une ténuité extrême, qui paroît être de la silice et du mica ferrugineux. La seconde source ne présente pas le même phénomène. L'eau de toutes les deux se couvre, dans son canal, d'une pellicule irisée. Prise à la source, elle est parfaitement claire. Tranqiulle dans un vase, elle y forme promptement un précipité jaune, que le temps augmente toujours. Si on la transvase aussitôt qu'on l'a puisée, elle fait entendre quelquefois un pétillement qui annonce le dégagement d'un gaz ; cet effet a rarement été bien sensible pour la seconde source, qui paroît contenir une moindre surabondance de gaz. Ses eaux ont communément plus de densité; elles marquent un degré à l'aréomètre de Baumé, tandis que celles de la première source restent à o.

Les eaux de l'une et l'autre source ont un goût fortement stiptique. Leur limpidité n'est point altérée par quelques atomes qui s'y tiennent en suspension, et que la filtration la plus prompte n'a pas mis à même d'apprécier.

Mêlé à l'eau, le sirop de violette n'a subi aucun changement; la teinture de tournesol a paru prendre une nuance rouge. La noix de galle y produit une couleur rougeâtre tirant sur le noir. Le savon s'y dissout aussi parfaitement et aussi promptement que dans l'eau distillée.

Il résulte des expériences de MM. *Cadet* et *Eusèbe Salverte*, que l'eau de La Chapelle contient par pinte :

Gr.

Carbonate de chaux	3,630952
Carbonate de fer	3,030202

C'est-à-dire :

Chaux	2,243898
Fer oxide noir	1,666611
Acide carbonique	2,750645

Le dépôt formé sur les bords des sources est entièrement composé de carbonate de fer, et d'une légère portion de carbonate d'alumine qu'on ne retrouve point dans l'eau minérale. Il ne contient d'ailleurs ni chaux, ni sels sulfuriques.

Le docteur *Alibert*, et quelques autres médecins à qui MM. *Cadet* et *Eusèbe Salverte* ont donné connoissance de cette analyse, pensent que les eaux minérales de La Chapelle-Godefroy pourront être employées avec succès dans les cas d'atonie du canal alimentaire, et dans les maladies où l'on prescrit les préparations martiales à petites doses.

GODERBERG (*Eau de*). Cette eau a ses sources près de Goderberg, dans l'archevêché de Cologne.

Une livre contient, d'après l'analyse de *Werazer* :

Grains.

Carbonate de soude	7
Muriate de soude	1 $\frac{1}{2}$
Carbonate de chaux	2 $\frac{121}{253}$

Carbonate de magnésie. . . . . $3 \frac{6}{19}$

 de fer. . . . . $\frac{1}{4}$

Pouces cubiq.

Acide carbonique.   16

Cette eau est peu employée.

GODINIÈRE, est un village situé dans le Poitou. *Pierre-Jean Fabre*, médecin de Castelnaudary, rapporte qu'il y a près de ce village une fontaine périodique. Mais aucun auteur n'en a parlé depuis lui.

GOECKING (*Eau de*). La source est située près Neustadt, à trois quarts de lieue d'Abensberg, en Bavière.

L'eau de cette source est transparente, ayant l'odeur d'hydrogène sulfuré; sa saveur est fade.

Résultat d'analyse, par *Graf* :

Hydrogène sulfuré.

Acide carbonique.

Carbonate de chaux.

Carbonate de magnésie.

Sulfate de chaux.

Carbonate de soude.

Muriate de soude.

Carbonate de fer.

Silice......... douteux.

Ses propriétés sont analogues à celles des eaux sulfureuses : elle a une très-grande réputation en Bavière.

GOEPPING (*Eau de*). La source de cette eau se trouve près de Goepping, à 8 lieues de Stutgard.

16 onces contiennent, d'après l'analyse de *Veiclmeger* :

Grains.

Carbonate de soude.............. $3\frac{4}{7}$

    de magnésie. .... $10\frac{92}{117}$

    de chaux. .... $7\frac{83}{117}$

    de fer. .... $\frac{2}{7}$

Pouces cubiq.

Acide carbonique. .... $19\frac{3}{7}$

On connoît peu les propriétés médicinales de cette eau.

GONDON (*Eau de* SAINT-). La fontaine minérale de Saint-Gondon est située près d'une petite ville qui, du temps de Charlemagne, portoit le nom de Ville-Noble, et qui depuis a reçu de *Gondolphe*, archevêque de Milan, celui de Gondon. Cette petite ville est distante d'une lieue de Gien, et de 5 lieues de Sully; la fontaine dont il s'agit a sa source presqu'au sommet d'une montagne fort haute; son bassin a 7 ou 8 pieds de diamètre, et la figure en est presque carrée; il est revêtu de pierres de taille qui forment au milieu un petit aqueduc par où elle se décharge dans la rivière de Quionne, et de-là dans celle de Loire.

La fontaine de Saint-Gondon s'élève environ à 2 pieds; son lit est couvert d'un sable fort gros, fort épais, et encore plus sec et plus brun; ses parois sont pour l'ordinaire enduites d'une substance rougeâtre qui tient de la nature de l'oxide de fer.

Au commencement du 17ᵉ. siècle, cette fontaine n'étoit réellement que de la boue, et elle passoit déjà pour être très-salutaire. M. *Costel*, prieur du lieu, fit nettoyer cette fontaine, et lui fit construire un lit plus propre.

M. *Pommereau* a publié, en 1676, à Orléans, un traité sur cette fontaine. Il en a donné l'analyse. On emploie cette eau dans tous les cas dans lesquels on fait usage des eaux ferrugineuses.

GOSEL (*Eau de*), en Bavière. Cette eau prend sa source dans un pré environné de montagnes, à 2 lieues de Waldsassen.

Cette eau est transparente, a une foible odeur; sa saveur est agréable, piquante, laissant dégager à l'air de petites bulles.

Résultat d'analyse, par *Graf*:

Acide carbonique en excès.
Carbonate de chaux.
Carbonate de magnésie.
Sulfate de chaux.
Sulfate de magnésie.
Muriate de soude.
Carbonate de soude.
Fer.

Les propriétés médicinales de cette eau ne sont pas encore bien connues.

GOUSSAINVILLE, est un village du côté de Louvres. On trouve auprès de ce village une fontaine minérale, connue sous le nom de la *Fontaine d'Epuisars*. M. *Petit*, médecin de Paris, en a célébré la bonté dans un poëme latin, intitulé : *Fons Gossinvillæ, sive Gonessiades Nymphæ.*

GRENOBLE. Dans le *Mercure* du mois de novembre 1685, on lit une espèce de dissertation, en forme de lettre, sur une fontaine minérale qui se trouve à quatre lieues de Grenoble. Elle sort de dessous une grosse roche qui a été pendant long-temps couverte de beaucoup de terre, et autour du bassin qu'elle forme on voit sortir quelques bouillons. L'eau est très-légère, elle convient dans les affections néphritiques.

Il y a aussi aux environs de Grenoble une autre fontaine qu'on nomme la *Fontaine qui Brûle. Jean Tardin*, docteur en médecine, a publié sur cette fontaine, en 1618, à Tournon, un traité qui a pour titre : *Histoire Naturelle de la Fontaine qui Brûle, près de Grenoble, avec la recherche de ses causes et principes, et ample Traité des Feux Souterrains.*

Quoiqu'on qualifie cet endroit de la *Fontaine qui brûle*, on assure qu'il n'y a dans ce terrain aucune source d'eau, qu'il ne peut même s'y en trouver que celle qui coule quelquefois du haut de la montagne.

GRÉOUX (*Eau de*), village des Basses-Alpes,

à deux lieues de Mauorque. Ces eaux ont produit d'excellens effets dans une épidémie de fièvres intermittentes. Elles sont thermales. Il seroit utile de faire une nouvelle analyse de ces eaux.

GROSSALBERTSHOFEN (*Eau de*). La source de cette eau est située près d'un château dans le duché de Sulzbach, à dix lieues de Nuremberg.

Cette eau est transparente, a l'odeur de l'hydrogène sulfuré. Sa saveur est fade et se trouble à l'air.

Résultats d'analyse, par *Graf* :

Hydrogène sulfuré.

Acide carbonique.

Carbonate de chaux.

Sulfate de chaux.

Sulfate de magnésie.

Carbonate de soude.

Fer.

Quoique cette eau ne soit pas encore bien connue, elle peut très-bien remplacer les eaux ferrugineuses et sulfureuses.

GUISE. Il y a aux environs de Guise, en Picardie, une fontaine qui a été découverte par M. *Chevrier*, entrepreneur des postes de Paris à Saint-Quentin. On donne à l'eau de cette fontaine l'épithète de Salutaire et d'Alimentaire. Elle est extrêmement limpide et tient tant soit peu du ferrugineux ; elle a de plus une qualité savonneuse : elle s'altère peu. Elle cuit bien les légumes ; elle dissout le savon.

GURGITELLI (*Eau de*), à Naples. Elle prend sa source au pied d'une colline à Casamiceiala, dans l'île d'Ischia.

Elle est composée, d'après M. *Attumonelli*, de

	Onces.
Eau.	20

	Grains.
Carbonate de soude.	5o
Muriate de soude.	10
Carbonate de chaux.	4o
Magnésie.	20

Gaz acide carbonique, deux fois son volume.

Cette eau est particulièrement utile en bains, douches, lotions et injections, dans les rhumatismes chroniques, les paralysies, les ulcères anciens, les sinus, les caries des os, les foiblesses organiques et les différentes espèces de *prolapsus*.

H.

HACQUENIÈRE, est situé dans la Beauce, à 6 lieues de Paris. Le père *Lelong* fait mention de deux ouvrages qui ont paru sur ces eaux, et qui ne paroissent différer entre eux que par les titres. Le premier est intitulé : *Les Grandes Vertus et Propriétés de l'eau minérale et médicinale de la fontaine nouvellement découverte à la Hacquenière, avec le gouvernement nécessaire à l'usage de cette eau, par L. G. D. J. Paris, Mesnier,* 1620, *in*-8°.; et le second a pour titre : *Les Miraculeux effets de l'eau de la fontaine de la Hacquenière, nouvellement découverte, proche Sainte-Claire.*

HOLT (*Eau d'*). Dans un terrain bitumineux, près de Holt en Angleterre, il y a une source ferrugineuse, dont les principes dominans sont :

Acide carbonique.

Hydrogène sulfuré.

Oxide de fer.

Carbonate de chaux.

On s'en sert comme astringent, fortifiant, lorsqu'il y a des humeurs à améliorer.

HALZBAD (*Eaux de*), près Strasbourg. Cet endroit est très-renommé pour ses eaux : elles sont chaudes au 57e degré du thermomètre de Farenheit ; elles sont sans odeur et sans saveur ; elles sont également bonnes à boire, à cuire les légumes, et aux autres usages domestiques. Elles sont si pures et si légères, dit M. *Kratz*, qu'elles ne diffèrent nullement de l'eau distillée.

HARDECK (*Eau de*), Cette eau a sa source dans le territoire de Waldsassen, à deux lieues et demie de la frontière d'Éger, entre trois montagnes.

Elle est transparente, d'une odeur aigrelette ; sa saveur est piquante : exposée à l'air, il se dégage des bulles.

Cette eau contient :

Acide carbonique.

Carbonate de chaux.

de magnésie.

Carbonate de soude.

Muriate de soude.

Sulfate de soude.

Sulfate de chaux.

Oxide de fer.

Cette eau, dont les vertus médicinales surpassent beaucoup celles de Schwabach et de Faching, mériteroit d'être mieux connue.

HAUTERIVE (*Eau d'*), en Bourbonnois. On ne connoît aucun détail sur ces eaux.

HÉBÉCEVRON, près de Saint-Lô; il s'y trouve une fontaine minérale, dont l'eau, suivant M. *Duclos*, est ferrugineuse. Analyse inconnue.

HEILSBRONN (*Eau d'*). La source de cette eau est au milieu du ci-devant couvent, actuellement Lycée de Heilsbronn en Anspach.

Résultats d'analyse :

Acide carbonique.

Carbonate de soude.

de chaux.

Muriate de magnésie.

Propriétés médicinales : Dans les maladies de calcul, la foiblesse, les asthmes avec vomissemens, les fièvres malignes, les aveuglemens, l'épilepsie et la phthisie.

HELMSTAEDT (*Eau de*). Les eaux ferrugineuses d'Helmstaedt en Brunswick-Wolfenbuttel, ont leur source près d'Helmstaedt.

Chaque livre de cette eau contient :

	Grains.
Carbonate de soude.	2
de fer.	4

Cette eau est, d'après *Kühn*, la meilleure du pays.

HERMONVILLE, à 3 lieues de Rheims ; on y découvrit, en 1718, une fontaine d'eau minérale, qui est, dit-on, bitumineuse, sulfureuse et martiale.

Il n'existe point d'analyse de cette eau.

HERSE. Il y a des eaux minérales à Herse, dans la forêt de Bélesme, ville du Perche. Elles sont, suivant une note de M. *Missa*, ferrugineuses et propres contre les fièvres intermittentes. (*Voyez* Bélesme).

HEUCHELOUP. A deux lieues de Mirecourt, dans un endroit nommé Heucheloup, on a découvert une source d'eau minérale.

Cette eau n'est pas moins abondante pendant les plus grandes chaleurs de l'été que pendant les pluies ; elle est aussi également pure, claire et transparente en tout temps. On a donné à cette fontaine le nom de Heucheloup, de celui d'un moulin qui se trouvoit dans ses environs ; la rivière de Madon coule entre ce moulin et la fontaine. Cette eau imprime sur la langue un goût âpre et un peu astringent ; il paroît qu'elle est ferrugineuse et légèrement alcaline. Elle passe pour diurétique.

HIRSCHBERG (*Eau d'*). La source de cette eau est située près du village nommé Warmbrunn dans le duché de Javer en Silésie, près des montagnes Gigantesques.

Résultat d'analyse obtenu de 46 livres :

	Gros.	Grains.
Matière résineuse.		2
Muriate de soude.		23
Carbonate de soude et sulfate de soude. .	4	27
Sulfate de chaux.		16
Carbonate de chaux.		38
Silice.		28

	Pouces cubiq.
Acide carbonique.	240

D'après l'analyse de *Magalla*, elle contient aussi de l'hydrogène sulfuré.

Propriétés médicinales. Dans la paralysie et contraction.

HOECHENSTADT (*Eau de*). La source de cette eau est près du couvent nommé Fürstenzell, dans la Basse-Bavière, près Passau.

L'eau de cette source est transparente, d'une odeur sulfureuse ; sa saveur est douce et fade : elle contient :

Hydrogène sulfuré.
Acide carbonique.
Carbonate de chaux.
Sulfate de chaux.
Sulfate de magnésie.
Muriate de chaux.

Muriate de magnésie.

Carbonate de soude.

Oxide de fer.

Cette eau est employée dans les maladies d'obstruction, les défauts de digestion, l'hydropisie, la
jaunisse, les rhumatismes, sur-tout si elles proviennent des travaux dans les mines de Mercure.

I.

ILMENAU (*Eau de*), en Souabe, près de Tu-
binge. *Klaproth* a trouvé dans 100 pouces cubes
d'eau d'Ilmenau, dont il a examiné cinq sources,
le résultat suivant :

	Ire. Source. Grains.	IIe. Source. Grains.
Sulfate de magnésie avec une trace de gypse	5,75	5,00
Muriate de soude.	0,30	0,30
Muriate de magnésie.	0,20	0,20
Carbonate de chaux	25,00	27,75
Carbonate de fer	0, 0	0,75
Silice.	1,00	1,00
Principe résineux	0,30	0,30
	32,55	35,30

	Pouces cubes.	
Gaz acide carbonique	104	105

	IIIe. Source.	IVe. Source.	Ve. Source.
	Grains.	Grains.	Grains.
Sulfate de magnésie . .	5,50	6,00	5,75
Muriate de soude	0,30	0,30	0,30
Muriate de magnésie. .	0,20	0,20	0,20
Carbonate de chaux. . .	28,25	31,00	29,75
Carbonate de fer. . . .	1,00	1,50	1,00
Silice	1,00	1,00	1,00
Principe résineux	0,30	0,30	0,30
	36,65	40,30	38,20

Pouces cubes.

Gaz acide carbonique. . .	104	112	115

IMNAU (*Eau d'*). Les eaux minérales d'Imnau, dans le duché de Hohenzollern, contiennent, d'après l'analyse de *Klaproth* :

	Grains.
Sulfate de magnésie.	5,75
Muriate de soude.	0,30
de magnésie.	0,20
Carbonate de chaux.	29,75
de fer.	1,50
Silice.	1,00
Matière résineuse.	0,30

Pouces cubiq.

Acide carbonique.	115

ISLE-ADAM. On trouve près de cet endroit des eaux minérales ferrugineuses.

Nous ignorons si on en a fait l'analyse.

J.

JAUDE. La fontaine de Jaude est près de Clermont en Auvergne. La saveur de son eau est agréable avec quelques astrictions. Cette eau verdit le sirop violat, et brunit par l'infusion de noix de galle.

MM. *Duclos* et *Chomel* ont fait l'analyse de cette eau; mais elle n'instruit pas d'une manière exacte sur les qualités et les propriétés de cette eau minérale.

JEAN (*Eau de* SAINT-), à Lucques. Le bâtiment de Saint-Jean est assez grand et très-commode. Sept bains incrustés de marbre, plus vastes que ceux de la *Villa*, sont alimentés par la seule source de ce nom.

Ils sont destinés, par prédilection, à différentes classes d'individus : l'un aux *cavaliers*, l'autre aux *dames* : celui-ci aux *hommes*, celui-là aux *femmes* ; le cinquième est consacré aux Juifs; le sixième aux femmes de la même nation ; le septième, enfin, sert aux domestiques. Ils sont entourés de chambres où l'on peut se déshabiller et se revêtir ; ils pourroient commodément contenir 50 personnes.

La chaleur perpétuelle de cette source est de $31 + 1 : 2$. L'eau en est très-limpide, d'une saveur moins ingrate que les autres sources du même pays, et très-analogue à celle de la *Villa*. Elle ne laisse au fond de la citerne qu'un dépôt très-léger ; et presque point d'*ocre martial*. Elle est la plus légère de toutes, puisque sa pesanteur est à celle de l'eau distillée, comme 42,118 ½ à 42,048.

Elle se trouble par son mélange avec l'eau de chaux, et fournit un précipité très-considérable ; ce qui, joint à sa plus grande légèreté, fit soupçonner à M. *Moscheni* qu'elle contenoit une plus grande dose d'acide carbonique libre ; les autres eaux de Lucques ne présentent point ce même phéno-mène. L'analyse a vérifié cette conjecture.

Substances contenues dans une livre d'eau de Saint-Jean :

Acide carbonique libre.	3,173
Sulfate de chaux.	7,870
de magnésie.	3,390
d'alumine potassé.	0,490
Muriate de soude.	2,080
de magnésie.	0,360
Carbonate de chaux.	0,220
de magnésie.	0,120
Silice.	0,290
Alumine.	0,210
Fer.	0,890

JEAN-DE-SEIRAGUES (*Eau de*). *Voyez* Saint-Jean-de-Seiragues.

JOANNETTE. La source d'eau minérale de Joannette, située dans la Touraine, étoit autrefois renfermée dans un bassin au pied d'une montagne. Tous les environs de cette fontaine sont acides et secs ; on y trouve du quartz, du sulfate de chaux, et d'autres matières terreuses. Cette eau, en sortant, est limpide, claire ; elle est un peu sulfureuse, et sa saveur est ferrugineuse.

M. *Duverger*, docteur en médecine, a fait l'analyse de cette eau ; mais il seroit utile d'en faire une nouvelle.

M. *Abraham*, chirurgien à Martigné-Briant, a assuré avoir combattu avec succès une infinité de maladies par leur moyen, et sur-tout les fièvres intermittentes les plus rebelles.

JONAS. La fontaine qu'on appelle *Jonas* est une source d'eau froide de Bourbon-l'Archambault. (*Voyez* l'article de cette fontaine.)

On n'a point d'analyse exacte de cette eau.

JONCASSE, est une fontaine minérale située à une lieue et demie de Montpellier, du côté de la mer. Elle est ainsi nommée, parce qu'elle coule dans un endroit où il ne croît que du jonc. Il paroît, d'après les expériences de M. *Rivière*, que cette eau est acide.

JOSSE-LEZ-MARINGUEZ. On trouve dans le quatrième volume des *Mémoires de l'Académie Royale des Sciences*, des observations de M. *Duclos* sur l'eau de Josse-lez-Maringuez. Il existe deux sources, l'une appelée le Petit-Bouillon, et l'autre le Grand-Bouillon. La première a une saveur un peu aigrelette; la seconde a une acidité plus marquée.

Il seroit à désirer qu'on fit une nouvelle analyse de ces eaux.

JOUANNE, est une source d'eau minérale qui n'est pas beaucoup éloignée de celle de Bourbon-l'Archambault. Cette source est ferrugineuse, acidule, agréable au palais et légère ; elle sert de boisson aux malades de Bourbon, qui ne peuvent prendre que les bains et les douches, d'autant que, pour l'ordinaire, ces eaux chaudes dérangent l'estomac de certains malades, ou leur sont même très-contraires.

JOUHE (*Eaux de*). Une nouvelle analyse de ces eaux vient d'être faite par M. *Masson-Four*, pharmacien à Auxonne, département de la Côte-d'Or. (*Voyez Bulletin de Pharmacie*, juillet 1809.)

La fontaine est située à l'extrémité d'une vallée très-agréable et assez large, qui a environ une demi-lieue de long ; elle est à une lieue de Dole, proche le chemin de Saupan à Biarne, et à un quart de lieue de la grande route d'Auxonne à Dole ; elle a, du côté de l'est, le mont Roland, dont elle est distante d'un quart de lieue ; à l'ouest, un petit monticule appelé le Mont-Frit, au bas duquel elle est placée dans un pré. La vallée est ouverte et terminée à ses deux extrémités, au nord, par le village de Jouhe, sur le territoire duquel est la source ; au sud, par Saupan et Saint-Vivans, dont elle est plus près que du village qui lui a donné son nom.

Cette eau est très-limpide, sans couleur, ayant

une foible odeur de marécage, une saveur fade, légèrement salée, laissant un arrière-goût métallique, quoiqu'elle ne contienne aucun métal en dissolution.

Sa pesanteur spécifique, prise à la source, à la température de 10 degré avec l'aréomètre de *Nicholson*, comparée à l'eau distillée, est de 10022.

La température de la source prise avec un thermomètre de Réaumur, plongé dans l'eau pendant une heure, est de 9 degrés et demi au-dessus de zéro, celle de l'atmosphère étant à 7 degrés. Elle ne contient aucune substance gazeuse.

Il résulte des expériences de M. *Masson-Four*, que les eaux minérales de Jouhe contiennent par 10 kilogram. (20 livres):

	Gram. Millig.	Gros. Grains.
Muriate de magnésie.	4,780	1,18
Muriate de soude.	7,969	2,06
Soude excédante	0,424	0,08
Magnésie.	0,531	0,10
Carbonate calcaire	1,593	0,30
Sulfate de chaux	3,824	1,00
	17,121	5,00

Ce qui fait, par pinte ou litre :

	Gram. Millig.	Gros. Grains.
Muriate de magnésie	0,4780	0,09
Muriate de soude	0,7969	0,16
Soude excédante	0,0424	0,00 $\frac{4}{7}$
Magnésie	0,0531	0,01
Carbonate calcaire	0,1593	0,03
Sulfate de chaux	0,3824	0,07

Il faut ajouter, dit l'auteur, à ces sels la quantité d'acide carbonique nécessaire pour tenir le carbonate calcaire en dissolution, et un peu d'extractif fourni par les végétaux qui croissent dans la fontaine.

Ses eaux sont bonnes, d'après M. *Alibert*, pour les obstructions des viscères, les flux chroniques de la membrane muqueuse de l'utérus, les catharres invétérés, les paralysies anciennes, les maladies de la peau, le relâchement ou l'affoiblissement de la constitution physique, l'hypocondrie et les maladies nerveuses.

K.

KANIZ (*Eau de*). Cette source existe près de Partenkirchen, dans le comté de Werdenfels.

L'eau est transparente, sulfureuse ; elle est composée de

Hydrogène sulfuré.
Carbonate de soude.
Muriate de soude.
Sulfate de soude.

On se sert de cette eau dans les maladies de la peau, dans les vieux ulcères et dans la paralysie.

KIRCHBERG (*Eau de*). Cette source est située près de Reichenhall, en Bavière.

Cette eau n'a point d'odeur ni saveur ; elle se trouble à l'air.

Elle contient :

   Carbonate de chaux.

   Carbonate de soude.

   Muriate de chaux.

   Muriate de magnésie.

   Oxide de fer.

Cette eau rivalise, par ses propriétés médicinales, avec celle d'Adelholz ; elle est employée avec succès dans les maladies cancéreuses du foie, de l'utérus, et autres maladies internes.

KOUDRAU (*Eau de*). Cette eau minérale prend sa source dans les montagnes de Basaltes, près du village de Koudrau, à un quart de lieue de Waldsassen.

L'eau est claire ; elle a une odeur vineuse, une saveur aigrelette. Exposée à l'air, il se dégage des bulles.

Résultat d'analyse :

   Acide carbonique.

   Carbonate de chaux.

   Carbonate de magnésie.

   Sulfate de magnésie.

   Alun.

   Sulfate de chaux.

   Muriate de soude.

   Carbonate de soude.

   Uu peu d'oxide de fer.

On regarde cette eau comme un très-bon remède

dans les maladies de la peau; elle agit comme purgative et dissolvante.

L.

LAMOTTE (*Eau de*). C'est dans le ci-devant Dauphiné, actuellement département de la Drôme, qu'est situé le bourg appelé Lamotte, à 3o kilomètres (6 lieues) environ de Grenoble.

Cet endroit est renommé par une fontaine d'eau minérale qui coule au pied d'un précipice, et qui semble sortir d'au-dessous du Drac.

L'eau de cette fontaine a toujours une température plus élevée que celle de l'atmosphère ; elle est claire et limpide ; leur odeur est alcaline.

On a prétendu qu'elle contenoit du fer, du soufre et du bitume; mais il paroît, d'après M. *Nicolas*, que tout ce qu'on a dit à cet égard est controuvé. Suivant ce chimiste, l'eau minérale de Lamotte est simplement saline, et les sels qu'elle fournit, lorsqu'on l'analyse, sont du carbonate de chaux, des sulfatés de chaux et de magnésie, du muriate de soude. Peut-être seroit-il nécessaire de procéder à un nouvel examen de cette eau, à l'effet de connoître si les produits annoncés par M. *Nicolas* sont réellement les seuls qu'on peut obtenir.

Quant aux propriétés médicinales des eaux de Lamotte, tout le monde paroît s'accorder à croire qu'elles sont apéritives, désobstruantes, stoma-

chiques, et qu'elles conviennent sur-tout dans la
paralysie, les rhumatismes et la sciatique nerveuse.

Les bains et les douches de Lamotte produisent
les mêmes effets que les bains et les douches de
Bourbon-Lancy.

Pour imiter les eaux de Lamotte, dit M. *Du-*
chanoy, on fera dissoudre dans chaque pinte d'eau
chaude, au 45ᵉ degré du thermomètre de Réaumur,

Grains.

Muriate de soude.	48
Sulfate de soude.	24
Muriate de magnésie.	12
Alumine.	1
Sulfate de chaux.	25

LANNION (*Eau de*). Lannion est à trois lieues
de Tréguier en Bretagne. Au milieu d'une cour
pavée, près d'un quai large, paroît une veine d'eau
très-abondante, qui forme une fontaine minérale :
cette fontaine dénote qu'elle est ancienne. Ses eaux
sont très-transparentes; il paroît qu'elles sont
ferrugineuses.

On doit les prendre avec les mêmes attentions,
le même régime, et pour les mêmes maladies que
celles de Forges, auxquelles elles sont analogues.

LAURENT (Saint) en Vivarais, à quatre lieues
de Joyeuse. On trouve un village nommé Saint-
Laurent, dans un vallon affreux, hérissé de tous
côtés de rochers et de montagnes très-hautes; on
ne peut y arriver que par des chemins très-rudes
et très-difficiles.

Au milieu du village, dans un bassin muré et couvert, est une source qui distribue ses eaux par quatre grands tuyaux, dont trois fournissent l'eau aux étuves et aux bains. L'eau passe premièrement dans une petite grotte bien fermée, qui contient à peine quatre personnes; c'est ce qu'on appelle l'étuve, dont la partie communique dans la salle des bains. Les eaux de Saint-Laurent ont beaucoup de propriétés, d'après M. *Pignalion-de-Laforce*. Elles guérissent les maladies cutanées, les rhumatismes, sciatiques, etc.

Cette eau, suivant M. *Combalusier* de Montpellier, est très-chaude au sortir de ses tuyaux; elle est toujours claire et transparente : elle n'a presque point d'odeur ni de goût particulier : on dit qu'elle blanchit le linge.

M. *Combalusier* regarde cette eau comme savonneuse, résolutive, apéritive, détersive.

LENGON (*Eau de*). Dans la *Bibliothèque physique de la France*, il est fait mention d'un ouvrage qui a pour titre : *De la Fontaine auprès de Lengon, par Biorchard Milhorde*, 1556, *in-8°*. Nous n'avons point d'autre détail sur cette eau.

LEUTSTETTEN ou PETERSBRUNNEN (*Eau de*). Cette source est située près du bourg de Leutstetten, juridiction de Starnberg.

Cette eau est transparente, elle n'a nulle odeur. Sa saveur est terreuse.

Elle contient :

Acide carbonique.

Carbonate de chaux.

Carbonate de magnésie.

Muriate de chaux.

Muriate de magnésie.

Carbonate de soude.

Muriate d'alumine.

Cette eau étoit anciennement très-célèbre pour les maladies vénériennes négligées, ainsi que pour les dartres.

LIMMER (*Eau de*). La source de cette eau est située près du village nommé Limmer, à une demi-lieue d'Hanovre.

Sa température est à 10 à 12 degrés de Fahrenheit;

Pesanteur spécifique, 1,0003 ; d'une couleur transparente ; se trouble à l'air ; odeur fétide ; saveur agréable.

50 livres de cette eau contiennent :

	Grains.
Carbonate de chaux.	222
Muriate de soude.	207
Carbonate de magnésie.	7
Sulfate de chaux. ⎱ Muriate de chaux. ⎰	33
Sulfate de chaux avec un peu d'oxide de fer.	20
Alumine.	19
Silice.	37

LINIÈRES, dans le Maine. Il s'y trouve des eaux minérales ferrugineuses, qui ont assez de réputation dans la province, mais sur lesquelles nous n'avons aucun renseignement.

LITTRY, en Basse-Normandie. Il y a à Littry une mine de charbon; les eaux qui en sortent contiennent, d'après M. *Monnet*, des sulfates de soude, de fer et de chaux.

Il seroit à désirer qu'on en fît une nouvelle analyse, afin de statuer d'une manière plus exacte sur les propriétés de ces eaux.

LOMBRIGNY, est un village situé à une lieue de Blamont en Lorraine, sur la route de Badouvillers. Il se trouve au bas de ce village une fontaine minérale, entourée de murailles et pavée. L'eau de cette source a les mêmes principes et propriétés que celle de Domèvre. (*Voyez* DOMÈVRE.)

LORRAINE (*Eaux de la*). La Lorraine est peut-être une des provinces de la France la plus abondante en eaux minérales. Comme elle se trouve par sa situation éloignée de la mer, dont la plupart des peuples tirent leur sel, et des mines de sel minéral fossile, la Lorraine a l'avantage de trouver dans ses sources de quoi satisfaire à ses besoins et même de fournir abondamment du sel à ses voisins.

Les principales salines de la Lorraine étoient autrefois à Vié, à Mogenvic, à Marsal, à Dieuze, à Château-Salins, à Salone, à Albes, à Rosières; il y en avoit aussi ailleurs, mais de moins célèbres, comme à Morhange, à Amelincourt près de Tholey, etc.

Dieuze, en latin *Decempagi*, est un ancien do-
maine des ducs de Lorraine; dès le 13e siècle
ils en étoient possesseurs. Les salines n'y sont
pas anciennes, on n'en trouve aucun vestige
dans l'antiquité; ce ne fut qu'en 1616 qu'elles furent établies en cette ville; dans le même temps
on a trouvé, ou, pour mieux dire, retrouvé une
source d'eau salée à Metloc. Marsal, autrement
Bodatius Bovcaux, à cause de sa situation dans
un lieu aquatique, est connu depuis long-temps
par ses salines; il est à remarquer que dans le
cours de la rivière de Seille les terres sont remplies d'eau salée; que cette rivière même, quoique d'une eau fort douce, prend son nom de *Sal*,
Salia ou *Salina* (le pays tire son nom de la même
origine, le *Saulnois*), et que plusieurs lieux considérables situés sur cette rivière portent des noms
qui ont du rapport à cette propriété du pays,
comme Marsal, Château-Salins, Salone Salival, etc.

Les salines d'Albes étoient autrefois célebres.
Albes est vraisemblablement la même que Sarable
située sur Sarre, entre Zarguemines et Bouque-
nom; ses salines ne sont plus en usage. On avoit
aussi autrefois trouvé des salines près de l'abbaye
de Moyenmoutier, mais les sources se tarirent ou
se perdirent.

Il y a une veine d'eau salée qui s'étend depuis
Rosières-aux-Salines, du côté de Moyen, de Gerbeviller et de Ramberviller. On connoît des caux

salées à Remenaville entre Moyen et Gerbeviller;
il y en a aussi entre Romont et Roville; et vers
Ramberville. On a encore découvert une source
entre Sommerville et Dombasse, dans le lit de la
petite rivière de Sanon; mais on trouve le sel trop
âcre, et peu propre aux usages ordinaires. On a
découvert aussi depuis peu une source d'eau salée
au bourg de Vignot, proche Commercy.

Il est très-probable que les salines de Rosières,
qui ont été jusqu'à présent si fameuses, n'étoient
pas encore en usage avant le 12ᵉ siècle, puisqu'il
n'en est fait aucune mention dans les anciennes
fondations du pays.

Des quatre puits salés qui sont en Lorraine, le
plus salé est celui de Mogenvic, qui rend par cent
livres d'eau dix-sept livres de sel. Château-Salins
et Dieuze rendent quatorze et quinze livres de
sel aussi par cent livres d'eau; et la saline de Rosières ne rendoit que quatre livres de sel pour
cent. Mais avant la démolition de cette saline, on
y avoit pratiqué une machine de graduation. C'est
un assemblage méthodique d'un nombre prodi-
gieux de bois de charpente, employé à la construction d'un vaste bâtiment qui est occupé dans
toute sa longueur par de hauts tas d'épines, dont
les flancs sont exposés au midi et au septentrion,
et accompagnés de part et d'autre des aisances
et attirails nécessaires à conduire, élever et ré-
pandre sur ces épines des eaux salées, lesquelles,

après s'y être répandues imperceptiblement, se déchargent, à la faveur de l'air et des vents convenables, de leurs parties douces et légères, tandis que les plus salées et les plus pesantes travaillent, par une infinité de détours, à aller reprendre leur niveau au fond du grand bassin d'où elles ont été enlevées : route qu'on leur fait réitérer jusqu'à ce qu'on les trouve en état d'être conduites aux poêles qui leur sont destinés, pour être converties en sel à l'aide du feu.

On fait auteur de cette invention un physicien saxon. M. le baron de Beurtz, aussi Saxon, et, selon d'autres, Polonais de naissance, perfectionna l'ouvrage du physicien. On a ensuite profité de leurs épreuves, et l'usage s'en est étendu en Suisse, en Savoie, dans le Palatinat, etc., et finalement en Lorraine.

On doit à M. *Boulduc* l'analyse des eaux de Rosières.

LOUECHE (*Eau de*). Sa composition est la même que celle de l'eau de Barège, avec une seule différence, qu'elle contient un tiers de plus de gaz sulfureux, ce qui lui donne plus d'activité, et la fait préférer dans les cas où l'eau de Barège est insuffisante.

LOUVEROT, est situé près de Lons-le-Saulnier. On a publié sur les eaux minérales qui s'y trouvent un Traité par le sieur *J. B. de Girard*, docteur en médecine, 1677. L'auteur recherche dans la première partie d'où est venue la connoissance et l'usage des eaux minérales; la seconde comprend l'analyse de ces eaux, et traite des vertus qu'elles possèdent; la troisième a pour objet la méthode de prendre les eaux minérales, etc.

LOUVRES, près Paris. M. *Cadet* a fait l'analyse de l'eau d'un puits qui se trouvoit dans une des cours du château, d'où il résulte que cette eau étoit alcaline. M. *Missa*, qui a fait connoître cette eau, ne parle pas des propriétés qu'il lui a reconnues.

LU (*Eau sulfureuse de*). Cette source existe à Lu en Montferrat.

M. le marquis *de Brezé* a fait l'analyse de cette eau; il résulte que 4 livres d'eau de Lu contiennent :

	Grains,
Du soufre, qui fait partie constituante du gaz hydrogène sulfuré, et qui a été précipité par le moyen de l'acide nitreux. .	$3 \frac{4}{100}$
Muriate de soude cristallisé.	$36 \frac{74}{100}$
Muriate de chaux.	$9 \frac{25}{100}$
Carbonate de chaux.	$10 \frac{22}{100}$
Sulfate de chaux.	$14 \frac{3}{100}$
Silice.	$\frac{25}{100}$

4 à 5 pouces cubiques d'acide carbonique, 24 pouces de gaz hydrogène sulfuré, et un peu d'air moins pur que l'air atmosphérique.

LUNÉVILLE. *Voyez* NANCY.

LUXEUIL (*Eaux de*), ville située dans le département de la Haute-Saône, à 60 kilomètres

(12 licues) de Besançon , et à 30 kilomètres (6 lieues) environ de Vezoul. C'est dans la ville que se trouvent des sources qui fournissent les dif-férentes eaux minérales qui sont fréquentées par les malades. Toutes , excepté une., sont chaudes ; leur température varie depuis 26 degrés jus-qu'à 46.

Luxeuil , *Lixorium*, tire son étymologie, non seulement des eaux thermales qui s'y trouvent, mais aussi des étangs dont ce lieu est environné, nom dérivé de l'ancien nom celtique *lex* , ou *lix* , ou *lixa*, qui signifie de l'eau. Les monumens de cette ville dénotent qu'elle étoit considérable. On découvre tous les jours dans les forêts voisines des fondemens d'édifices anciens ; on a conservé dans la ville des bas-reliefs , des figures en pierres, des statues et de grosses masses de pierres cimentées à la romaine : il y avoit dans les jardins de l'abbaye de Luxeuil une statue d'homme représentant un gaulois avec tous les caractères de cette nation : le *sagum*, qui ne lui vient qu'à mi-jambe ; le manteau, qui descend jusqu'au bas, et dont un pan est replié sur le bras gauche ; tenant de la droite une cassette (*cistum*) pendue à son col. Elle fut trouvée en 1724, en travaillant à la chaussée du pont qui est sur la rivière de Lanterne.

Le 23 juillet 1755, on trouva dans des ruines des anciens bains de cette ville, une épigraphe en pierre, de 13 pouces 9 lignes de longueur, sur

11 pouces de largeur , avec l'inscription sui-
vante :

Lixovii-Therm.

Repar. Labienus.

Juss. C. J. Cæs.

Imp.

une autre inscription en pierre brute, gravée à la
pointe du marteau, aussi trouvée le 25 du même
mois. L'une et l'autre avoient été déposées à l'hôtel
de ville de Luxeuil avec une urne antique et une
statue équestre. Cette dernière a été trouvée dans
l'étang au-dessus des bains de Luxeuil, le 26 juillet
1755, lorsqu'on faisoit travailler à une rigole pour
dessécher un endroit marécageux où la tradition
place d'anciens bains.

Il y avoit dans un des faubourgs de la ville cinq
bains, ayant chacun leur bassin particulier, avec
les bâtimens qui les environnent. Ils ont été autrefois fort fréquentés , et leurs eaux minérales ont
été en grande réputation, long-temps même avant
que les eaux de Plombières fussent renommées.

Les analyses qui ont été données de ces eaux
semblent annoncer une sorte d'incertitude sur leur
composition, ou au moins sur la nature des
substances qu'elles tiennent en dissolution. Et ce
qui doit justement surprendre, c'est que ces mêmes
eaux, qui autrefois étoient très-fréquentées, n'aient
pas été examinées avec plus de soin. Les uns ont

dit qu'elles contenoient du soufre, mais ils n'ont pu
en démontrer la présence : d'autres ont assuré
qu'elles tenoient en dissolution des sels alcalins et
vitrioliques : d'autres ont avancé qu'ils y avoient
reconnu du bitume et de l'argile ; mais les moyens
dont ils se sont servis pour démontrer ces deux
matières ne méritent aucune espèce de confiance.
Enfin , *Monnet* considère les eaux de Luxeuil
comme des eaux thermales simples , qui ne présentent rien de plus que les eaux ordinaires ; en
effet , à peine sont-elles altérées lorsqu'on les examine par la voie des réactifs. Si cette opinion de
Monnet se trouvoit réalisée , il en résulteroit que
les eaux thermales de Luxeuil rentreroient dans la
classe de toutes les eaux chaudes simples , qui ne
doivent les propriétés qu'on leur attribue qu'à leur
chaleur naturelle , plutôt qu'aux petites quantités
de matières qu'elles tiennent en dissolution.

Il ne doit pas en être de même de la source qui
fournit une eau froide ; celle-là contient évidemment du fer dissous par l'acide carbonique. Cette
eau a en effet une saveur ferrugineuse ; elle se
trouble lorsqu'on la fait chauffer ou qu'on l'expose
pendant quelque temps à l'air , et forme au fond des
vases un dépôt ocreux.

On a pratiqué à Luxeuil plusieurs bains qui
sont très-fréquentés , à cause que la chaleur de
l'eau y est presque toujours à un degré supportable ; aussi presque tous les malades font-ils en

même temps usage des eaux en bains et en boisson.

On regarde les eaux chaudes de Luxeuil comme sudorifiques et apéritives. On assure que, prises à la dose de plusieurs verres dans la matinée, elles deviennent légèrement purgatives ; mais on voit aussi beaucoup de personnes qui n'éprouvent pas un semblable effet.

Quant à l'eau de la source froide qui contient du fer, elle est recommandée dans les cas d'engorgement du foie, dans les maladies d'estomac ; elle guérit les pâles couleurs, et modère l'écoulement trop considérable du flux menstruel.

M.

MAGDELAINE (*Eau de la*). *Voy.* MONT-D'OR.

MAGDELAINE (*Eau de la*), dans le département de l'Hérault.

L'analyse de cette eau a été faite par M. *Saint-Pierre*, médecin à Montpellier.

Deux kilogrammes d'eau contiennent :

	Pouces cubiq.
Acide carbonique en excès.	30
	Grammes.
Carbonate de chaux.	1,32
Carbonate de soude.	0,159
Muriate de soude.	0,763
Sulfate de soude.	0,026
Sulfate de chaux.	0,212
	2,480

MAINE (*Eau de*). Les eaux de Maine portent ce nom d'un village où elles sortent ; ce village est à 4 lieues de Nismes, dans le Languedoc
on a placé ces eaux au nombre des remèdes
rafraîchissans et sédatifs , et c'est en cette qualité
qu'on les prescrit dans les affections spasmodiques ; elles sont purgatives , désobstruantes e
diurétiques.

On ne connoît point d'analyse de ces eaux.

MALOU (*Eau de la*). Les bains de la Malou
sont situés dans le département de l'Hérault. Cett
eau est un peu chaude : elle est claire, blanchâtre, onctueuse, d'un goût piquant et aigrelet
MM. *Bouillet*, *Cros* et *Jolabert*, disent que ce
eaux sont ferrugineuses et légèrement acides.

M. *Saint-Pierre*, médecin à Montpellier,
fait une nouvelle analyse de cette eau.

2,56 kilogrammes d'eau contiennent :

	Grammes,
Acide carbonique en excès.	
Carbonate de soude.	1,200
Muriate de soude.	0,260
Carbonate de chaux.	0,637
Carbonate de magnésie.	0,15g
Sulfate de chaux.	0,15g
Carbonate de fer.	0,053
Matière colorante extractive.	
	2,468

Le dépôt des eaux de la Malou est formé de

carbonate de chaux, de carbonate, de magnésie,
d'oxide de fer, et de silice.

Les bains de la Malou opèrent de bons effets
dans les maladies chroniques.

MANS (*Eau de*). Il se trouve à Mans une
fontaine d'eau minérale dont M. *Duclos* a fait
l'examen. Cette eau est limpide et sans saveur.

L'eau de cette fontaine exige une nouvelle
analyse.

MARC (*Eau de* SAINT-). Saint-Marc est une
chapelle près de Clermont. M. *Chomel* dit que,
de son temps, on avoit découvert ou plutôt renou-
velé des eaux chaudes au-dessous de cette chapelle, avec des bains voûtés qui sont entrés sous
terre. Il paroît, ajoute ce médecin, que ces eaux
ont été autrefois célèbres. Elles lui ont paru légèrement acides et ferrugineuses.

Les propriétés de ces eaux n'ont pas été décrites;
il en faudroit une nouvelle analyse.

MARCHING (*Eau de*). La source sort d'un
rocher près d'une montagne nommée Eichelberg,
à un quart de lieue de Marching en Bavière.

Cette eau est transparente, d'une odeur sulfureuse; sa saveur est fade. Il se dégage, à l'air, des
bulles, et il se dépose une matière blanche.

Résultat d'analyse :
  Hydrogène sulfuré.
  Acide carbonique.
  Carbonate de chaux.

Carbonate de magnésie.

Carbonate de soude.

Sulfate de chaux.

Sulfate de magnésie.

Peu de muriate de soude.

Oxide de fer.

On se sert de cette eau dans les maladies de la peau, la gale, etc., et dans la paralysie, l'apoplexie, etc.

MARÉQUERIE (*Eau des Fontaines de la*). M. *Dubuc*, pharmacien-chimiste à Rouen, a analysé cette eau. Comme c'est la seule espèce d'eau minérale dont on fait usage à Rouen, comme médicament, il étoit utile de constater ses vertus médicinales. M. *Lepeq*, dit dans son *Traité des Maladies épidémiques de la Normandie*, tome 1er, page 266, que la composition de cette eau est insuffisante et incomplète; il ajoute, on sait seulement qu'elle est ferrugineuse.

Cette eau est assez limpide et inodore. Sa pesanteur spécifique est presqu'égale à celle de l'eau distillée, parce qu'elle tient en dissolution, avec des sels, une substance gazeuse.

Sa saveur est fraîche, mais elle a un goût *atramentaire* dominant, qui masque la saveur des autres substances qu'elle tient en dissolution.

Le thermomètre de Réaumur, plongé quinze minutes dans chacune de ces sources, s'est toujours fixé, dans l'une comme dans l'autre, entre 8 et

10 degrés au - dessus de 0 , la température atmosphérique étant de 10 à 12 degrés au même thermomètre.

A la même température, elle ne peut se conserver plus de vingt-quatre heures, enfermée dans
des bouteilles , sans s'altérer. On s'aperçoit de cette
altération en ce qu'elle louchit ; on y voit nager
des agrégations ou filamens qui bientôt se précipitent avec une poudre jaune, qui est le carbonate
de fer.

Il résulte de l'analye de cette eau, qu'elle contient par pinte , ou par deux livres de ce fluide :

Un grain de carbonate de fer., ou environ
un demi-grain de fer.

Trois grains de muriate calcaire, ou d'acide
muriatique et de chaux, de chaque un grain
et demi.

Trois-quarts de grain foible de carbonate
de chaux.

Depuis un jusqu'à deux grains d'extractif végétal.

Enfin, un trentième de son volume d'acide
carbonique interposé.

Avec ces cinq substances, et une température
moyenne, on peut faire, dit l'auteur, une eau minérale très-analogue à celle de la Maréquerie.

D'après l'altération qu'éprouve en très-peu de
temps ce fluide , il vaut beaucoup mieux prendre
cette eau minérale à la source même, si l'on veut

qu'elle possède toutes ces vertus toniques fondantes, etc.

L'eau de la fontaine qui sourd au sud de la Maréquerie contient les mêmes principes que celle ci-
dessus, mais en plus grande quantité.

Il existe plusieurs Traités sur les eaux de Rouen.
Le premier est intitulé : *L'Hydrothérapeutique
des Fontaines médicinales, etc*, par J. Duval,
médecin à Rouen, 1603; le second a pour titre :
*Discours sur les Eaux minérales de la ville de
Rouen*, en 1696; le troisième est connu sous le
titre de *Dissertation sur les Eaux minérales
de Saint-Paul*, 1708, par *Balthase Neel*, docteur en médecine; le quatrième est une *Dissertation touchant la nature et les effets des eaux minérales et médicinales de Saint-Paul, de Rouen*,
par *Michel Cotard*; le cinquième est celui qui a
été publié par M. de *Nihell* en 1759. Il se trouve
encore consigné dans les Mémoires de l'Académie
de Rouen, un *Mémoire sur l'Analyse des Eaux
minérales* de cette ville, par M. *De Bois-Duval*.

MARGUERITE (*Eau de* SAINTE). *Voy.* MONT-
D'OR.

MARIÉE (*Eau de la*), à Lucques. Cette source,
très-anciennement connue sous le nom d'*Amou-
reuse* (Innamorata), a changé son nom contre
celui de *Maritana.*

Cette dénomination porteroit à croire qu'elle
s'est montrée, plus que les autres, *héroïque*, dans

tous les cas où la foiblesse et l'atonie des organes *générateurs* de l'un et l'autre sexe occasionnent aux uns une impuissance factice , et aux autres une stérilité *symptomatique*. Mais rien ne le démontre : elle n'a ni plus ni moins d'efficacité que les autres ; toutes réussissent comme elle dans de pareilles affections.

Elle est à 35 degrés de chaleur ; son poids est, relativement à celui de l'eau distillée , comme 42,155 à 42,048.

Les substances contenues dans une livre d'eau de la *Mariée* sont, d'après M. *Moscheni* :

Acide carbonique libre.	2,586
Sulfate de chaux.	6,970
de magnésie.	3,240
d'Alumine potassé.	0,800
Muriate de soude.	2,310
de magnésie.	0,670
Carbonate de chaux.	1,210
de magnésie.	0,780
Silice et matière extractive.	0,900
Alumine	0,940
Fer	0,840

MARNESSE (*Eau de*). Marnesse est un endroit situé à une petite lieue d'Attancourt en Champagne , où il se trouve une source d'eau minérale ; cette source coule dans un bois. On la dit savonneuse ; mais elle ne diffère essentiellement de celle d'Attancourt (*Voyez* ce mot), qu'en ce qu'elle est moins ferrugineuse ; elle trouble le savon, ainsi que celle d'Attancourt. M. *Navier*, médecin à Châlons, à qui l'on doit cette note, ne parle ni de l'analyse de cette eau, ni de ses propriétés.

MARS (*Eau de* SAINT-). *Voyez* SAINT-MARS.

MARSAC, près de Bordeaux. *Bernard Waren*, médecin hollandais, fait mention, dans sa *Géographie*, d'une fontaine qu'il place à Marsac, village de Guienne. Cette fontaine imite, à ce qu'il dit, le flux et le reflux, et croît à mesure que la Garonne croît elle-même. M. *Astruc*, qui rapporte ce passage, dit n'avoir aucune connoissance de ce fait, et il ne peut deviner d'où *Waren* peut l'avoir pris.

Il n'existe aucune notion sur les propriétés de cette eau.

MARTIN (*Eaux de la fontaine de* SAINT-). La fontaine dite de Saint-Martin est située au village de Beaurain, à 6 lieues de Saint-Quentin, 8 de Laon, 14 de Soissons, 16 de Noyon, et 36 de Paris.

Sa position est au pied d'une roche fort élevée; son exposition est au midi.

Il n'existe aucun dépôt dans son bassin.

L'eau de cette fontaine est en quelque sorte thermale, c'est-à-dire qu'elle éprouve pendant l'hiver un degré de chaleur suffisant pour se couvrir de vapeurs : pendant l'été la fumée n'est pas sensible ; mais, contre l'ordinaire des eaux de source, elle n'est jamais parfaitement froide dans cette saison.

Absolument sans saveur lorsqu'on la boit, elle laisse une légère astriction, qui fatigue même le gosier pendant quelques instans, lorsqu'on l'a tenue long-temps dans la bouche.

Elle est de la plus grande limpidité; il n'y existe que de ces légers filamens blancs, qu'il n'est même facile d'apercevoir qu'aux myopes, et dont, à leurs yeux, peu d'eaux se trouvent exemptes.

L'eau, conservée pendant six semaines, agace bien plus sensiblement, et a plus d'astriction que celle récemment puisée. Du reste, elle paroît produire des effets aussi salutaires, et le transport ne lui fait même perdre aucune de ses vertus.

Elle est à l'eau distillée comme 385 à 384, légèreté peu commune aux eaux minérales.

M. *Cadet-de-Vaux* a fait l'analyse de cette eau; il paroît qu'elle contient du carbonate de chaux et du carbonate de potasse. Elle verdit le sirop de violettes.

Cette eau passe facilement, ce qui fait que les malades n'éprouvent, dans son usage, aucun des inconvéniens attachés à celui de plusieurs autres eaux minérales, tels que de peser sur l'estomac, d'être obligé de tâter, en quelque sorte, leur effet, et, souvent, de ne pouvoir les supporter.

La vertu de cette eau, dans nombre de maladies, et notamment pour la fièvre et pour les plaies récentes, a été reconnue par plusieurs médecins.

MARTIN-DE-FENOUILLE (*Eau de* Saint-).
Il existe dans le Roussillon une fontaine communément connue sous le nom de la fontaine de
Saint-Martin-de-Fenouille ; on la trouve à une certaine distance du Boulon, dans le fond d'un ravin
qui n'est pas fort éloigné du grand chemin d'Espagne. L'eau de cette fontaine, suivant M. *Carrère*,
médecin à Perpignan, a un goût piquant. M. *Car-*
rère établit la nature de ces eaux : il paroît qu'elles
sont alcalines ; mais il seroit utile d'en faire une
nouvelle analyse. Il rapporte les différens cas dans
lesquels ces eaux conviennent. Les estomacs lents,
paresseux, trouveront un secours efficace dans la
boisson de ces eaux, sur-tout s'il n'y a aucun signe
d'irritation et d'éréthisme, car l'un et l'autre pourroient augmenter par leur usage.

MARTRES-DE-VEYRE. Parmi les eaux minérales d'Auvergne, celles qui ont quelque réputation sont, entr'autres, les eaux de Martres ; ces
eaux prises au rocher des bains, au printemps,
sont un peu tièdes, et ont une saveur légèrement
acide.

Il est utile de répéter l'analyse de ces eaux. On
n'a pas non plus aucune notion de ses propriétés.

Cette fontaine se trouve sur le chemin du Mont-
d'Or à Vic-le-Comte, et n'est éloignée que d'une
demi-lieue de cette ville ; elle ne coule aussi qu'à
huit ou dix pas de la rivière d'Allier.

MAZAMET (*Eau de*). On trouve dans les registres de l'Académie de Toulouse une analyse manuscrite, qui a été faite des eaux minérales de Mazamet. M. *Galet* a lu cette analyse, les 31 mai 1757, et 19 janvier 1758 (Voyez la *Bibliothèque physique de la France.*)

MÉDAGUE (*Eau de*). Ces eaux minérales sont situées en Auvergne, à trois lieues de Clermont-Ferrand; elles sourdent dans une prairie, près du bourg de Josse, près de la rivière d'Allier.

Les eaux sont fournies par deux sources éloignées l'une de l'autre d'environ une toise. Il n'y a pas de différence entr'elles, car elles sont presque également abondantes, minéralisées par les mêmes principes, et douées des mêmes qualités.

Ces eaux sont froides, acidules, leur saveur est vive et piquante; les bestiaux des environs s'en abreuvent avec volupté; on a observé qu'ils ont été souvent préservés, par ces eaux, des maladies soit endémiques, soit épidémiques.

Les eaux de Médague étoient sans doute célèbres dans des temps éloignés, puisque les naturels du pays prétendent que *Médac,* ou *Médague*, étoit un mot du langage de leurs pères, qui équivaloit à médicinal.

D'après l'analyse qui a été faite de ces eaux par M. *Chappel*, pharmacien à Clermont-Ferrand, elles paroissent contenir de l'acide carbonique, du muriate de soude, du carbonate de chaux et du carbonate de fer.

Elles sont apéritives, légèrement toniques, laxatives et purgatives ; elles sont propres à toutes les
maladies causées par des obstructions ; elles calment les irritations des entrailles, guérissent la
jaunisse, les fièvres intermittentes, et dissipent
les pâles couleurs, etc.

MEDICIS. Il y a une fontaine minérale à Medicis,
près de Saint-Denis-les-Blois ; *Paul Reneaulme*,
docteur en médecine, a publié un Traité intitulé :
La Vertu de la fontaine de Medicis, 1618, in-8°.

MEDVI (*Eaux de*). Ces eaux acidules, situées
à Medvi, dans l'Ostrogothie, sont très-anciennes
en réputation. Elles furent découvertes en 1677,
par *Hierne*.

Bergmann en a fait l'analyse : elles contiennent
par pinte :

	Pouces cubiq.
Acide carbonique.	12
Gaz hydrogène sulfuré.	16

	Grains.
Carbonate de fer.	$1\frac{11}{19}$
Soufre.	$2\frac{4}{15}$
Muriate calcaire.	$\frac{4}{19}$

MEINBERG (*Eau de*), en Hanovre. Cent livres
de cette eau contiennent, d'après *Westrumb* :

	Grains
Muriate de soude crystallisé.	4950
de magnésie.	53 $\frac{1}{14}$
Sulfate de soude crystallisé.	300
Carbonate de fer.	12 $\frac{1}{2}$
de chaux.	741
de magnésie.	112 $\frac{1}{2}$
Sulfate de chaux.	1600
Principe résineux.	18 $\frac{3}{4}$
. . . .	8266

Cent pouces cubes de cette eau contiennent, d'a-
près *Westrumb*, 50 pouces cubes de gaz acide
carbonique.

Il y en a qui prétendent que cette eau est sulfureuse : on trouve dans un ouvrage allemand une
autre analyse, faite par *Westrumb*.

Une livre de cette eau contient :

	Pouces cubiq.
Acide carbonique.	4
Hydrogène sulfuré.	6

Dix-huit livres contiennent :

	Grains.
Oxide de fer.	1
Carbonate de magnésie.	4
Alumine.	1
Carbonate de chaux.	36
Sulfure calcaire.	1 $\frac{1}{2}$
Muriate de soude.	11
Sulfate de soude.	33
de magnésie.	160
Sulfate de chaux.	268
Matière extractive.	2 $\frac{3}{4}$

MEMELSEN (*Eau de*). L'eau minérale de Memelsen, dans l'archevêché de Fulda, contient sur 16 onces :

	Grains.
Muriate de soude.	$2\frac{12}{18}$
Sulfate de chaux.	$\frac{8}{9}$
Carbonate de magnésie. de chaux. }	$15\frac{2}{8}$

MENITOUE, est situé en Normandie. Les eaux minérales qui s'y trouvent sont en tout semblables à celles de Bourberouge. (*Voyez* ce mot.)

MERLANGE (*Eau de*). Merlange est situé près de la ville de Montereau-Faut-Yonne : il s'y trouve une source d'eau qui depuis long-temps passe, dit-on, dans les environs, pour avoir une vertu purgative.

L'eau minérale de Merlange est très-limpide à sa source ; elle n'a aucun goût désagréable, elle est seulement un peu douceâtre.

Des commissaires de l'ancienne faculté de médecine de Paris en ont fait l'analyse, d'où il résulte que cette eau est ferrugineuse, et contient un carbonate alcalin et calcaire : il seroit nécessaire qu'on fît une nouvelle analyse de ces eaux.

M. *Bourru*, docteur en médecine, a soutenu aux écoles, le 21 novembre 1765, une thèse dans laquelle il a examiné si les eaux minérales de Merlange conviennent dans les maladies chroniques. Suivant cet auteur elles sont bonnes dans les maux d'estomac, dans les cas d'obstructions, dans les déjections sanguinolentes, causées par la dilatation de leurs pores, ou même par l'évasion de leurs parois ; elles conviennent en outre dans les coliques néphrétiques, dans la goutte, dans les maladies de nerfs, etc.

MIER (*Eau de*). Mier est un petit village situé à 9 lieues de Cahors en Quercy, près des bords de la Dordogne ; ce village possède des eaux minérales qui ont une saveur âcre et une odeur de fer ; elles sont tout-à-la-fois purgatives et rafraîchissantes.

On ne connoît point d'analyse de ces eaux.

MOCHING (*Eau de*), dans la Haute-Bavière. Cette source est sur une hauteur entre Dachau et Heimhausen, près de Munich.

Cette eau est transparente ; elle n'a nulle odeur ; sa saveur est alcaline, et laisse dégager des bulles à l'air.

Elle est composée de :

Acide carbonique.
Carbonate de chaux.
Carbonate de magnésie.
Carbonate de soude.
Muriate de magnésie.
Muriate de chaux.
Oxide de fer.

Cette eau jouissoit d'une grande réputation en 1758, pour les maladies lymphatiques.

MOIN (*Eau de*). Moin est une fontaine minérale, ainsi nommée d'un village où elle se trouve fort près de Montbrison, dans le Lyonnais. Cette eau paroît être un peu acide.

On n'en connoit pas d'analyse.

MOLITZ (*Eau de*). Le long d'un torrent appelé *le Torrent de Riell*, qu'on trouve auprès de Molitz, près Conflant, en Roussillon, il y a une quantité de fontaines d'eaux thermales, fort peu éloignées les unes des autres; elles sont sulfureuses. Leur température n'est pas fort différente : l'une fait monter le thermomètre de Réaumur au 33e degré, et sert depuis long-temps pour les maladies cutanées ou à ceux qui sont attaqués de rhumatisme et de sciatique. Les autres sources élèvent l'alcool au 30e degré. (*Voyez* ROUSSILLON.)

MONBASQ (*Eaux de*). Monbasq est situé près de Bayeux, en Basse-Normandie; on y trouve des eaux ferrugineuses.

On ne connoît point d'analyse de ces eaux.

MONFRIN (*Eaux de*). Monfrein est un village de Languedoc situé sur le bord du Rhône, à quatre lieues de Nisme; il s'y trouve des eaux minérales froides qui ont les mêmes vertus que celles du Maine. Point d'analyse connue.

MONNÉ (*Eau de*). On trouve deux sources d'eaux ferrugineuses au terroir de Monné, dans le Roussillon; l'une au lieu dit la *Lloufe*, et l'autre au lieu appelé la *Mène* ; cette dernière est sur-tout très-ferrugineuse.

On n'a point décrit ses propriétés. (*Voyez* Rous-sillon.)

MONTBOSQ (*Eau de*). Montbosq est situé près de Bayeux et de Caen. Il se trouve dans cet endroit des eaux qui passent pour ferrugineuses ; elles sont limpides.

On n'a rien décrit sur leurs propriétés. Il n'existe pas non plus d'analyse.

MONTBRISON, département de la Loire, à 15 lieues de Lyon et à 100 lieues de Paris. Il y a trois sources ; l'une que l'on nomme Source Ro-maine, qui se trouve près des ruines d'un temple de Cérès; l'autre Source des Ladres; la troisième dite de la Rivière. Les eaux de ces trois sources sont froides, très-acidules, et un peu austères; leur réputation est fort ancienne.

MONT-DU-MARSAN (*Eau de*). Mont-du-Marsan est une petite ville située sur la rivière Demidouse à dix lieues de Dax. Ses eaux minérales lui ont autrefois acquis beaucoup de réputation. Ces eaux sont légères, ont un goût ferrugineux. M. *Bet-beder* a fait imprimer une dissertation sur la nature de ces eaux, il les regarde comme apéritives, inci-sives, diurétiques, et quelquefois purgatives; elles conviennent dans toutes les maladies de l'estomac, dans les obstructions, contre les dartres, les fièvres intermittentes, etc.

MONT-D'OR (*Eaux du*). La montagne très-élevée appelée Mont-d'Or, est située dans le département du Puy-de-Dôme, à 35 kilomètres (7 lieues) environ de Clermont.

Dans l'intérieur et aux environs du village du Mont-d'Or, on trouve une infinité de sources qui participent plus ou moins de l'état minéral , et qui différent par le volume , la limpidité , la température de leurs eaux, et par la quantité de principes minéralisateurs qu'elles tiennent en dissolution.

M. *Bertrand*, docteur en médecine, inspecteur des eaux du Mont-d'Or, etc., vient de publier sous le titre de *Recherches sur les Propriétés chimiques , physiques et médicinales des eaux du Mont-d'Or* (1), un ouvrage qui doit être considéré comme un Traité complet sur les eaux minérales du Mont-d'Or ; il peut même servir de modèle aux médecins qui voudront entreprendre de semblables essais.

L'auteur a divisé son sujet en quatre parties. Dans la première, il donne la topographie de la vallée et du village où ces eaux sont situées. Dans la seconde, il a fait connoître l'analyse des sources principales du Mont-d'Or. Dans la troisième partie, l'auteur a exécuté ce qu'avoient à peine ébauché jusqu'à

---

(1) *Paris , chez Gabon, libraire , rue de l'Ecole de Médecine ,* 1810.

présent les divers auteurs qui ont écrit sur les propriétés des eaux minérales; il a constaté, par des recherches et des observations multipliées, les propriétés médicinales et l'action générale des bains du Mont-d'Or sur la respiration, sur la circulation, sur la transpiration cutanée, sur l'expectoration, sur les selles, sur les urines, etc. Enfin, dans la quatrième partie, M. *Bertrand* a présenté une série d'observations des maladies particulières dans lesquelles on emploie avec succès les eaux du Mont-d'Or.

Les eaux du Mont-d'Or sont belles et très-abondantes; les sources, par leur position, se prêtent merveilleusement à une distribution avantageuse et commode; nulle dépense à faire pour les élever, pour les réunir ou les défendre des lavanches, des éboulemens, ou de l'invasion de quelque torrent.

Ces sources sont au nombre de quatre; elles sortent de la base de la montagne de l'Angle, très-rapprochées, et disposées sur la même ligne : elles traversent le village en courant du nord au sud-ouest.

Fontaine de Sainte-Marguerite. La première et la plus élevée des quatre sources est désignée sous le nom de Sainte-Marguerite. Ses eaux sont reçues dans un petit bassin découvert, construit en dalles de pierres de taille.

Près de ce bassin, un peu à droite, est une autre source, dont les eaux, plus abondantes, sont de la

même nature que celles dont je viens de parler :
elle paroît résulter de la division de la première ;
elle n'a pas reçu de nom particulier. Le bruit
qu'elle fait en sortant pourroit lui faire donner
celui de Source du Tambour.

Les eaux de Sainte-Marguerite sont belles et
limpides. Leur température ne s'élève pas au-dessus
de 10 ou 11 deg. : elles sont inodores, ont une saveur
fraîche, acide et même un peu styptique, ne laissent aucun dépôt dans leur trajet, rougissent fortement la teinture de tournesol, précipitent l'eau de
chaux, redissolvent promptement ce précipité,
fournissent une grande quantité de bulles si l'on y
verse un peu d'acide sulfurique, ou si on les fait
chauffer; perdent ces différentes propriétés après
avoir bouilli, et alors ne sont plus visiblement
altérées par les réactifs.

Elles contiennent 850 milligrammes de gaz acide
carbonique par litre.

Le dépôt qu'elles abandonnent, quand on les a
fait évaporer, ne diffère, ni en quantité ni en qualité,
de celui que l'on obtient des fontaines ordinaires
de la vallée.

Leur mélange avec le vin compose une boisson
agréable et rafraîchissante.

Ces eaux sont toniques, détersives, antiseptiques,
et augmentent la quantité des urines. Elles conviennent aux personnes mélancoliques, cacochymes,
à celles dont l'estomac est affoibli : on peut les boire

à la dose de quatre ou cinq verres chaque matin ; et pendant les repas les mêler avec le vin.

En lotions, elles détergent les ulcères, favorisent leur cicatrisation en augmentant l'énergie vitale, et secondent aussi leur curation.

La source qui avoisine celle de Sainte-Marguerite présente les mêmes propriétés.

Eaux de la Magdeleine. La fontaine de la Magdeleine produit quatre-vingt-huit litres d'eau par minute : ce volume est le même en été et en hiver. Ces eaux n'ont point d'odeur sensible : elles sont transparentes ; néanmoins elles ont l'aspect un peu gras. Leur température s'altère quand on les expose à l'air. Leur saveur est d'abord légèrement acidule, puis onctueuse et salée ; elle devient amère et astringente, si on les agite dans la bouche. Le thermomètre centigrade, dont la boule est plongée dans l'œil de la source, monte à 42 degrés. Cette température est constante. Un litre de ces eaux pèse 12 décigr. 75 centigr. (24 grains) de plus qu'un pareil volume d'eau distillée.

En résumant toutes les expériences faites par M. *Bertrand,* vingt-six litres d'eau de la Magdeleine, ou vingt-huit pintes de Paris, contiennent :

	Gram. Mill.		Grains.
Acide carbonique.	6,905	ou	130
Carbonate de soude.	10,040	·	189
Sulfate de soude.	3,028		57
Muriate de soude.	7,602		145
Alumine	3,293		62
Carbonate de chaux.	6,162		116
Oxide de fer.	0,584		11
Carbonate de magnésie. . . .	2,018		38
	39,632		748

Fontaine du Bain de César. L'eau du Bain de César a été analysée de la même manière que celle de la Magdeleine. L'auteur n'a point trouvé de différences appréciables dans les propriétés physiques de ces deux sources, ni dans la nature et les proportions des substances qui les minéralisent ; seulement la température du Bain de César est plus élevée que ne l'est celle de la Magdeleine : elle est de 45 degrés thermomètre centigrade.

Les eaux du Bain de César sont ordinairement prises en bains partiels, rarement en bains entiers. Il est des circonstances où l'on ne pourroit, sans un danger imminent, se plonger dans la cuve. On se rappelle qu'elle est placée au milieu de la grotte. Le niveau de l'eau qui la remplit est à un demi-mètre au-dessous du seuil de la porte. Souvent tout l'espace compris, à partir de la surface de l'eau jusqu'à la hauteur du seuil, est occupée par une couche de gaz acide carbonique.

Lorsque l'intérieur de la grotte est dans cet état, qu'on appelle mauvais ou soufré, on éprouve, en y entrant, un sentiment de chaleur, de formication et de pression sur les jambes. Cette observation est tellement vulgaire, qu'il n'est pas un habitant du Mont-d'Or qui ne sache, par la simple inspection, si le bain peut être abordé sans danger. La bougie brûle au-dessus du seuil de la porte ; elle s'éteint immédiatement au-dessous, quand le bassin est soufré. L'eau de chaux, mise dans un vase placé sur le plancher, devient laiteuse. Un animal, plongé dans cette atmosphère, y est asphyxié en un instant. Alors on peut, à l'aide d'un vase, puiser du gaz acide carbonique dans ce local.

Grand Bain. Les eaux du Grand Bain sont reçues dans un bassin de forme rectangulaire, divisé en quatre parties. Elles sourdent par un grand nombre de petits filets, à travers les joints de pierres qui couvrent inégalement le fond de ce bassin.

Les sources réunies du Grand Bain produisent trente-huit litres d'eau par minute.

Ces eaux sont inodores : leur couleur est un peu opale. Conservées dans un vase à surface large et découvert, elles se couvrent d'une pellicule semblable à celle que présentent les eaux de la Magdeleine. Mais outre les différens carbonates et l'alumine, la silice entre aussi dans sa composition.

Les dalles qui forment la face antérieure du bassin, ont à leur partie supérieure des échancrures par lesquelles s'écoule le trop plein du bain. Sur les côtés de ces échancrures on voit des incrustations très-dures. Un fragment de ces dépôts a donné, à l'analyse, de la chaux, de la magnésie et du fer à l'état de carbonate, de la silice et de l'alumine.

La saveur des eaux est douce et insipide; elles sont molles et onctueuses au toucher.

La température diffère dans les quatre caves. Le thermomètre centigr. monte à 43 deg. dans l'une, et à 42 dans l'autre.

La température du Grand Bain varie pendant le temps qu'on administre les bains et la douche. L'eau qui sert aux douches est élevée, par le moyen d'une pompe, dans un réservoir placé au-dessus des caves ; elle retombe ensuite dans les bains. Sa chaleur diminue en raison du trajet qu'elle parcourt, des surfaces plus ou moins multipliées avec lesquelles elle se trouve en contact, et de son séjour plus ou moins prolongé dans le réservoir. Si donc, pendant ou quelques heures après le temps du service, on cherchoit à connoître le degré de chaleur des bains, on n'auroit que des résultats fautifs et variables au gré du jeu ou de l'intermittence des douches. L'erreur que cette cause peut introduire dans l'appréciation de la chaleur des eaux, va jusqu'à un degré et demi.

D'après les expériences que M. *Bertrand* a faites,

vingt-six litres d'eau du Grand Bain, ou vingt-huit
pintes de Paris, ont fourni :

	Gram.		Grains.
Gaz acide carbonique libre. .	3,452	ou	65
Carbonate de soude.	10,624		200
Muriate de soude.	7,808		147
Sulfate de soude.	2,656		50
Carbonate de chaux.	7,330		138
Carbonate de magnésie. . . .	2,496		47
Oxide de fer.	0,212		4
Alumine.	2,071		39
Silice.	1,593		30
	38,242		720

Toutes ces eaux se prennent en boisson et en
bains. L'acide carbonique dont elles paroissent être
imprégnées, fait qu'on leur trouve, lorsqu'elles
viennent d'être puisées, une légère saveur piquante
et comme aigrelette.

On assure que, prises en boisson, elles conviennent sur-tout dans le traitement de la phthisie
pulmonaire ; cependant, si on en croit *Venel*, il
y a des maladies de cette espèce pour lesquelles ces
mêmes eaux ne peuvent pas être employées avec
succès, et ce sont celles qui sont trop avancées.

On vante aussi leurs propriétés pour guérir les
engorgemens squirrheux et les obstructions invétérées.

Mais c'est sur-tout prises en bain qu'elles produisent de bons effets chez les personnes goutteuses ou attaquées de rhumatismes, principa-

lement lorsqu'aux bains on a soin de réunir les douches.

Les malades qui fréquentent les eaux du Mont-d'Or doivent, autant que faire se peut, aller respirer l'air des montagnes, qui est toujours plus pur, et par conséquent plus salutaire que celui du vallon où sont situées les sources. L'air dans ce vallon y est, dit-on, trop stagnant; et sa température variant à chaque instant du froid au chaud, et du sec à l'humide, il est nécessaire de se mettre en garde contre ses différentes variations, qui, dans bien des cas, sont seules suffisantes pour altérer la santé des personnes qui sont délicates.

MONTENDRE (*Eau de*). Montendre est situé dans la Saintonge; il s'y trouve une source d'une eau très-limpide, mais qui a quelque odeur marécageuse. M. *Duclos*, qui a fait l'analyse de cette eau, ne donne aucun détail sur ses propriétés. Il seroit à désirer qu'on en fît une nouvelle analyse.

MONTIONE (*Eau de*), en Toscane. L'analyse de cette eau a été faite par MM. *Giuli* et *Fabroni*. M. *Planche* en a donné une traduction. (Voyez le *Bulletin de Pharmacie*, n°. 8, 1809, et le *Journal de Physique, Chimie et Histoire naturelle du Royaume d'Italie, rédigé par Brugnatelli,* deuxième trimestre, 1809).

100 onces d'eau minérale de Montione contiennent les matériaux immédiats suivans :

	Onces.
Eau pure.	96,300
Acide carbonique libre.	3,350
Carbonate de soude neutre.	0,170
de fer.	0,008
de chaux.	0,060
d'alumine.	0,102
Résidu insoluble.	0,010
	100,000

Le mémoire de MM. *Giuli* et *Fabroni* est divisé en sept chapitres. Dans le premier, ils donnent une idée précise du mémoire; dans le deuxième, la notice historique de l'eau minérale de Montione; dans le troisième, des observations locales faites à la source de l'eau minérale et dans les environs; dans le quatrième, l'examen des propriétés physiques et chimiques de cette eau; dans le cinquième, une analyse exacte; dans le sixième, la comparaison de l'eau de Montione avec les autres eaux minérales; ses usages dans la médecine et dans les arts; dans le septième, des conjectures sur la production de l'eau de Montione.

MONTMOROT, est situé dans la Franche-Comté. Il se trouve dans cet endroit des sources d'eaux salées. M. *Rossigneux*, pharmacien à Dole, a publié, en 1756, un Traité sur ces eaux, de même que sur celles de Salins; il est intitulé: *Analyse des Fontaines salées de Montmorot et de Salins.*

MORNE ou MARNES. On donne le nom de Morne ou Marnes, à des eaux minérales dont la

source se trouve dans un bois qui porte ce nom,
et qui est à une lieue de distance du village d'Attancourt en Champagne. Cette source est au milieu
du bois ; l'eau en est extrêmement ferrugineuse, aussi
passe-t-elle sur des mines de fer. Elle est rafraîchissante et apéritive ; on s'en sert contre les douleurs de reins ; elle convient dans les obstructions.

MOUSSON, est une montagne située en Lorraine:
il s'y trouve une fontaine minérale. (*Voyez* PONT-
à-MOUSSON.)

MUHLDORF (*Eau de*). Cette source est située
près du château du comte de Taufkirch-Engelburg,
en Bavière.

Cette eau n'a ni odeur, ni saveur; il s'en dégage
du gaz acide carbonique.

Elle contient :

    Acide carbonique.

    Carbonate de chaux.

    Muriate de chaux.

    Muriate de magnésie.

    Carbonate de soude.

    Oxide de fer.

Les propriétés de cette eau ne sont pas assez
connues.

MYON (*Eau de* SAINT-). C'est à Saint-Myon,
village distant de 10 kilomètres (2 lieues) de la
ville de Riom, département du Puy-de-Dôme, que
se trouve la source d'eau minérale dont il va être
question.

Feu *Costel*, à qui l'on doit l'analyse de cette eau, assure qu'elle est incolore et transparente. Sa saveur est piquante et aigrelette. Lorsqu'on l'agite fortement, elle donne une très-grande quantité de bulles qui se crèvent bientôt, en perdant le fluide élastique qui les avoit formées. C'est de l'acide carbonique : dès qu'une fois il est séparé par ce simple moyen, l'eau n'a plus qu'une saveur légèrement alcaline.

Parmi les diverses substances que cette eau tient en dissolution, et qu'on peut séparer assez facilement par des moyens chimiques, on en distingue sur-tout quatre, savoir : de la soude, du muriate de soude, du carbonate et du sulfate de chaux. On a prétendu qu'elle contenoit aussi du fer; mais il paroît que la présence de ce métal n'a pas été constatée d'une manière positive.

On a voulu aussi établir une sorte d'analogie entre cette eau et celle de Seltz; mais quoique les substances salines que ces deux eaux contiennent, soient en effet à-peu-près les mêmes, cependant leurs proportions sont si peu semblables, qu'on est bientôt disposé à croire que ces deux eaux minérales doivent produire des effets différens.

Quoi qu'il en soit, on regarde l'eau de Saint-Myon comme jouissant de plusieurs propriétés bien essentielles, telles que celles de rétablir l'évacuation des règles et des hémorrhoïdes, de modérer les pertes utérines et hémorrhoïdales, de guérir les pertes blanches, et de remédier aux gonorrhées trop anciennes, et qui ont résisté à l'action des moyens pharmaceutiques ordinaires.

Le gaz acide carbonique dont cette eau est fortement imprégnée, étant un de ses principes essentiels, on doit éviter qu'il se dissipe. Il faut donc, lorsqu'on en fait usage, ne pas la faire chauffer. Celle qui est puisée à la source, pourvue de tout l'acide carbonique qu'elle peut contenir, doit nécessairement, d'après cela, avoir plus de propriétés que celle qu'on transporte dans différens départemens, où, la plupart du temps, elle arrive, en partie, décomposée, à moins qu'on n'ait pris toutes les précautions possibles pour que les bouteilles qui la contiennent soient exactement bouchées.

On est parvenu à composer des eaux artificielles qui imitent tellement les eaux minérales de Saint-Myon, qu'il est difficile de décider, par la seule dégustation, s'il existe entre elles une différence. Mais il reste à prouver si les propriétés médicinales de ces deux eaux sont parfaitement semblables.

N.

NANCY. La principale fontaine martiale de la Lorraine, a dit M. *Bagard*, ancien médecin de Nancy, est située au couchant, au pied de l'angle d'un cavalier du bastion Saint-Thibault, de la ville même de Nancy : l'eau s'écoule depuis la source, par un canal en pierre de taille voûté, de la

hauteur de trois à quatre pieds, qui vient aboutir
en partie à la fontaine qui est au bas de l'hôtel de
la gendarmerie, et en partie au bas du ruisseau du
Moulin; on nomme cette fontaine, qui a été anciennement connue, la fontaine de Saint-Thibault,
parce qu'il y avoit autrefois à côté de sa source
une chapelle où ce Saint étoit honoré.

Cette chapelle, avant même que les fortifica-
tions de la ville neuve de Nancy eussent été construites, étoit un petit oratoire ouvert par le devant,
grillé et placé près d'un petit moulin; il y avoit un
autel auprès duquel étoit cette source, où les fé-
bricitans alloient boire; mais lorsqu'on fit le bou-
levard et l'étang Saint-Jean, tout cela fut ruiné;
et les moulins, qui étoient auparavant bien éloignés
de la ville, se trouvent aujourd'hui renfermés dans
l'endroit où étoient les remparts.

En 1673, lorsque Louis XIV fit rebâtir les for-
tifications de Nancy, cette chapelle se rencontra
dans le bastion Saint-Thibault: on ne la démolit
pas; elle est restée enfouie en entier dans les terres
dont on combla les fossés.

L'eau de cette source est claire, fraîche et légère.
M. *Mathieu de Dombasle* a analysé cette eau. On
la regarde, dit-il, communément, comme ferrugineuse, et comme jouissant de certaines propriétés médicinales. Plusieurs personnes en font
usage, comme d'une eau minérale. Cependant les
habitans du quartier l'emploient à tous les usages

ordinaires de l'eau commune, et la boivent sans en éprouver d'effets sensibles.

Le tuyau qui amène cette eau, et le bassin dans lequel elle tombe, sont incrustés d'une couche ocracée fort épaisse ; cependant il paroît que le fer y est plutôt en suspension qu'à l'état de solution, car cette eau, filtrée peu de minutes après avoir été puisée, n'a plus rien laissé déposer, et n'étoit colorée ni par le prussiate de chaux, ni par la noix de galle ; mais au moment même où on la puise, on aperçoit des flocons bruns qui nagent dans la liqueur. Cette eau n'altère pas la teinture de mauve.

L'analyse d'un kilogramme d'eau a donné pour résultat :

	Grains.
Carbonate de chaux.	0,35
Sulfate de chaux.	0,07
Sulfate de chaux cristallisé. . . . . . . , .	0,26
Muriate de soude.	0,04
Carbonate de fer en suspension.	0,004

Ou par bouteille :

	Grains.
Carbonate de chaux.	8,0
Sulfate de chaux.	1,5
Sulfate de magnésie.	6,0
Muriate de soude.	1,0
Carbonate de fer. . . , ...	0,1

Cette eau s'emploie dans plusieurs maladies chroniques, comme les obstructions, les pâles couleurs, les défauts de digestion, dans la jaunisse, les difficultés d'uriner, la gale, etc.

Outre la fontaine minérale de Saint-Thibault, on trouve encore à Nancy plusieurs autres sources dont M. *De Dombasle* a fait l'analyse.

Analyse de l'eau d'une source qui alimente plusieurs fontaines publiques de Nancy.

Cette eau n'altère ni la teinture de noix de galle, ni celles de fleurs de mauve ; elle est composée, par kilogramme d'eau, de

Grammes.

Carbonate de chaux.	0,15
Carbonate de magnésie.	0,03
Muriate de soude.	0,02

Ou par bouteille de 40 onces ancien poids :

Grains.

Carbonate de chaux	3,5
Carbonate de magnésie.	0,6
Muriate de soude.	0,4

Cette eau contient, de plus, une portion d'acide carbonique libre, mais pas assez pour altérer les teintures végétales.

Eau d'un puits situé dans la ville de Nancy.

Les personnes qui habitent la maison où est situé ce puits ne peuvent employer l'eau, ni comme boisson, ni dans la préparation des alimens, à cause d'une saveur désagréable due à la grande quantité de muriate terreux et de nitrate qu'elle contient. Elle n'altère pas la teinture de fleurs de mauve, ni celle de noix de galle.

(290)

Cette eau contient par kilogramme :

	Grammes.
Carbonate de chaux.	0,32
Sulfate de chaux.	0,74
Muriate de chaux sec.	0,17
Muriate de magnésie sec.	0,35

Ou par bouteille de 40 onces :

	Grains.
Carbonate de chaux.	7,3
Sulfate de chaux.	17,0
Muriate de chaux sec.	4,0
Muriate de magnésie sec.	8,0

L'analyse par l'évaporation a, de plus, démontré, dans l'eau de ce puits, 50 ou 60 centigrammes de nitrate alcalin par kilogramme.

En général, les eaux de puits que M. *De Dombasle* a analysées, diffèrent beaucoup, pour la pureté, de celle des fontaines. Plusieurs contiennent du carbonate de fer en très-grande quantité, de manière qu'en peu de temps d'exposition à l'air ces eaux perdent entièrement leur transparence.

Analyse de l'eau d'une source des environs de Lunéville.

Cette eau n'altère ni les teintures bleues végétales, ni celle de noix de galle ; elle est abondamment précipitée par l'eau de chaux, par l'oxalate de potasse, par le muriate de baryte et par le nitrate d'argent.

Cette eau contient par kilogramme :

	Grammes.
Carbonate de chaux.	2,43
Sulfate de chaux.	0,30
Sulfate de magnésie	1,68
Muriate de soude.	0,3

Et par bouteille de 40 onces :

	Grains.
Carbonate de chaux.	10
Sulfate de chaux.	7
Sulfate de magnésie.	38
Muriate de soude.	8

NENNDORF (*Eau de*). Cette eau saline sulfureuse a sa source près de Nenndorf à 5 lieues
de Hanovre et à 10 lieues de Pyrmont.

La température est à 51° de Farenheit.

Pesanteur spécifique : : 189 : 193.

Odeur fétide; saveur sulfureuse, balsamique.

D'après l'analyse de M. *Brachmann*, elle contient sur huit livres :

	Grains.
Carbonate de soude.	7
Muriate de magnésie.	9
Matière bitumineuse.	3
Sulfate de magnésie.	27
de soude.	12
de chaux.	63
Carbonate de chaux.	23
de magnésie.	4
Silice.	4

Propriétés Médicinales. Dans les affections ca-
tarrhales, les maladies de la peau, la suppression
des mois, les hémorrhoïdes, la cachexie, les pâles

couleurs, la goutte, la paralysie, l'immobilité des membres, ainsi que dans celles des reins, de l'estomac, dans les matières vermineuses, et plusieurs autres maladies.

NÉRIS (*Eaux de*), sur les bords du Cher, département de l'Allier, à une lieue de Mont-Luçon. Elles sont au nombre de trois, dont l'une porte le nom de *Grand Puits de César;* la seconde, le *Puits de la Croix*, et la troisième *Puits Quarré*. Elles étoient très-fréquentées du temps des Romains. La chaleur de l'eau qui se trouve dans ces puits est très-grande. M. *Michel* y a plongé un thermomètre, il a monté au 65e degré (Réaumur) dans la source appelée *Grand Puits;* dans celle du *Puits de la Croix*, au 65e, et dans la petite source appelée *Puits Quarré*, ou *Tempérée*, au 58e.

M. *Mossier*, docteur en médecine, a fait l'analyse des eaux de Néris. Une livre d'eau contient :

	Grains.
Carbonate de chaux.	1,41
Carbonate de magnésie.	0,12
Carbonate de soude.	3,70
Sulfate de soude.	6,66
Muriate de soude.	1,77

Température, 48 degrés.

NEUMARKT (*Eau de*), dans le Haut Palatinat. La source est située près de la ville, à quelques lieues du bourg de Wolfstein, dans une contrée fort agréable.

Cette eau a une odeur sulfureuse, une saveur

piquante, désagréable, astringente ; elle est transparente et il s'en dégage, à l'air, de l'acide carbonique.

Résultats d'analyse :

Hydrogène sulfuré.

Acide carbonique.

Carbonate de chaux.

Carbonate de magnésie.

Sulfate de chaux.

Sulfate de magnésie.

Muriate de chaux.

Muriate de magnésie.

Peu de carbonate de soude.

Beaucoup de fer.

Matière extractive.

Cette eau, d'après beaucoup d'expériences, guérit non-seulement toutes les maladies de la peau,
mais est employée avec succès dans la goutte, la
paralysie, comme suite de l'apoplexie, l'hypocondriaque, les maladies de l'estomac, et comme vermifuge.

NIEDERBRONN (1) (*Eaux de*). Niederbronn,
bourg assez considérable situé dans le département du Bas-Rhin (Basse Alsace), à la distance

---

(1) Nous devons à MM. *Gerboin*, professeur de la faculté de médecine de Strasbourg, et *Hecht*, professeur
de l'école de pharmacie de la même ville, l'analyse de
cette eau. (Voyez *Annales de Chimie*, vol. 74, pag. 250.)

de 4 myriamètres 4 kilomètres (10 lieues) nord de Strasbourg, a donné son nom à la source. Placé à l'entrée d'une des nombreuses vallées qui traversent les Vosges, ce bourg paroît appuyé, dans la direction du sud-ouest au nord-ouest, contre deux monticules qui tiennent à cette grande chaîne de montagnes. La vue dont il jouit, circonscrite de toutes parts par des coteaux inégalement élevés, est peu étendue, mais extrêmement pittoresque. Une plantation régulière d'arbres qui a été faite depuis peu dans son voisinage, et la culture soignée de plusieurs parties de la montagne, ajoutent encore à son agrément ainsi qu'à la salubrité de l'air qu'on y respire. Un ruisseau assez fort, le Falckenstein, coule dans la vallée et y entretient une fraîcheur qui, durant la saison des bains, est aussi agréable que nécessaire.

Cette partie de la chaîne des Vosges, ainsi que les autres, est formée, dans son intérieur, de pierres, de sable ou de grès. Cette substance est inclinée par couches, et recouverte en plusieurs endroits de lits alternatifs de sable et d'argile. Dans cette dernière matière, colorée le plus ordinairement en jaune, on trouve des blocs calcaires disposés d'une manière confuse, et qui s'élèvent quelquefois jusqu'à la surface de la montagne: le sol même de la vallée paroît composé, jusqu'à une profondeur de 9 mètres 6 décimètres (30 pieds), de substances à-peu-près semblables, c'est-à-dire de sable ou d'argile en

couches, et entremêlées de pierres, soit calcaires,
soit siliceuses.

C'est dans cette vallée étroite que jaillit cette
source. Elle paroît sourdir d'un banc de gravier
placé au-dessous des couches qui ont été décrites.
Elle est reçue dans deux bassins d'une forme hexa-
gone, et qui parvient entre eux par les dimensions
ainsi que par les niveaux. Ces réservoirs, dont la
construction remonte à des temps très-reculés, ont
eu un sort différent. L'un d'eux est aujourd'hui
abandonné, à raison des dégradations qu'il a souf-
fertes; mais celui qui est placé supérieurement,
et dont la largeur est plus considérable, est d'une
bonne conservation, et suffit à l'administration
des eaux. On doit se borner à la description de ce
dernier.

Sur un terrain légèrement inégal, on voit les
six faces du bassin dont il s'agit, construites en
pierre et s'élevant fort au-dessus du sol. Dans le
milieu de ce réservoir, large d'environ 6 mètres
2 décimètres (19 ou 20 pieds), est assise une pyramide, également en pierre, creuse, et tronquée
à sa partie supérieure, laquelle a 3 décimètres
2 centimètres (environ 1 pied) de diamètre. C'est
dans la cavité de cette pyramide quadrangulaire
que l'eau de la source se rassemble d'abord, et
qu'après s'être élevée jusqu'à ses bords avec une
sorte de bouillonnement, elle se répand dans le
bassin, pour couler, de là, dans le ruisseau dont il

a été parlé. Tant que cette eau est contenue dans la pyramide, elle se distingue par une grande limpidité, surtout depuis que, par une opération devenue nécessaire, on a enlevé de ce réservoir les corps étrangers qui s'y étoient introduits, et qui formoient une masse épaisse et livrée à une sorte de fermentation.

L'eau versée dans le bassin s'en écoule avec rapidité : on évalue à 2 hectolitres 45 litres la quantité qui s'en échappe dans l'intervalle d'une minute. En parcourant les lieux de son passage, elle dépose une matière jaune, floconneuse, qui laisse déjà pressentir la présence du fer dans ce liquide.

L'eau de la source de Niederbronn, examinée dans ses propriétés physiques, a manifesté les caractères qui vont être indiqués dans ces épreuves. On a choisi de préférence le liquide tiré de la pyramide, comme plus pur et n'ayant encore éprouvé aucune altération.

Goûtée à plusieurs reprises, cette eau a développé une saveur saline, peu désagréable. A cette saveur a bientôt succédé un goût fade, et rappelant à-peu-près celui du petit-lait.

On a rempli du liquide une caraffe, et on l'a agité fortement, en appliquant la main sur l'orifice du vase; ensuite on a approché celui-ci des narines : l'eau a dégagé une odeur que l'on peut comparer à celle de l'argile détrempée, mais qui a paru très-foible et très-fugace.

En s'élevant dans la pyramide, l'eau se montre limpide et incolore, mais elle laisse échapper des bulles de gaz, qui, à raison de leur petitesse ou de leur rareté, n'ont pu être recueillies. Versée dans un verre, elle dégage lentement un très-grand nombre de bulles extrêmement petites.

Un thermomètre de Réaumur, plongé dans la source, est resté, au mois de juillet, à 14° ½, et au mois d'août, à 15°, quoique, dans l'un et l'autre cas, la température fût plus élevée. On doit conclure de cette observation que cette eau doit être regardée comme froide, et cette qualité lui est commune avec les sources nombreuses de la ci-devant Alsace.

Éprouvée, après quelques momens de repos, par l'aréomètre de Baumé, elle a marqué à cet instrument un degré au-dessous de zéro : par conséquent, elle offre une pesanteur spécifique supérieure à celle de l'eau pure.

D'après les expériences de MM. *Gerboin* et *Hecht,* un demi-kilogramme ou environ (1 livre) de cette eau contient :

	Grains.	Grammes.
Muriate de soude.	33,30	1,8
		Centigrammes.
Sulfate de chaux.	0,18	10
Carbonate de chaux dissous dans		
l'acide carbonique.	0,90	45
Carbonate de magnésie, *idem.* . . .	0,42	21
Carbonate de fer, *idem.*	0,15	7

	Grains.	Décigra.	Centigr.
Muriate de magnésie.	3,60	2	60
Muriate de chaux.	5,90	3	45

NISMES , en Languedoc. On trouve à peu de distance de la route de cette ville à Montpellier, au milieu des vignes et des terres labourables, une source d'eau minérale qu'on nomme en patois du pays *bouillens*. Cette source bouillonne en tout temps. Ces eaux sont douées d'une qualité savonneuse, de même que toutes les eaux de Plombières; on les croit alcalines, purgatives et diurétiques.

On dit que les eaux de cette source, et encore plus les boues, sont spécialement efficaces pour les différentes maladies de la peau.

NITAIRE ou NECTAIRE (Saint). Saint-Nectaire est un endroit situé à trois lieues de Clermont; on y trouve des eaux minérales. (*Voyez* CLERMONT.) M. *Chomel* a fait l'analyse de ces eaux ; mais il seroit à désirer qu'on en fît une nouvelle.

Cette source passe pour minérale dans le pays. On prend de cette eau avec succès contre les fièvres intermittentes; elle est assez limpide, et la chaleur en est médiocre ; elle est d'une saveur un peu aigrelette, ensuite douceâtre.

NOSSA , est situé dans le Roussillon ; il n'est éloigné de Vinça en Conflant, que d'environ une demi-lieue de chemin ; il se trouve dans cet endroit une eau thermale qui coule constamment et abondamment de la fente d'un rocher ; son odeur sulfureuse lui a fait donner, dans le pays, le nom d'*eau-de-soufre*. Celui de *coume dels Banys*, qui a toujours servi à désigner, en langage du pays, le lieu où elle se trouve et l'usage où étoient les pauvres de s'y baigner pour se délivrer de la gale, ne laissent pas lieu de douter qu'on n'eût connu quelques-unes de ses vertus.

M. *Carrère* a fait l'analyse de cette eau ; il seroit utile d'en faire une nouvelle, afin d'établir plus exactement ses propriétés. (*Voy*. aussi Roussillon.)

NUYS (*Eau de*). Il y a auprès de la ville de Nuys, entre Priscey et Premeau, une fontaine minérale. Il a paru en 1661, à Dijon, un traité sur cette fontaine, qui a pour titre : *Hydrologie, ou Traité des Eaux Minérales trouvées auprès de la ville de Nuys, etc*. (*Voyez* Premeau.)

NIER, est situé dans le Roussillon. Il s'y trouve une fontaine thermale d'une nature sulfureuse, presqu'entièrement analogue à celle de Nossa ; l'eau de cette source fait monter le thermomètre de Réaumur au dix-neuvième degré. (*Voyez* Roussillon.)

O.

OLETTE (*Eau d'*). Les environs d'Olette, dans le Roussillon, offrent une source d'eau thermale sulfureuse. On la trouve dans la vallée d'Angarre, au-delà de la descente désignée sous le nom des *Graces d'Olette*, en allant au Mont-Louis sur la gauche, après avoir passé la rivière de la Tet. L'eau de cette source laisse déposer une matière gélatineuse ocracée. Elle fait monter le thermomètre au 70e degré et demi Réaumur. (*Voy.* Roussillon.)

OLIVETTE. *Voyez* Centursi.

OLMITELLO (*Eau d'*) Cette eau a sa source dans une vallée, à l'île d'Ischia, partie septentrionale.

Température, à 30 degrés de Réaumur; saveur alcaline; aucune odeur.

Elle contient:

Carbonate de chaux.

Muriate de soude.

Sulfate de soude.

Carbonate de soude.

Employée dans les maladies des reins, où elle agit comme spécifique.

P.

PAMIERS (*Eau de*). On a découvert aux environs de Pamiers une source d'eau ferrugineuse. Cette source passe probablement sur une mine de fer.

Nous ne connoissons pas d'analyse de cette eau.

PARDOUX (Saint-). Saint-Pardoux est situé en Bourbonnais; il s'y trouve une fontaine minérale, dont M. *Duclos* a parlé, mais très-superficiellement. L'eau de cette fontaine est, suivant lui, un peu acide.

PARIZE (*Eaux de* Saint-). L'analyse de cette eau est due à M. *Hassenfratz*. Saint-Parize est un village de la province du Nivernois, près de la grande route de Lyon à Paris, à trois lieues de Nevers, de Saint-Pierre-le-Moutiers, et six de Decize. On quitte à la porte de Magny, à moitié chemin de Nevers à Saint-Pierre-le-Moutiers, la grande route de Lyon, pour prendre le chemin de traverse qui conduit à ce village, et qui n'a qu'une demi-lieue de long. Saint-Parize est situé entre les deux rivières de Loire et d'Allier, à-peu-près à une lieue et demie de chacune. Le terrain compris entre ces deux rivières s'élève, de chacune des rives, en pente douce, pour former les sommités qui séparent leurs bassins ; c'est sur cette sommité que ce village est placé.

La plus grande partie du terrain compris entre ces deux rivières, et en particulier celui de Saint-Parize, est calcaire, coquillière.

Les vallées qui environnent ce village sont agréables et sèches. A très-peu de distance de la fontaine sont des bois dont la position est telle, qu'embellis par une dépense modique, ils formeroient des promenades charmantes.

La fontaine que l'on nomme dans ce pays *La-fond-Bouillant*, est isolée au milieu d'un chemin, dans un trou qu'elle a formé, sans bassin pour la contenir. L'eau en est très-claire, et l'on voit des bulles de gaz acide carbonique se dégager abondamment de son fond et se succéder avec rapidité.

On ignore si cette eau aérée a été connue des

anciens ; on n'a point de souvenir qu'elle ait été en réputation. Quelques personnes viennent cependant, de Decize et de quelques autres lieux, en faire usage. Il paroît, d'après la tradition, qu'elle est propre à guérir toutes les maladies que l'on traite avec succès par les eaux minérales. Les habitans des environs l'emploient communément contre la fièvre, et ils la regardent comme le spécifique le plus certain.

Cette eau a une forte odeur hépatique, elle verdit le sirop de violette ; elle laisse dégager beaucoup d'air qui fait précipiter l'eau de chaux : le prussiate de chaux ne forme avec elle aucun précipité. L'acide nitrique, l'acide sulfureux, l'acide muriatique oxigéné, n'y forment point de précipité de soufre. Les alcalis purs, l'ammoniaque y déterminent un précipité blanc. Saturée par l'acide nitrique, cette eau fait précipiter le muriate de baryte en blanc, et le nitrate mercuriel en jaune ; d'où il paroît que cette eau contient de l'acide carbonique, de la chaux, et de l'acide sulfurique.

De ces expériences et de plusieurs autres, M. *Hassenfratz* conclut que chaque livre d'eau doit contenir :

Gaz hépatique.	
Gaz acide carbonique.	14,5
Sulfate de chaux.	13,3
Carbonate de chaux.	11,8
Carbonate de magnésie.	0,55
	40,15

PASSY(*Eaux de*).Passy, un des premiers villages des environs de Paris, en sortant par les Tuilleries, est situé sur la rive droite de la Seine. Ce lieu est fort renommé par sa position agréable, son voisinage du bois de Boulogne, et sur-tout à cause des sources d'eau minérale ferrugineuse qu'on y trouve.

Parmi ces sources, il en est deux qui principalement méritent d'être citées. La première est appelée *Ancienne*, et la seconde *Nouvelle*. Cette dernière est préférée aujourd'hui, parce qu'on a reconnu que ses effets étoient constans, et qu'en général les malades s'accommodoient mieux de son usage.

L'eau minérale de Passy a été bien des fois analysée. Son voisinage de Paris a dû nécessairement offrir de fréquentes occasions de la visiter, et des facilités pour procéder à son examen : aussi sa composition est-elle maintenant bien connue.

Venel et *Bayen*, qui plus spécialement se sont occupés des eaux dites Anciennes, ont trouvé qu'elles tenoient en dissolution du sulfate de fer, du muriate de soude, du nitrate et du sulfate de chaux.

Quant aux nouvelles eaux, *Monnet* assure qu'après avoir examiné séparément, avec beaucoup de soin et de patience, celles fournies par les trois sources dans lesquelles on va puiser, il avoit découvert que deux seulement contenoient des sulfates de chaux, de magnésie et de fer, et que dans la troisième, le fer, au lieu d'être tenu en dissolution par l'acide sulfurique, y est uni immédiatement à l'eau.

La différence qui existe entre les résultats de l'analyse des anciennes eaux et celle des nouvelles, semble déjà expliquer pourquoi ces eaux n'agissent pas également lorsqu'elles sont administrées dans des circonstances semblables, et confirme les observations sans nombre qui ont été faites depuis bien des années, d'après lesquelles il est constant que, toutes choses égales d'ailleurs, les nouvelles eaux de Passy méritent d'être préférées aux anciennes.

Au reste, il seroit très-possible que dans quelques cas particuliers les eaux anciennes produisissent des effets plus salutaires que les nouvelles ; mais on n'a pas recueilli assez de faits pour asseoir un jugement et dissiper l'incertitude dans laquelle il est naturel de se trouver encore à cet égard.

M. *Deyeux* vient de publier une nouvelle analyse des nouvelles eaux minérales de Passy. (Voyez *Bulletin de Pharmacie*, n°. 8, 1809.) D'où il résulte :

1°. Que ces eaux sont fournies par trois sources naturelles, et qu'aucun moyen artificiel ne concourt à leur minéralisation ;

2°. Que l'une de ces trois sources fournit une eau moins ferrugineuse que les deux autres ;

3°. Que l'eau des deux sources les plus abondantes, lorsqu'on l'examine avant son épuration, a une transparence parfaite, et contient par pinte :

	Grains.	Mill.
Sulfate de chaux.	43, 2	
Sulfate de fer au *minimum*.	17,245	
de magnésie.	22, 6	
Muriate de soude.	6, 60	
Sulfate d'alumine et de potasse. . . .	7, 5	
Carbonate de fer.	0, 80	
Acide carbonique.	0, 20	16
Matière bitumineuse, quantité inappréciable.		

4°. Que cette même eau, après avoir été soumise à l'épuration spontanée, contient par pinte :

	Grains.
Sulfate de chaux.	44,4
de magnésie.	27,7
d'alumine et de potasse.	7,6
de fer au *maximum*.	1,207
Muriate de soude.	6,70

On voit, d'après la comparaison des produits fournis par l'eau non épurée et par celle qui a subi cette opération, que la première est plus riche en principes salins, que la seconde ; et que les sels ne sont pas de même nature dans ces deux eaux.

Cette différence doit dépendre de la décomposition éprouvée par plusieurs sels pendant l'épuration.

M. *Planche*, pharmacien de Paris, a communiqué à la Société de Médecine, et imprimé dans le 25e. volume de son Recueil périodique, une analyse des anciennes eaux minérales de Passy.

Des expériences rapportées par M. *Planche*, il

résulte que les anciennes eaux épurées de Pass
contiennent par pinte :

	Grains.
Sulfate de chaux.	25 $\frac{1}{4}$
Sulfate de magnésie.	6 $\frac{1}{2}$
Muriate de magnésie	3 $\frac{1}{4}$
Carbonate de chaux et de magnésie.	$\frac{3}{4}$
Muriate de soude.	$\frac{1}{2}$
Matière végéto-animale.	1 $\frac{3}{4}$
Oxide de fer, quantité inappréciable.	

La quantité de fer a paru si peu considérabl
à M. *Planche*, qu'il a proposé d'exclure cette ea
minérale du nombre des ferrugineuses.

Les eaux de Passy, et sur-tout les nouvelles, s
débitent dans deux états, épurées et non épurée

Le moyen simple et facile auquel on a recour
pour opérer leur dépuration, n'a pour but que d
diminuer la quantité de fer qu'elles contiennent
Lorsque la dépuration est portée trop loin, tout l
fer se trouve précipité ; alors l'eau n'a plus d
saveur ferrugineuse, et par conséquent elle n'agi
plus comme auparavant. Le grand art est donc d
ne conserver à l'eau dépurée qu'une petite quantit
de fer, et c'est à quoi on parvient aisément avec un
peu de précaution.

Les propriétés des eaux de Passy se déduisen
des substances salines qu'elles contiennent. Il paroî
constant qu'elles peuvent être considérées comme
apéritives et susceptibles d'être employées avec un
grand succès dans les engorgemens de foie, et

sur-tout dans les obstructions. On a remarqué qu'à la suite des fièvres tierces et quartes, dont la durée a été longue, elles complétoient la cure en rétablissant les forces des malades et en rendant à toute l'habitude du corps cet état de fraîcheur qui est la preuve la plus certaine que la fièvre n'aura plus de retour. L'usage des eaux de Passy exige des précautions.

1°. Elles doivent être prises froides ou presque froides, attendu qu'elles se décomposent très-promptement, pour peu qu'on les fasse chauffer.

2°. Les malades qui en usent doivent faire de l'exercice, mais cet exercice doit être modéré. Ce moyen, sur-tout, empêche qu'elles ne pèsent sur l'estomac, et les fait passer plus facilement et plus promptement.

3°. Il faut essayer la dose que peut supporter le malade. Quelquefois deux ou trois verres pris dans la matinée, à une heure de distance, suffisent, tandis que dans d'autres cas on peut en faire boire jusqu'à six verres, à des distances plus rapprochées.

4°. Il est toujours prudent de commencer par les eaux épurées, pour passer ensuite à celles qui ne le sont pas; mais souvent les premières sont préférées pendant le traitement de quelques maladies.

5°. L'eau épurée peut être prise habituellement, et même suppléer l'eau ordinaire, pour couper le vin dont on fait usage pendant les repas.

6°. Enfin, les eaux épurées et non épurées doivent

être conservées dans des bouteilles soigneusement bouchées; sans cette précaution elles se troublent, et donnent un précipité qui peu-à-peu se rassemble au fond de la bouteille. Ce précipité une fois formé, l'eau qui le surnage devient claire et n'a plus de propriétés médicinales.

L'eau de Passy est du nombre de celles que l'art semble pouvoir facilement imiter; aussi journellement en compose-t-on d'artificielles; mais si on en croit plusieurs médecins qui ont eu occasion de comparer les effets de l'eau naturelle et artificielle, on est disposé à penser que l'art est encore en défaut, et que les propriétés de l'eau artificielle sont inférieures à celles dont jouit l'eau qui nous est offerte par la nature.

PÉNES (*Eau de*). Pénès est situé en Provence. Il s'y trouve une fontaine sur laquelle on a publié un traité qui a pour titre : *Traité de la Nature, Qualités et Vertus de la Fontaine de Pénès, en Provence, par Théophile Terrisse, à Die,* 1672.

PÉRAULT ou PEIROLS. A une lieue de Montpellier, près du village de Perault ou Pirols, il y a un fossé où l'eau qui se ramasse quand il pleut, bouillonne continuellement et conserve néanmoins sa froideur ordinaire. On appelle ce fossé, en langue du pays, *lon Boulidon de Pérault.* En été, ce fossé se dessèche, et quand on y met de l'eau de fontaine elle bout dans l'instant; et ce qui est fort singulier, c'est que, quand il pleut, trente pas à droite et à gauche de ce fossé, dans les ornières du chemin ; on voit bouillir l'eau qui y croupit. Il paroît que cette eau est légèrement acide, puisqu'elle rougit l'infusion de fleurs de mauve. Les gens du pays s'y baignent en été pour les douleurs de rhumatismes.

PÉRONNE (*Eau de*). M. *Geoffroy*, en 1722, a analysé cette eau. Il la regarde comme analogue à celle de Forges.

PÉRUCHÈS (*Eaux de*). Péruchès est situé en Jourdane, près Aurillac. Il se trouve dans cet endroit des eaux minérales dont M. *Ozy* a fait l'analyse. Cette eau verdit le sirop violat et paroît contenir un peu de fer.

Le collége de médecine de Clermont - Ferrand a pensé qu'elle pouvoit être utile dans plusieurs maladies chroniques.

PEYRET. La fontaine du Peyret n'est éloignée que d'un quart de lieue d'Uzès. Il n'existe pas d'analyse de cette eau.

PIÉMONT (*Eau de*). On trouve à Acqui des eaux chaudes et sulfureuses ; leur température est de 56 à 75 degrés centigrades.

PIERRE (*Eau de* SAINT-). La fontaine de Saint-Pierre de Clermont, en Auvergne, a été examinée par M. *Chomel*. L'eau de cette fontaine a une saveur piquante, elle verdit le sirop violat.

M. *Chomel* ne parle point des différens caractères de maladies auxquelles ces eaux pourroient convenir ; et la raison qu'il en donne, c'est qu'on boit communément à Clermont les eaux de Vichi, qui remplissent toutes les indications.

PIERRE (*Eau de* SAINT-), en Dauphiné. (*Voyez* SAINT-PIERRE.

· PISCIANELLI (*Eau de*). La source est au pied d'une colline, dans la région septentrionale de Salfatara. La température est à 180 degrés de Farenheit; saveur astringente; nulle odeur.

Elle contient :

Acide carbonique.

Sulfate de fer.

    d'Alumine.

    de chaux.

Carbonate de soude. ·

    de chaux.

On s'en sert dans les maladies des viscères, la dissenterie, les maux de ventre, ainsi que dans le scorbut et la gonorrhée, et dans plusieurs autres maladies vénériennes.

PISCIARELLI (*Eau de*), à Naples. (*Voyez* aussi *Eaux artificielles*, à l'article *Eaux Sulfureuses*.)

Elle est composée, d'après M. *Attumonelli*, de:

	Onces.
Eau commune.	20
	Grains.
Sulfate d'alumine.	10
Sulfate de fer.	21
Sulfate de chaux.	14
Acide sulfurique.	10

Gaz acide carbonique, cinq fois son volume.

Cette eau s'emploie beaucoup à Naples contre les gonorrhées invétérées ; on la dit aussi très-efficace dans la leucorrhée, le diabète et la phthisie pulmonaire. Plusieurs médecins assurent qu'elle peut remplacer le quinquina dans plusieurs espèces de fièvres, ce qui seroit un très-grand avantage. Il faut la donner avec précaution, à raison de l'acide sulfurique qu'elle contient. On la coupe ordinairement avec le petit lait, l'eau d'orge, ou simplement avec l'eau commune. La dose est depuis une once jusqu'à six et au-delà, dans la journée, en une ou deux prises. Le peu d'occasions qui se sont présentées d'en faire usage à Paris, n'ont pas fourni des observations suffisantes pour rien dire de positif sur l'efficacité de cette eau. L'eau sulfureuse de Naples et celle de Gurgitelli ont un succès marqué.

PISE (*Eaux des bains de*). La source de Pise contient par livre trois cinquièmes de grain de nature étrangère.

PLAINE (*Eaux de*). A l'extrémité du duché de Retz, environ douze lieues de Nantes, se trouve une langue de terre qui sépare la Loire de la baye de Bourgneuf; toute cette côte est hérissée de masses énormes de rochers ; de la partie inférieure et des fentes de ces rochers, vers le midi, en face de l'église de Noirmoutier, sortent deux sources principales, distantes l'une de l'autre de sept à huit toises; la plus fréquentée et la plus abondante est celle qui est à l'est; il paroît, par les anciens fastes de cette contrée, que ces sources y ont été autrefois connues sous le nom de *Fontaine de vie ;* elles ont ensuite porté le nom de la *Plaine.*

M. *Monnet* a analysé les eaux des sources de la Plaine. Elles sont claires, limpides, rien de dé-sagréable au goût, et ne laissent qu'une foible im-pression sur la langue ; elles verdissent foiblement le sirop violat, et la poudre de noix de galle les teint en une belle couleur pourprée qui passe au noir. M. *Monnet* les regarde comme plus ferrugineuses que celles de Dinant. Les médecins des environs prescrivent très-souvent l'usage de ces eaux, et les malades les vont prendre à la source, ou les pren-nent chez eux avec succès.

PLOMBIÈRES (*Eaux de*). Le bourg appelé Plombières est situé à l'extrémité méridionale de la ci-devant Lorraine, à 10 kilomètres (2 lieues) de Remiremont, et à 85 kilomètres (17 lieues) de Nancy. Il paroît que la nature a réuni dans cet endroit un grand nombre de sources. En effet, in-dépendamment de celles qui y sont connues de temps immémorial, on en découvre tous les jours de nouvelles, pour peu qu'on creuse à des profon-deurs plus ou moins considérables.

Presque toutes les eaux de Plombières sont chaudes, mais leur température n'est pas la même. La plus chaude fait monter le thermomètre à 56 de-grés, et la moins chaude à 52.

Pendant long-temps on a été dans une grande incertitude sur le nombre et la qualité des sub-stances en dissolution dans les eaux de Plombières.

Les uns ont prétendu qu'elles contenoient du bitume, du sulfate de fer, du sel marin, une terre absorbante et un alcali. D'autres disent y avoir reconnu du plomb, du soufre et de l'alun ; quelques-uns y admettent du nitre. Enfin, on a été jusqu'à assurer qu'on y trouvoit une certaine quantité de matière savonneuse. Une chose bien remarquable dans cette variété d'opinions, c'est qu'on ait voulu déterminer les vertus des eaux de Plombières d'après les qualités des différentes substances qu'on présumoit qu'elles pouvoient contenir; aussi, rien n'est-il plus ridicule que tout ce qui a été écrit à ce sujet jusqu'à l'époque où *Monnet* et *Nicolas*, de Nancy, publièrent l'analyse qu'ils firent séparément de ces eaux, qui, suivant ces chimistes, ne doivent être considérées que comme des eaux thermales simples, qui ne fournissent rien de plus que celles qui sont appelées pures, et qui servent journellement de boisson.

L'eau de Plombières, dit encore *Monnet*, n'a rien de désagréable au goût. Par l'évaporation, elle donne une si petite quantité d'alcali de la soude, et de matière terreuse, que, pour les retrouver, il faut évaporer plusieurs pintes d'eau ; car si l'on n'opéroit que sur une pinte environ, on auroit beaucoup de peine à constater la présence des deux matières dont il s'agit.

Il y a à Plombières des eaux ferrugineuses, sulfureuses et savonneuses. Elles n'ont en général ni couleur, ni odeur : leur aspect est onctueux ; ce qui, suivant M. *Vauquelin,* doit être attribué à la présence de la gélatine animale qu'elles renferment. C'est un phénomène bien remarquable que la présence d'une substance animale dans des eaux qui filtrent au travers des montagnes, en passant sans doute sur des débris qui ont appartenu à des êtres vivans. Cette observation de M. *Vauquelin* a été confirmée par les expériences de M. *Castiglioni.*

Suivant M. *Vauquelin ,* le poids spécifique ne diffère pas sensiblement de celui de l'eau commune.

Versée sur de la teinture de violettes, elle la verdit très-sensiblement.

Le muriate de baryte y forme un précipité blanc.

Le muriate d'argent, un précipité jaune-brun.

L'acétate de plomb, un précipité blanc abondant.

L'acétate d'ammoniaque, un précipité blanc très-petit.

L'eau de chaux, un nuage floconneux assez abondant.

L'ammoniaque, un nuage très-blanc.

L'hydrosulfure de potasse et l'acide nitrique n'y ont produit aucun effet sensible.

L'infusion de noix de galle et le prussiate de potasse n'ont rien fait dans cette eau.

D'après l'analyse de M. *Vauquelin,* chaque pinte d'eau contient :

Grains.

Carbonate de soude. . . . . 2 $\frac{1}{8}$

	Grains.
Sulfate de soude.	$2 \frac{1}{3}$
Muriate de soude.	$1 \frac{1}{4}$
Silice.	$1 \frac{1}{3}$
Carbonate de chaux.	$\frac{1}{2}$
Matière animale.	$1 \frac{1}{12}$

Et pour chaque livre d'eau :

	Grains.
Carbonate de soude.	$1 \frac{1}{12}$
Sulfate de soude.	$1 \frac{1}{6}$
Muriate de soude.	$\frac{5}{8}$
Silice.	$\frac{2}{3}$
Carbonate de chaux.	$\frac{1}{4}$
Matière animale.	$\frac{13}{24}$
ou environ.	$\frac{1}{2}$

M. *Vauquelin* observe que dans l'estimation de ces différentes substances on les a supposées à l'état de cristallisation, et non à l'état de siccité, parce que c'est ainsi que les gens de l'art les ordonnent en médecine.

L'eau de Plombières se prend en boisson, en bains et douches, mais il ne faut en faire usage de ces trois manières que d'après l'avis du médecin ; car il y a telle maladie pour laquelle les bains suffisent, tandis qu'il y en a d'autres qui exigent le concours des douches, des bains et de la boisson.

On prétend que ces eaux conviennent dans la paralysie, dans les douleurs externes et dans quelques maladies cutanées. Elles agissent dans ce cas en provoquant la transpiration et en augmentant le cours des urines. On assure aussi qu'elles sont utiles pour dissiper les engorgemens du foie et du mésentère, qu'elles fortifient l'estomac, qu'elles rétablissent le flux menstruel ; et enfin, on a cru remarquer qu'employées extérieurement elles guérissoient certains ulcères invétérés. Beaucoup de personnes fréquentent les eaux de Plombières ; mais il paroît constant que, pour en éprouver de bons effets, il faut s'astreindre avec sévérité à un régime qui doit toujours être approprié à la maladie qu'il s'agit de guérir.

POMARET (*Eaux de*). Pomaret est situé près d'Alais. On y trouve des eaux minérales qui ont été analysées par *Monnet*. Ces eaux sortent tièdes, et en bouillonnant, des fentes d'un grand rocher situé au bas d'une colline, dont le sol abonde en ardoise, sur-tout près de la source. Elles déposent une terre ocreuse, et on voit nager à la surface plusieurs gouttes d'une espèce de bitume liquide. Ces eaux sont donc ferrugineuses ; mais l'analyse qui en a été faite ne présente point avec précision la nature des sels qu'elles contiennent. Les médecins des environs les regardent comme purgatives, rafraîchissantes, diurétiques et apéritives. Elles conviennent dans la plupart des maladies de la peau, dans les obstructions commençantes, dans les dissenteries, etc.

PONS (*Eau de*). Pons est situé en Saintonge, l'eau de la fontaine qui coule dans cet endroit, est, suivant M. *Duclos*, limpide. Il ne parle pas de ses propriétés médicinales.

PONT-A-MOUSSON, à cinq lieues de Nancy. La source des eaux minérales sort de la montagne de Mousson, par des fentes ou ouvertures d'un rocher très-dur, en bouillonnant sans être chaude.

L'eau tombe dans un bassin de pierre, qu'on remarque être enduit d'une matière rougeâtre. Le canal par où elle se décharge, ainsi que les pierres où elle s'arrête, sont couvertes d'une espèce de sédiment gras sur lequel on observe du vert et du jaune.

L'eau de Mousson est claire, brillante, légère, sans odeur ni saveur, elle a seulement un goût un peu astringent.

Il y a aussi autour de la ville de Pont-à-Mousson une autre fontaine ferrugineuse, appelée la *fontaine Rouge;* elle est située à un quart de lieue de la ville, proche et au-dessous du village de Médière. Les eaux de cette fontaine sont beaucoup inférieures à celles de Mousson ; elles sont légèrement purgatives et diurétiques.

PONT-DE-CAMAREZ (*Eaux de*). Les eaux minérales de cet endroit sont purgatives et rafraîchissantes. Elles ont eu autrefois beaucoup de réputation. On a publié en 1662, à Narbonne, un poëme à la louange des eaux minérales du Pont-de-Camarez.

La fontaine la plus élevée porte le nom de fontaine d'*Andabre*, et la plus belle est connue sous le nom de fontaine de *Prugniez*. M. *Duclos* a fait l'analyse des eaux de ces deux fontaines; mais l'une et l'autre de ces analyses mériteroient bien d'être répétées.

PONT-GIBAULT, en Auvergne. Les eaux de la fontaine de Pont-Gibault ont été analysées par M. *Duclos*. Il paroît que cette eau est légèrement acide, et qu'elle tient des carbonates en solution.

PONT-NORMAND, proche de Mortain. Cet endroit est célèbre par une fontaine minérale qui s'y trouve. L'eau de cette fontaine est limpide et sa saveur un peu ferrugineuse.

POUGUES (*Eaux de*). C'est dans la ci-devant province de Nivernois, actuellement département de la Nièvre, que se trouve placé le bourg appelé *Pougues*. Il est distant de 10 kilomètres (2 lieues) de Nevers, et de 20 kilomètres (4 lieues) de la Charité. Il est situé à la naissance des monticules qui s'élèvent en amphithéâtre pour former la chaîne granitique qui traverse le Morvan, sépare la Bourgogne du Nivernois, et forme les limites du bassin de la Loire qui coule à une lieue environ de ce bourg.

L'espèce de pierre qui compose le fond du terrain est calcaire coquillière; on y rencontre, entre autres coquillages, une multitude d'oursins pétrifiés.

Le pays est entrecoupé de petites montagnes

fertiles en grains et couvertes de vignes : les vallons des environs forment des prairies agréables,
mais humides.

L'eau ocrée que l'on y rencontre est connue depuis long-temps ; car elle étoit en grande véné-
ration dans le milieu du 15e siècle. Elle a acquis
de la célébrité par l'usage qu'en ont fait le prince
de Mantoue, Henri III, Catherine de Médicis, la
princesse de Longueville, Marie de Gonzague,
la baronne de Retz, Henri IV, Louis XIV, et,
depuis, M. le prince de Conti à qui l'on doit plusieurs plantations qui embellissent les environs de
la fontaine.

Plusieurs savans ont analysé les eaux de Pougues :
de toutes les analyses qui en ont été faites, il ne
nous est resté que celles de MM. *Duclos*, *Geoffroy* et *Costel*. Le premier prétendoit qu'elles contenoient un vrai nitre semblable au *natrum* des
anciens; le second, qu'elles étoient ferrugineuses,
vitriolées, nitreuses et sulfureuses; et le troisième,
qu'elles contenoient, 1°. de l'air en surabondance,
tout-à-fait semblable à l'air atmosphérique; 2°. de
la terre absorbante; 3°. du fer; 4°. du sel marin;
et 5°. de l'alcali minéral. Ces trois résultats diffé-
rant entr'eux, M. *Hassenfratz* a cru devoir recom-
mencer de nouveau l'analyse de ces eaux.

Cette eau teint en vert le sirop de violettes; elle
laisse dégager beaucoup d'air qui fait précipiter
l'eau de chaux. Le prussiate de chaux ne forme

avec elle aucun précipité; les alcalis purs, l'ammoniaque y déterminent un précipité blanc abondant. Saturée par l'acide nitrique, cette eau donne un précipité blanc abondant avec le nitrate de mercure, et point avec le muriate de baryte; ce qui prouve qu'elle contient du gaz acide carbonique, de la terre calcaire, de l'acide muriatique, et point de fer sensible au prussiate de chaux.

On trouve autour de la fontaine, et le long du canal par lequel les eaux s'écoulent, une incrustation calcaire, mêlée d'un peu d'oxide de fer; c'est probablement à ce dépot et à un léger précipité de rouille qui se forme dans les vases où on laisse déposer l'eau, que M. *Costel* rapporte le fer qu'il dit qu'elles tiennent; mais cet oxide de fer n'y est que suspendu.

De ces expériences et de plusieurs autres (Voyez *Annales de Chimie*, tom. I, page 81), M. *Hassenfratz* a conclu que chaque livre d'eau minérale de Pougues contenoit:

	Grains.
Acide carbonique libre.	16,7
Carbonate calcaire.	12,4
Carbonate de soude.	10,4
Muriate de soude.	2,2
Carbonate de magnésie	1,2
Alumine.	0,35
Silice mêlée d'oxide de fer.	3,20
	43,43

La source qui fournit l'eau minérale dont il s'agit est très-abondante, et coule également dans tous les temps de l'année.

Cette eau ne jouit peut-être pas de toute la réputation qu'elle mérite, car souvent on en préfère d'autres de son espèce, qui certainement ne valent pas autant qu'elle. Ceci tient à quelques considérations particulières sur lesquelles on ne doit pas insister ici.

L'eau de Pougues doit toujours être bien froide comme toutes celles qui contiennent beaucoup d'acide carbonique. Si on se permettoit de la faire chauffer, on hâteroit sa décomposition, et dès-lors on ne pourroit plus compter sur ses effets.

Les propriétés qu'on lui attribue sont de convenir dans les hydropisies, dans les maladies qui proviennent d'obstructions, d'engorgemens chroniques et du foie. Elle s'emploie encore utilement dans la néphrétique, les ulcères des reins et de la vessie, la difficulté d'uriner, les écoulemens gonorrhiques invétérés, et sur-tout lorsqu'il s'agit du relâchement des vaisseaux spermatiques. On la recommande aussi dans les affections hystériques et dans l'hypocondriacie, etc.

Les premiers jours qu'on fait usage de l'eau de Pougues, sur-tout de celle qui est prise à la source, on éprouve quelquefois un léger mal de tête et une sorte d'ivresse qui heureusement ne sont jamais suivis d'accidens fâcheux. Pour éviter ces inconvéniens, on peut la couper avec de la même eau qui a été exposée pendant quelque temps à l'air libre. Au reste, les effets dont on vient de parler ne sont pas ordinairement de longue durée. Peu-à-peu les malades s'accoutument à cette boisson, et finissent même par la trouver fort agréable, puisque souvent ils s'en servent pour alonger le vin dont ils font usage à leurs repas, auquel ils donnent par ce moyen une saveur analogue à celle du vin de Champagne mousseux.

POUILLON (*Eau de*). Les eaux minérales de Pouillon sont situées dans la commune de ce nom, au sud et à 2 lieues de Dax; on y arrive en descendant un ruisseau qui coule de l'est à l'ouest de la métairie dite Sallenave, qui n'en est éloignée que d'environ 400 pas. Cette fontaine se trouve sur le bord même du ruisseau, entredeux chaînes de monticules d'environ 16 mètres (50 pieds) d'élévation; le bassin repose sur un sol argileux, et au-dessus de ce lit d'argile on remarque, tant sur les bords de la fontaine que dans la coupure du terrain formé par le ruisseau, une couche de terre noire d'environ 4 décimètres (15 pouces) d'épaisseur.

Cette dernière terre contient quantité de racines de végétaux et de morceaux de bois, dont le détritus est imparfait. Au-dessus de cette couche vient la terre végétale, à la hauteur de près de 13 décimètres (4 pieds) jusqu'à la surface du sol.

La fontaine est un trou d'environ 13 décimètres

de diamètre, la source est très-abondante; la quantité d'eau qu'elle fournit par minute peut être appré-
ciée à 171 décimètres cubes; l'eau vient par sy-
phons et sourd de divers endroits; l'oreille distingue très-bien un pétillement continuel occasionné
par des bulles qui viennent crever à sa surface.

D'après les couches inférieures de la tourbe qui
se trouve du côté opposé à la fontaine, il paroît
que l'argile doit former l'assiette du bassin; mais
là où l'eau sourd, on n'aperçoit que du sable qui
doit avoir resté par son propre poids, tandis que
l'argile, plus légère, aura été écartée par le mouvement de l'eau.

L'eau s'écoule par une échancrure du bassin, et
va joindre celle du ruisseau dont il a été parlé
plus haut; dans son trajet et même à sa jonction,
on aperçoit un limon un peu ocreux.

La source fournit toujours avec la même abondance. Sa température ne varie pas : elle est constamment à 16° au-dessus de zéro au thermomètre
de Réaumur.

L'aréomètre s'y tient élevé de 3 degrés, ce qui annonce déjà que cette eau est très-chargée de principes salins.

D'après l'examen que M. *Meyrac*, pharmacien
à Dax, a faite de cette eau, il résulte que l'eau
de Pouillon est très-claire, inodore, d'une saveur
très-salée et un peu amère; exposée à l'air, elle
ne s'y trouble pas.

2934,88 grammes (6 livres) d'eau contiennent :

	Gram	Gros. Grains.
Muriate de soude desséché. . . .	39,913	10,32
Muriate de magnésie.	1,273	24
Sulfate de chaux.	14,436	3,56
Carbonate de chaux.	1,698	32
	57,320	15Gros.

Raulin met la vertu de ces eaux au-dessus de celle de Sedlitz, pour guérir les dérangemens d'estomac, les vomissemens habituels et les engorgemens du foie.

POURRAIN , est situé près d'un hameau qu'on nomme les *Meures*, à deux lieues d'Auxerre. Il coule dans ses environs une fontaine que les gens du pays appellent *Fontaine-Punaise*, par rapport à l'odeur sulfureuse, et au mauvais goût de ses eaux. Ses eaux sont ferrugineuses.

POZZELLO (*Eaux de*). L'eau des bains chauds de Pozzello contient, d'après M. *Macri*, sur cent livres :

	Grains.
Acide carbonique libre.	1879
Sulfate de soude sec	203
Sel commun.	265
Sulfate de chaux	969
de *Gemeines*.	325
Muriate de magnésie	199
Carbonate de chaux.	281
Carbonate de magnésie.	87
Alun.	34
Silice. . . . . :	10
	4225

La pellicule qui se forme sur les eaux chaudes contient sur cent grains :

	Grains.
Carbonate de chaux.	86
Carbonate de magnésie.	11
Silice.	3
	100

La vase qui se dépose au fond des bassins, diffère de la pellicule qui se forme sur les eaux, en ce qu'elle contient un peu plus de silice.

PREMEAU, près de Nuits, en Bourgogne. Les eaux minérales que l'on trouve dans cet endroit ont été examinées par M. *Duclos*; mais il n'existe pas assez de faits pour juger de la nature de cette eau et établir ses propriétés.

PRESTE. On trouve ces eaux à deux lieues de Prats-de-Molo, dans le fond d'une gorge, dont les montagnes arides, élevées et escarpées, rendent l'aspect affreux et le séjour très-désagréable. Les sources sont au nombre de trois ; la température en est différente, mais la nature en est la même : elles répandent une odeur sulfureuse. Parmi ces trois sources d'eaux thermales, il s'en trouve une dont l'usage, tant intérieur qu'extérieur, est le plus fréquent ; celle-ci, au sortir immédiatement du rocher, va se jeter dans un bassin à trois marches, qui a vingt-cinq pieds en carré, et qui est construit dans un vaisseau assez antique et fort bien voûté ; l'eau de cette source fait monter le ther-

momètre de Réaumur au 38e degré ; mais quand
elle a séjourné cinq heures dans le bassin, elle ne
l'élève qu'au 33c $\frac{1}{2}$.

A peu de distance de cette première source, se
trouve la seconde ; celle-ci n'a aucune communication avec la précédente, elle a 36 degrés de chaleur
au thermomètre de Réaumur ; la troisième source
fait monter le même thermomètre au 25e degré.
On prétend que les eaux de la Preste ont quelque
chose de gras et d'onctueux, et qu'elles laissent la
peau de ceux qui s'y baignent, comme onctueuse ou enduite d'une liqueur huileuse. Cependant la transparence de ces eaux dénote que
cette substance est intimement mêlée avec elle.
(*Voyez* ROUSSILLON, pour les propriétés de ces
eaux.)

PROVINS (*Eaux de*). La ville de Provins,
dans le département de Seine-et-Marne, est à vingt
lieues à l'est de Paris, sur la grande route de Suisse
et d'Allemagne. Elle est divisée en partie haute et
en partie basse, connues sous le nom de *Ville-Haute*
et de *Ville-Basse*. La première est d'une origine
très-ancienne ; la seconde, beaucoup plus moderne
et la plus habitée, paroît être un prolongement
successif de la ville.

Nous devons à M. *Opoix*, chimiste distingué,
la connoissance des eaux minérales de Provins.
Voyez son ouvrage intitulé : *Minéralogie de Provins et de ses environs. Paris, chez Barbou,* 1803.

Au bas des collines, dit M. *Opoix*, qui bordent
la ville de Provins, au nord et à l'est, on remarque
au printemps, et dans des temps pluvieux, beaucoup de veines d'eaux minérales ferrugineuses;
elles sont très-abondantes dans le pré qui se trouve
entre les fossés de la ville et le clos de l'Hôpital-
Général. On voit aussi des traces d'eaux ferrugineuses, à mi-côte, dans le terrain de l'hermitage,
ainsi qu'en plusieurs endroits, au bas et le long de
la montagne des Eparmailles, en montant à Saint-
Brice.

C'est sur les bords de ce pré, et très-près des
murs de la ville, qu'est ouvert le puits dont on
tiroit l'eau minérale pour le service des malades.
C'est improprement que l'on dit que cette eau a
été découverte en 1648, puisqu'elle sort d'elle-
même, et paroît à la surface de la terre. Il seroit
plus exact de dire que cette année-là on fit des
fouilles, et qu'on rassembla dans un bassin les
veines d'eau qui fournissoient le plus. Ce fut un
médecin de Provins, nommé *Michel Prevot*, natif
de Donnemarie près Provins, qui, dans l'intention
d'appliquer ces eaux aux usages de la médecine,
entreprit, à ses frais, ce premier travail.

Ce fut aux soins et aux travaux de *Pierre
Legivre*, savant médecin à Provins, que les eaux
de cette fontaine doivent la réputation qu'elles
ont eue; il en fit une première analyse en 1654. Il
donna depuis plusieurs Traités sur la nature de

ces eaux et sur leurs propriétés médicinales, un entr'autres écrit en latin, imprimé en 1682. M. *Opoix*
donna une nouvelle analyse de ces eaux en 1770.
Une autre fut faite en 1778, par M. *Raulin.*

Lorsque le matin on enlève le couvercle qui ferme
le puits où se réunissent les sources de l'eau minérale, on remarque à la surface de cette eau une
forte pellicule nuancée des couleurs de l'iris. Si
c'est par un temps serein, et après une longue
sécheresse, sur-tout si on agite l'eau, l'odorat se
sent frappé par quelque chose de sulfureux.

Quand le temps se dispose à l'orage, et lorsque
le baromètre descend et indique la pluie, l'orage
ou la tempête, les eaux se troublent dans leurs
sources.

Lorsqu'on les examine sortant de la source, elles
ont un coup-d'œil louche ; elles tiennent suspen-
dues beaucoup de petites masses isolées, qui leur
ôtent leur transparence, et sont étrangères à la
mixtion : elles n'appartiennent pas à la classe des
eaux gazeuses, cependant elles ne sont pas dé-
pourvues de gaz. Ces eaux ont une odeur de fer
très-marquée ; elles ont un goût ferrugineux, douceâtre, astringent et un peu styptique. Ces eaux,
tirées de la fontaine et filtrées de suite, ne tardent
pas à se troubler ; bientôt elles deviennent d'un
jaune opaque. Il se forme des bulles d'air au fond
et aux parois des vaisseaux qui les contiennent.
Elles s'éclaircissent à mesure que cette terre jaune

se précipite. Leur surface se couvre d'une pellicule graisseuse et de couleurs variées : elles ont alors perdu leur saveur et leurs qualités minérales. D'après l'analyse faite par M. *Opoix*, une pinte d'eau contient :

	Grains.
Sulfate de fer.	4 à 5
d'Alumine.	1 $\frac{1}{2}$
Calcaire.	5 à 6
de soude.	1

La fontaine dont on vient de parler, et qui portoit anciennement le nom de fontaine de Sainte-Croix, est la seule qui existe aujourd'hui.

Les eaux minérales de Provins se prennent avec le plus grand succès dans les maladies chroniques qui reconnoissent pour cause des sucs épaissis et condensés, et celles qui sont occasionnées par le relâchement et l'atonie des solides. C'est ce qui rend ces eaux singulièrement propres pour résoudre les engorgemens et obstructions au foie, à la rate et au mésentère ; pour les douleurs néphrétiques, la pierre, la gravelle, les difficultés d'uriner, les suites des gonorrhées, les fleurs blanches, la jaunisse, les pâles couleurs et autres affections hystériques. On les emploie efficacement dans la bile répandue ; elles favorisent l'ordre des digestions, et le rétablissent lorsqu'il est altéré. Elles conviennent sur-tout à la suite des fièvres lentes, etc.

On a coutume de prendre ces eaux en deux saisons. La première commence au milieu du printemps, la seconde finit au commencement de l'automne.

PUI-DE-LA-POIX. On appelle communément, en Auvergne, un *pui*, ce qu'on nomme en français un *monticule*, une *éminence*, une *butte*. Le Pui-de-la-Poix ne signifie donc autre chose que la montagne de la Poix. Ce Pui est à une lieue de Clermont ; sa plus grande hauteur est d'environ trente pieds. A une toise et demie au-dessus du pied de ce monticule, est un rocher fort dur et fort différent de celui qui en fait toute la cîme ; dans ce rocher l'on voit une espèce de bassin de deux pieds deux pouces de longueur, sur un pied deux pouces et demi de largeur et deux pieds de profondeur. Du fond de ce bassin sort la fontaine d'eau et de poix. Dans toutes les autres sources la poix coule toute seule.

On prétend que cette eau provoque la salive, qui se termine quelquefois par des vomissemens.

Il paroît qu'il n'existe pas d'analyse de cette eau.

PYRMONT (*Eau de*). Pyrmont est situé près du Veser, dans le cercle de Westphalie. A peu de distance du château qui porte ce nom, on trouve des eaux minérales qui annuellement sont très-fréquentées.

M. *Fourcroy* a donné une analyse de ces eaux. Suivant ce célèbre chimiste, elles contiennent de l'acide carbonique en assez grande quantité pour les rendre piquantes et aigrelettes, des carbonates de chaux, de fer et de magnésie, des sulfates de chaux et de magnésie, et enfin du muriate de soude.

M. *Westrumb* a aussi donné l'analyse de cette eau. Suivant ce chimiste, 100 livres d'eau de Pyrmont contiennent :

Graius.

Muriate de soude cristallisé.	122
Muriate de magnésie.	134
Sulfate de soude cristallisé.	289
Sulfate de magnésie cristallisé.	547
Carbonate de fer.	105 $\frac{1}{2}$
Carbonate de chaux.	348 $\frac{3}{4}$
Carbonate de magnésie.	339
Principes résineux.	9
	2762 $\frac{1}{4}$

Cent pouces cubes de cette eau contiennent 187 $\frac{1}{2}$ pouces cubes de gaz acide carbonique, ou bien 100 livres d'eau contiennent 1500 grains d'acide carbonique.

On voit, d'après cet exposé, que les eaux de Pyrmont peuvent être placées parmi celles qui sont les plus composées. En effet, il en existe peu qui contiennent autant de substances en dissolution.

Quant à leurs propriétés, il paroît qu'elles ne diffèrent pas beaucoup de celles qu'on reconnoît à l'eau de Châteldon; aussi beaucoup de médecins les prescrivent-ils indifféremment à leurs malades.

On fait, tant en France que dans les pays étrangers, des envois considérables d'eaux de Pyrmont ; mais bien rarement elles arrivent en bon état, car

on remarque qu'elles ne sont pas alors aussi aigrelettes que lorsqu'on les puise à la source. Quoi
qu'il en soit, lorsque les vaisseaux qui les contiennent sont bien bouchés, elles conservent encore
une assez grande quantité d'acide carbonique, qui
est un de leurs principes le plus essentiel, pour
croire qu'elles puissent produire de bons effets.

Ces eaux doivent toujours être bues froides; sans
cette précaution elles n'agissent plus que comme des
eaux salines simples.

R.

RAINETTE (*Eau de*). C'est le nom qu'on
donne à une source d'eau minérale qui se trouve
à Forges. M. *Astruc*, dans ses *Mémoires sur le
Languedoc*, dit qu'on a observé que cette source
a dans son cours des variations réglées et périodiques; tous les jours régulièrement, vers les
six ou sept heures du matin, et vers les six ou
sept heures du soir, l'eau qui en sort se trouble
pendant environ une demi-heure, devient rougeâtre et chargée de flocons roux. Le reste du jour
et de la nuit, cette eau est fort claire, à quelques
paillettes roussâtres près, qu'elle charrie presque
toujours. Cette fontaine doit être mise, suivant
M. *Astruc*, au rang des fontaines périodiques.

Analyse inconnue.

RÈGUE, près d'Alais. On trouve en cet endroit des eaux presque saturées de sulfate de fer.

REHBOURG (*Eau de*). Cette eau prend sa source près de la montagne de Rehbourg, à 8 lieues d'Hanovre.

Elle contient :

Acide carbonique.

Oxide de fer.

Carbonate de chaux.

Sulfate de soude.

de fer.

On l'emploie pour guérir et dessécher les vieux ulcères ; dans les douleurs rhumatismales , les inflammations des yeux et la foiblesse de cet organe; dans les obstructions des viscères , la goutte, et contre tout ce qui provient de cette maladie.

REINE (*Eau de* SAINTE-). Sainte-Reine est un bourg en Bourgogne. La source la plus renommée est celle des Cordeliers ; c'est un réservoir d'environ deux pieds et demi en carré; il étoit situé dans une chapelle.

Son eau est claire, froide, insipide. L'analyse de cette eau a été faite par M. *Duclos*. Il paroît qu'elle contient de la chaux et un alcali.

Elle passe pour calmante, rafraîchissante, apéritive et diurétique.

Il existe une autre fontaine dans un champ , près du village de Sainte-Reine , dont l'eau paroît avoir les mêmes propriétés.

REMY-L'HONORÉ (*Eau de* SAINT-). *Voyez* SAINT-REMY.

RENNES (*Eaux de*). Les bains de Rennes, connus autrefois sous le nom de Bains de Montferrand, sont attenans à un village qu'on appelle les Bains, et dont la situation est dans une gorge étroite formée par deux chaînes de montagnes dont la direction est du sud au nord, à 6 lieues sud de Carcassonne, 15 sud-ouest de Narbonne. La petite rivière de Salz traverse à-peu-près tout le territoire de cette commune, et la divise elle-même en deux parties, dont la plus considérable est située sur la rive droite : elle est adossée aux racines d'une montagne de nature argileuse, siliceuse et calcaire, sur la croupe de laquelle il existe, à la hauteur d'environ 40 mètres, un filon de fer qui a été exploité. En parcourant cette montagne, on rencontre, au sud du village, des mines de jayet, contenant du succin. MM. *Julia* et *Reboulh*, à qui nous devons ces observations, ainsi que l'analyse de ces eaux, disent qu'à côté de ces mines de jayet ils en ont reconnu quelques-unes de fer sulfuré.

Les sources des eaux minérales de Rennes sont au nombre de cinq, dont trois thermales et deux froides.

Les sources thermales forment ce qu'on appelle le *Bain-Fort*, le *Bain de la Reine*, et le *Bain Doux*, ou *Bain des Ladres*.

Les sources froides sont connues sous le nom d'*Eau du Cercle* et *Eau du Pont*.

Le Bain-Fort est dans l'une des auberges du village, à la droite de la rivière ; toutes les autres sources sont situées sur la rive opposée, et de telle manière, qu'à environ 550 mètres du Bain-Fort on trouve, dans la direction du sud-ouest, la source *du Cercle* ; au nord, et à 100 mètres, celle *des Bains de la Reine.* Celle du Bain-Doux ou Bain des Ladres coule à 150 mètres plus bas dans la même direction ; et la cinquième enfin, à 100 mètres au-dessous de cette dernière, sous un pont.

Les eaux du Bain-Fort, de la Reine et du Pont, jaillissent au niveau de la rivière ; la source des Ladres est au niveau du chemin ; celle du Cercle est élevée d'environ 300 mètres au-dessus du niveau des eaux de la Salz. Toutes ces sources, à l'exception de celle de la Reine et des Ladres, sont couronnées de terres qui offrent des indices de mines de fer.

Les eaux des cinq sources sont claires et incolores ; celle du Cercle exhale cette odeur forte qui caractérise les eaux ferrugineuses ; celle que répand l'eau des Ladres est hépatique : elle devient plus sensible, lorsque l'on vide les bassins. Les eaux des trois autres sources sont inodores.

Exposée à l'action de l'air, l'eau du Cercle seule donne un précipité de carbonate de fer et de chaux ; elle est aussi la seule qui ne dissout pas bien le savon.

Ces eaux diffèrent par leur saveur. Celle du Bain - Fort s'annonce par une amertume légère ; on reconnoît celle du Cercle à sa saveur très-styptique et un peu acide ; celle de la Reine est austère ; celle des Ladres est d'une amertume prononcée et un peu salée ; celle du Pont est fade. L'eau du Bain-Fort laisse échapper, à la source, des bulles de gaz acide carbonique. On trouve à côté de ce bain une source qui jouit des mêmes propriétés : elle est dans le lit de la rivière.

La température du Bain-Fort est au 41e degré du thermomètre de Réaumur; celle du Bain de la Reine est au 32e degré ; mais la chaleur doit nécessairement augmenter , lorsqu'on aura terminé des réparations. L'eau des Ladres est au 32e degré et demi. Les auteurs se sont convaincus qu'elle possédoit cette onctuosité qu'on avoit indiquée. Ils ont remarqué de plus que cette onctuosité se manifeste d'une manière peu sensible dans les premiers instans de l'immersion , et qu'on n'en éprouve bien complètement les effets qu'après un séjour de quelques minutes dans le bain. Cette eau a , en outre , la propriété de conserver la peau dans un grand état de flexibilité et de douceur , de ne point l'attaquer, comme le font communément les eaux vives , et de ne pas la rider , quel que soit le temps qu'on y séjourne. Les eaux de ce bain ont, en outre , la propriété de colorer en jaune-brun les pièces d'argent qu'on y tient plongées.

Il résulte des expériences faites par MM. *Julia*
et *Reboulh*, que 40 kilogrammes d'eau du Bain-
Fort sont composés de

	Décim. cub.
Gaz acide carbonique.	2

	Grammes.
Muriate de magnésie.	26,6
de chaux.	5
de soude.	2,5
Sulfate de chaux.	11,
Carbonate de magnésie.	9,5
de chaux.	8,2
de fer.	4,5
Substance siliceuse.	3
Perte	5
	68,0

2°. Quarante kilogrammes du Bain-Doux, dit
des Ladres :

Gaz hydrogène sulfuré , quantité inappréciable.

	Grammes,
Muriate de chaux.	23
de magnésie.	10
de soude.	8
Sulfate de chaux.	8,5
Carbonate de chaux.	2,2
de magnésie.	8
de fer.	3,
Silice.	2
Perte.	3
	56. 0

3°. Quarante kilogrammes d'eau du Bain de la
Reine :

Grammes.

Muriate de magnésie.	11, 6
de chaux.	5
de soude.	12
Sulfate de chaux	14,5
Carbonate de magnésie.	9,
de chaux	4,
de fer	3,5
Perte	5

4°. Quarante kilogrammes d'eau du Pont :

Grammes.

Muriate de chaux.	5,3
de soude	2,6
Sulfate de magnésie	4,
de chaux.	2,
Carbonate de magnésie	4,
de chaux	1,5
de fer.	2,5
Perte	0,1
	22,0

Bain-Fort. La haute température du Bain-Fort semble s'opposer à l'union de l'acide carbonique libre avec son eau ; car, quoiqu'il s'en dégage à la source une assez grande quantité, les auteurs n'ont pu en obtenir.

Les eaux de cette source sont propres à remplir les mêmes indications que celles de Balaruc. La petite portion de carbonate de fer qu'elles contiennent sembleroit même leur assurer une vertu plus fondante. Elles sont employées en bains et en fomentations.

(359)

Bain-Doux. Cette source est la plus fréquentée : cette préférence lui est due à raison des propriétés de ses eaux ou des effets qu'elles produisent. C'est la seule où la présence du gaz hydrogène sulfuré s'annonce par les réactifs, et même par l'odorat.

Le Bain-Doux est employé avec succès contre toute sorte d'affections cutanées et vices psoriques. On les administre avantageusement dans les affections nerveuses, les suppressions menstruelles, les douleurs rhumatismales, sciatiques, et les affections goutteuses.

Bain de la Reine. Les eaux de ce bain ont la propriété de déterger la peau d'une manière particulière. On les emploie avec succès dans les engorgemens de membres, à la suite de maladies aigües, contre toute espèce d'engorgement glanduleux, les épanchemens laiteux, la chlorose, etc. Elles cicatrisent les vieilles plaies. On les emploie contre les maladies cutanées, sur-tout lorsqu'elles ont résisté aux Bains des Ladres.

Source du Pont. Les eaux du Pont, prises intérieurement, sont légèrement laxatives. Il paroît que les eaux de la Source, qui sont une émanation du Bain-Fort, rempliroient mieux cet effet.

REPES, est à un quart de lieue du chemin de la ville de Vesoul; on y a découvert, en 1715 ou 1716, une fontaine d'eau minérale. On s'aperçut que les bestiaux de Repes traversoient journellement les ruisseaux sans boire et se rendoient autour du puits

où est la source dont il s'agit ; on fit en conséquence
l'examen de l'eau de cette source, elle s'est trouvée
limpide, légère, sans goût, sans odeur ; on a
observé en outre qu'elle purgeoit et qu'elle étoit
apéritive. On n'a point encore fait l'analyse de cette
eau.

RHEIMS (*Eaux de*). On doit à M. *Macquart*,
médecin à Rheims, un mémoire sur ces eaux. Il
existe, dit-il, plusieurs sources minérales le long
de la rivière de Vesle qui arrose les remparts. La
plus connue, et celle dont on fait le plus d'usage,
est à la porte de Fléchambault : on l'appelle la
Fontaine de rue de Moulin. On a aussi découvert dans les forêts du château de Sillery une autre
source minérale, plus chargée de fer que la précédente. M. *Macquart* en a aussi découvert une au
moulin l'Abbesse, au-dessous de Saint-Brieu, à
côté du cours de la rivière, qui a un goût de fer et
de soufre. Il existe encore d'autres sources minérales, comme celles d'Onrazy, de Sapicourt,
d'Hetmonville, de Vaux-Varenne, etc., qui toutes
ne diffèrent entre elles que par le plus ou moins de
fer. A l'égard des sources minérales éloignées de
Rheims, on ne connoît que celle de Boursault sur
la Marne, à une lieue d'Épernay, et une à Écordal,
village sur la rivière d'Aisne. On en fait usage avec
succès dans les obstructions.

L'analyse de la fontaine *de la rue Moulin* a été
faite par M. *Goudain*, pharmacien à Rheims.

Cette eau, puisée à la fontaine, est très-claire et limpide : sa saveur est ferrugineuse et astringente. Une livre de cette eau contient :

	Grains.
Fer.	$1\ \frac{1}{4}$
Carbonate de chaux . . . . }	$\frac{3}{4}$
Sulfate de chaux. . . . . }	

Cette eau a les mêmes propriétés que les autres eaux ferrugineuses : elle est tonique et apéritive.

RHEINGAU (*Eau de*). La source de cette eau est près de Rheingau, dans les environs de Mayence. Une livre contient :

	Grains.
Carbonate de soude.	$11\ \frac{1}{3}$
de magnésie.	3
de chaux.	$1\ \frac{1}{11}$
Alumine	$\frac{1}{12}$
Carbonate de fer	$\frac{3}{4}$
Matière extractive	$\frac{1}{34}$
Acide carbonique	$18\ \frac{2}{9}$

On ignore si cette eau est en usage.

RICORDO (*Eau de*). Cette eau a sa source, d'après le docteur *Rinaldi ,* à Peitra Melaxa , dans le territoire de Castello de Riaro, au duché de Cofaza, à une lieue de Paese , dans une campagne qui n'est pas fertile.

Sa température est froide ; mais elle bout dans la source comme si elle étoit sur le feu.

Elle contient beaucoup d'acide carbonique.

du carbonate de soude.

de chaux.

de magnésie.

Les personnes attaquées de scorbut, d'hypocondrie, d'hystérie, d'obstruction, d'hydropisie,
s'en servent avec succès.

RIEPOLDSAUER (*Eau de*), en Furstemberg.
Klaproth a trouvé dans 100 livres de cette eau :

Grains.

Sulfate de soude sec. 1152,3
Muriate de soude *id*. 62,5
Carbonate de soude *id* 25
Carbonate de chaux. 1012,5
Carbonate de magnésie. 25
Oxide de fer. 25
Silice 37,5
_____
2339,8

Cent livres de cette eau contiennent 4150 pouces
cubes de gaz acide carbonique.

RIEUX. Il y a, suivant M. *Missa*, à Rieux,
près le Pont-l'Évêque, en Normandie, des eaux
thermales, qui bouillonnent également en été et
en hiver, même pendant les plus grands froids.
Elles exhalent des vapeurs sulfureuses; elles ont,
dans le pays et les environs, de la réputation, sur-
tout parmi les gens de la campagne, auxquels les
médecins les ordonnent avec succès dans plusieurs
maladies.

RIXHEIM, est au village du comté de Ferrete.

On y rencontre une fontaine minérale, dont l'eau est un peu salée.

ROCESTER (*Eaux de*). On doit à M. *Hemming* l'analyse de ces eaux; elles tiennent par bocal :

	Mesure. Onces.
Acide carbonique	72

	Gros.
Carbonate de chaux.	30
Carbonate de magnésie.	24
Carbonate de fer	8
Sulfate de magnésie	8

ROCHEPOZAY. M. *Duclos* a parlé des eaux de la Rochepozay dans sa *Dissertation sur les Eaux Minérales*, insérée dans les mémoires de l'Académie royale des Sciences. Ces eaux sont limpides et sans saveur. On a publié à Paris, en 1617, un Traité sur ces eaux, qui avoit pour titre : *Description des Fontaines médicinales de Rochepozay en Touraine*, *par Millon*, *premier médecin du roi*.

ROSENHEIM (*Eau de*). Cette source est dans la Haute-Bavière, au bord de l'Inn. Ces eaux sont ferrugineuses.

L'eau est transparente, un peu jaunâtre, d'une odeur sulfureuse, d'une saveur astringente, ferrugineuse, et forme à l'air un dépôt de couleur brune.

Elle contient :

Hydrogène sulfuré.

Acide carbonique.

Carbonate de chaux.

Muriate de chaux.

Muriate de magnésie.

Carbonate de soude.

Oxide de fer.

Matière extractive.

Elle est utile dans les respirations gênées, dans les foiblesses en général, et dans les engorgemens des vaisseaux sanguins.

ROSNAY, est situé à trois lieues de Rheims, proche le chemin de Paris; il se trouve dans cet endroit un puits qui contient une eau qui peut passer pour minérale. On n'en a pas fait l'analyse.

ROUEN (*Eau de*). *Voyez* MAREQUERIE.

ROUILLASSE, en Saintonge. On y trouve des eaux minérales. Il a paru sur ces eaux, à la Rochelle, en 1682, une Brochure qui avoit pour titre : *Observations sur les Eaux Minérales de la Rouillasse, en Saintonge, avec une Dissertation sur l'Eau commune, par Nicolas Venette.*

ROUSSILLON (*Eaux de*). M. *Carrère* divise les eaux minérales de Roussillon en quatre classes: la première comprend les eaux sulfureuses; la seconde, les eaux nitreuses; la troisième, les eaux martiales; et la quatrième, les alcalines martiales.

Les eaux d'Arles, de la Preste, de Vernet, de Molitz, de Nossa, d'Olette, de Nyer et de la Cerdagne, sont de la première classe.

Arles. On trouve les eaux d'Arles au pied d'une

forteresse bâtie sous le règne de Louis XIV, qui porte par cette raison le nom de *Fort-des-Bains*, et éloignée environ d'une demi-lieue d'Arles ; on y observe deux sources, qui ne sont distantes que de trente pas l'une de l'autre, et dont la différence est uniquement le degré de température ; la plus chaude de ces sources fait monter la liqueur du thermomètre au 57e degré et demi de Réaumur.

Les eaux de l'une et de l'autre source exhalent une odeur sulfureuse.

Quant aux eaux de la *Preste*, *Vernet*, *Molitz*, *Nossa*, *Nyer*, *Olette*, voyez ces articles.

Cerdagne. Voyez CALDAS.

Les eaux sulfureuses de la première classe sont bonnes dans l'asthme et autres maladies de la poitrine, dans la pierre et le calcul, dans certaines maladies de la peau, etc. Depuis long-temps on fréquente les bains de Roussillon pour les sciatiques, rhumatismes, paralysies. La douche de ces eaux a été fréquemment employée pour détruire les douleurs de tête, pour dissiper les fluxions.]

Les différentes températures rapportées par M. *Carrère* sont :

	Deg. Réaum.
Eau d'Arles.	57
De la Preste	38 $\frac{1}{2}$
D'Olette.	70 $\frac{1}{2}$
De Molitz	31
De Vernet	48
Cerdagne	37 $\frac{1}{2}$

	Deg. Réaum.
Nossa	20 $\frac{1}{2}$
Nyer.	19

La seconde classe des eaux de Roussillon comprend les eaux nitreuses. ne se trouve qu'une fontaine qu'on puisse qualifier de ce nom, suivant M. *Carrère ;* c'est celle de Saint-Martin de Fenouilla, qui se trouve à une certaine distance du Boulon, dans le fond d'un ravin peu éloigné du grand chemin d'Espagne. (*Voyez* MARTIN DE FENOUILLA.)

La troisième classe comprend les eaux martiales : celles de cette nature sont les eaux du Barnadal, de Cornelle, de Monné, de Force-Réal, et de Cochous.

Bernadal est situé auprès de Vinca en Conflant ; la source d'eau minérale froide qui s'y trouve est assez considérable ; son goût est martial. On trouve encore le long de la rivière, assez près de cette source, une quantité d'autres eaux de la même nature, mais moins abondantes et moins chargées de fer que la précédente. On nomme communément *Picherottes,* deux sources d'eau minérale ferrugineuse qui sont celles du terroir de Cornella de la Rivière, au lieu dit la Berne ; ces sources ne diffèrent en rien de celles de Barnadal.

Les sources du terroir de Monné sont aussi au nombre de deux : l'une est située au lieu dit la *Sloufe,* elle est intérieurement semblable aux deux précédentes. L'autre est dans le lieu appelé *la Mene;* elle est plus chargée de fer que les trois dernières sources et que celles de Barnadal. Celle qui est auprès de Cochous est de la même espèce.

La quatrième classe des eaux de Roussillon comprend les eaux alcalines martiales ; telles sont les eaux de *Sorede* et de *Colliouvre*. Celle de Sorede a un goût piquant et laisse un sentiment d'astriction dans la bouche; elle dépose sur les lieux où elle passe un sédiment ferrugineux.

La source qu'on trouve près *Colliouvre* , dans une vigne, au pied de la montagne, a le goût et l'odeur ferrugineux, et dépose un sédiment de la même nature.

Toutes ces eaux sont ferrugineuses : elles conviennent par conséquent dans les mêmes cas qui exigent les eaux martiales.

ROYE. Cette ville est en Picardie ; on y a découvert une fontaine d'eaux minérales , dont M. *Cadet* a fait l'analyse.

Cette fontaine est située à Saint-Marc , à un quart de lieue de la ville de Roye. Les sources sortent d'une montagne au nord : elles fournissent quatre cent vingt pintes d'eau en une demi-heure. Cette eau est claire et limpide ; sa saveur est ferrugineuse.

Une pinte de cette eau contient :

	Grains.
Fer.	$1\frac{1}{2}$
Carbonate de chaux.	2

	Grains.
Muriate de soude	$\frac{1}{4}$
Muriate de chaux	$\frac{1}{2}$

M. *Boulanger*, médecin à Roye, a employé cette eau avec beaucoup de succès dans différentes maladies. On peut aussi couper cette eau minérale avec le lait.

RYKUM (*Eau de*), en Islande. L'odeur de cette eau thermale est sulfureuse. *Black* d'Édimbourg en a fait l'analyse; il résulte qu'un gallon d'eau du Rykum est composé de (1)

	Grains.
Soude	3,
Terre argilleuse	0,29
Terre silicée	21,83
Muriate de soude	16,96
Sulfate de soude sec	7,53

S.

SAIL-LEZ-CHATEAU-MORAND. L'eau de cette fontaine, selon M. *Duclos*, est limpide et agréable à boire; elle n'a aucune saveur. Il paroît qu'elle est légèrement alcaline.

On n'a rien d'exact ni sur son analyse ni sur ses propriétés.

---

(1) Un gallon anglais est 231 pouces cubiques, ou 58,484 grains.

SAINTE (*Eau*), appelée autrefois *Eau Bouil-lante.*

La source existe à Chianciano, en Valdechiana.
Cette eau contient sur une livre :

	Grains.
Acide carbonique	9,
Hydrogène sulfuré.	
Muriate de magnésie	0,10
de soude	0,05
Sulfate de magnésie	7,50
de chaux	8,07
Carbonate de chaux.	7,55
de magnésie	$1,29\frac{1}{2}$
Alumine	$0,35\frac{5}{8}$
Oxide de fer	$0,12\frac{1}{6}$
Silice.	$0,35\frac{5}{8}$
Matière extractive	$23\frac{13}{15}$

Employée comme dissolvant dans les tempéra-mens pituiteux; aussi doit-elle être propre à empor-ter le ver solitaire.

SAINTE AGNÈS (*Eau de*). La source de Sainte Agnès est à Chianciano en Valdechiana. Cette eau contient sur une livre :

	Grains.
Sulfate de chaux	$9,61\frac{1}{8}$
de magnésie	8,75
Carbonate de chaux	6,30
Silice.	$3\quad\frac{2}{3}$
Hydrogène sulfuré , quantité non fixée.	
Acide carbonique	5,91

La pesanteur spécifique est 1,0039.
Transparente; odeur fétide.

Propriétés médicinales. Dans les obstructions du foie, de la rate et des glandes; dans les maladies de la peau et rhumatismales.

SAINT ALLYRE. *Voyez* Clermont.

La fontaine de Saint Allyre est remarquable par les incrustations qu'elle forme.

SAINTE ANNE. Il y a auprès de Dijon, au-dessus de Larrai, une fontaine d'eau minérale qu'on nomme la *Fontaine Sainte Anne.* M. *De Maupée,* de Cappouay, a publié un traité sur cette fontaine en 1679.

SAINT-CHEF, est situé dans le Viennois. Il s'y trouve, dit-on, une fontaine minérale, dont on ne connoît pas les propriétés.

SAINT-DENIS-SUR-LOIRE, est à une lieue de Blois. Il s'y trouve des eaux minérales qui n'ont pas plus de vertus que celles de Forges. On prétend que la reine Marie de Médicis fit orner la fontaine qui fournit ces eaux, d'un beau bassin.

SAINT-DIEZ. Il existe à Saint-Diez, proche le village de Soles, entre deux collines, une fontaine sourdissant de la partie septentrionale, laquelle est appelée la *Bonne* ou la *Sainte Fontaine.*

Cette eau n'a pas plus de vertus que de l'eau ordinaire. On ne l'emploie qu'en bains, on y ajoute de l'hieble : ainsi la vertu de cette eau ne peut s'attribuer qu'à la chaleur qu'on lui communique et qu'aux propriétés de l'hieble.

SAINT - GENIS (*Eau de*). Cette source est près de Saint-Genis., en Piémont.

Elle contient sur une livre :

Pouces cub.

Hydrogène sulfuré. 7

Acide carbonique. . . . ., 5

Air atmosphérique. 1

Grains.

Soufre 0,75

Carbonate de soude. 22,15

Muriate de soude. 32,67

Carbonate de chaux 0,62

Sulfate de soude. 0,50

Silice. 0,13

Sa pesanteur spécifique est 1,0087.

SAINT-JEAN, à Lucques. *Voyez* JEAN.

SAINT-JEAN-DE-SEIRAGUES. Les ouvrages qui existent sur la fontaine de Saint-Jean ne laissent aucun doute qu'il n'y ait existé des eaux minérales. Le premier a pour titre : *Observations et Analyse des eaux de Saint-Jean de Seiragues, par M. Su-ane, médecin de Montpellier, 1734.* Le deuxième est un choix de MM. *Antoine Durand* et *Isaac Deidier*, médecins de Nismes, et des sieurs *Berrand* et *Blazin*, apothicaires, contenant leur rapport au sujet des eaux de Saint - Jean de Seiragues, 1746.

SAINTE-MARGUERITE (*Eau de*). L'eau de Sainte-Marguerite contient sur une livre :

Grains.

Acide carbonique. . . . . 10 $\frac{1}{48}$

Sulfate de magnésie. . . . . 7 $\frac{22}{173}$

	Grains.
Muriate de soude.	$1\frac{154}{174}$
Carbonate de chaux	$7\frac{22}{170}$
de magnésie	$6\frac{18}{170}$
Alumine.	$\frac{52}{170}$
Oxide de fer . . . . , ...	$\frac{1}{20}$

SAINT-MARS. M. *Ozy*, chimiste, a prononcé un discours sur l'analyse des eaux minérales de Saint-Mars, près Chamalière-lès-Clermont. Ce discours se trouve consigné dans les registres de cette académie.

SAINT-MARTIN. *Voyez* MARTIN.

SAINT-MYON. *Voyez* MYON.

SAINT-PIERRE. Il y a en Dauphiné une source d'eau minérale, connue sous le nom de St.-Pierre, parce qu'elle coule aux environs d'un village qui porte ce nom. Cette source coule sur le grand chemin qui conduit de Sarras à Dier, à l'ouest de Veine, à deux lieues du village appelé *la Bouru des Arnauds.*

Les eaux de cette source sont aigrelettes. On leur attribue une vertu apéritive et calmante. On peut, dit-on, les substituer aux eaux de Passy.

SAINT - REMY - L'HONORÉ. On dit qu'il a existé à Saint-Remy-l'Honoré, à une lieue et demie de Mont-Fort-l'Amaury, une source d'eau minérale. Il en est fait mention dans les *Affiches de Province, pour l'année* 1762.

SAINT-SANTIN, à une lieue environ d'Aigle,

est une fontaine ferrugineuse dite Saint - Santin ; l'eau en est tantôt limpide, tantôt noire.

On ne connoît point d'analyse de cette eau.

Le curé de Maneval, dans son *Histoire de Normandie*, imprimée en 1611, met cette fontaine au nombre de celles qui étoient en réputation de son temps. Il paroît même constant, par l'histoire, que celles-ci étoient connues plusieurs siècles avant *Dumoulin*, puisqu'on y voit que du temps que les ducs de Normandie possédoient l'Angleterre, la cour de Londres est venue prendre les eaux minérales de Saint-Santin. On croit aussi que la source de Saint-Santin est la même que celle d'Aigle. M. *Missa* prétend que la qualité des eaux de cette source est très-analogue à celles des anciennes eaux minérales de Passy.

SAINT-SAUVEUR. *Voyez* Sauveur.

SAINT-SYMPHORIEN. En 1679, il a paru à Dijon un *petit Traité des Eaux minérales de Saint-Symphorien, par de Maubié.* Ces eaux paroissent avoir été abandonnées.

SAINT-VICTORIA (*Eau de*). L'eau de Saint-Victoria, près de Courmoyens, contient, sur une livre :

	Grains.
Acide carbonique.	$11 \frac{9}{64}$
Sulfate de magnésie	$4 \frac{27}{45}$
Muriate de soude	$2 \frac{7}{15}$
Carbonate de chaux.	$6 \frac{2}{3}$
Oxide de fer	$\frac{1}{2}$

SALIES. L'eau de la fontaine que l'on trouve dans cette ville, n'est point employée en médecine ; elle contient beaucoup de muriate de soude. On dit que cette eau est plus salée que celle de mer.

Il n'existe rien de certain sur la découverte de cette fontaine. La ville de Salies fut saccagée par les Miquelets en 1520, et les archives dans lesquels on auroit pu trouver quelque chose à cet égard furent brûlées.

SALINS, ville dans le département de la Meurthe, est très-renommée par ses eaux salées : on ne sait pas le vrai temps où elles ont été connues ; tout ce qu'on présume, c'est qu'elles ont donné le nom à la ville, et qu'elles existoient du temps des Romains. Ces eaux ne sont pas médicinales.

SALMIÈRE, est situé dans le Quercy. Il a paru à Toulouse, en 1624, un Traité qui a pour titre : *Admirable vertu des Eaux et Fontaines découvertes en pays de Quercy, au lieu de Mier, proche de Grammatz, appelées Eaux de Salmière ; par Fabry.*

SALS, près de Lyon. Il existe à une lieue de Feurs, au pied d'un coteau qu'on appelle Douzy, une fontaine dont les eaux se déchargent dans quatre petits bassins carrés qui sont contigus, et qui paroissent être l'ouvrage des Romains. M. *Duverney*, médecin, prétend que cette eau est sulfureuse et bonne pour les affections cutanées.

SANFONT, dans le Dauphiné. On y trouve

une fontaine minérale, dont les propriétés sont peu connues.

SANTHENAY, en Bourgogne. Il a paru à Dijon, en 1633, un Traité sur une fontaine qui s'y trouve. Il a pour titre : *Les Merveilleux effets de la Nymphe de Santhenay au duché de Bourgogne, où est sommairement traité de son origine, propriétés et usage ; par Pierre Quarré, charollois.*

SARREBOURG. Parmi le grand nombre de fontaines qui se trouvent près de cette ville, les suivantes sont celles qui ont plus de célébrité. 1°. Celle de Lixheim : elle est située sur le chemin de Lixheim à Sarrebourg, et sa source se trouve dans le tronc d'un arbre. 2°. Celle de Monhigny, près du village de ce nom, à une lieue de Blamont. 3°. Celle de Domeure, à un quart de lieue de ce village, vers celui de Saint-Martin. 4°. Celle qui coule près de l'abbaye de Haute-Seille.

Il y a encore une fontaine qui est beaucoup vantée parmi le peuple des environs de Sarrebourg : c'est celle de Saint-Quirin, village placé au pied de la montagne, à 3 lieues de cette ville.

M. *Lotthinger* a fait l'analyse de toutes ces eaux ; il les a trouvées à-peu-près les mêmes, et il ne les croit pas différentes de celle de Neuweyer dans le Nassau. Celles de Lixheim ont été employées avec succès dans des jaunisses opiniâtres.

SAVONNIÈRE, près de Bar-le-Duc. La fontaine est située au pied d'une montagne et à portée des bois. M. *Sauvage*, médecin à Bar, ayant examiné ces eaux, ne leur a pas trouvé des propriétés médicinales.

SAUVEUR (*Eau de* SAINT-). La source de cette eau, qui est très-abondante, se trouve dans la vallée de Luz, près de Barège. Elle sort de la montagne, et fournit à deux bains qui sont adossés l'un à l'autre.

La saveur de l'eau de Saint-Sauveur est analogue à celle des œufs couvés ; aussi les premiers jours la trouve-t-on très-désagréable; mais on s'y accoutume bientôt.

Sa température n'excède jamais le 32e degré du thermomètre de Réaumur.

Au fond des bassins et des cuves dans lesquelles on la rassemble, et où on la garde, on trouve toujours un sédiment blanchâtre, qui, lorsqu'il est desséché et jeté sur des charbons ardens, brûle en répandant une odeur très-forte d'esprit sulfureux volatil.

D'après l'analyse qui a été faite par plusieurs chimistes, il semble qu'on peut dire que l'eau de Saint-Sauveur ne contient que du gaz hydrogène sulfuré, et très-peu de sulfate de chaux ; c'est du moins à quoi se bornent jusqu'ici les produits qu'on est parvenu à en retirer.

Cette eau se prend en boisson et en bains ; elle jouit de propriétés médicinales analogues à celles qui ont été reconnues appartenir à toutes les eaux sulfureuses, et sur-tout à celles de Barège. (*Voyez* Eaux de Barège.)

SAVONNEUSES (*Eaux*). On a donné le nom d'Eaux Savonneuses thermales à des eaux qui , par une suite de douceur ou d'onctuosité, ressemblent à de l'eau dans laquelle on auroit fait dissoudre du savon. Tantôt on a attribué cette onctuosité à la combinaison du soufre avec la terre calcaire ; tantôt à celle de la même terre avec le pétrole ou quelqu'autre bitume ; tantôt enfin, et c'est là l'opinion la plus généralement adoptée, à la simple dissolution de la terre argileuse dans l'eau, ce qui leur donne la plupart des propriétés et des vertus du savon.

D'après un grand nombre d'expériences , le docteur *Castiglioni* rejette également ces diverses opinions et toutes leurs modifications ; il pense que la qualité savonneuse qu'ont certaines eaux minérales , est absolument due à une substance animalisée , dont la combinaison et la solution se font à l'aide d'un alcali fixe , et que les boues grasses, onctueuses, existant au fond des bassins , des lavoirs et des conduits , sont, en très-grande partie, formées d'un magma ou dépôt de ces eaux surchargées de cette matière animalisée , que l'auteur regarde comme très - analogue au blanc d'œuf.

M. *Vauquelin* , en analysant les eaux de Plombières , a trouvé une portion de matière animale , qu'il regarde comme ayant beaucoup d'analogie avec l'albumine ou avec la gélatine.

SCARBOROUGH (*Eau de*). L'eau de Scarborough, en Angleterre, contient, d'après Lister :

Carbonate de chaux.

Oxide de fer.

Acide carbonique.

SCHEFTLARN (*Eau de*). Cette source est à 4 lieues de Munich, au bord de l'Ysar.

Cette eau est transparente, a une saveur alcaline, n'a point d'odeur, et laisse dégager, à l'air, des bulles.

Résultat d'analyse :

Acide carbonique.

Carbonate de chaux.

Carbonate de magnésie.

Carbonate de soude.

Sulfate de magnésie.

Muriate de magnésie.

Oxide de fer.

Les habitans croyent que cette eau minérale les préserve de maladies, ainsi que les animaux des épizooties.

SCHWALBACH (*Eau de*). Les eaux de Schwalbach, dans le comté de Catzenellenbogen, contiennent, sur 48 livres :

	Grains.
Muriate de soude	5
Carbonate de soude.	6

	Grains.
Carbonate de chaux	33
de magnésie	20
de fer	29
Sulfate de chaux	16

Quelques traces de matière extractive.

	Gros.	Grains.
Acide carbonique	7	16,1800
Gaz oxigène	7	5,0980

Elles servent dans les fièvres bilieuses, les tempéramens pituiteux, les fluxions, les vertiges, la suppression des mois aux femmes, et dans les maladies des reins.

SCHWENDECK (*Eau de*). Cette source est à 5 lieues de Munich, dans la juridiction de Schwendeck.

Cette eau est transparente, n'a point de saveur, a une odeur sulfureuse, et se trouble à l'air.

Elle contient :

Acide carbonique.

Carbonate de chaux.

Sulfate de chaux.

Muriate de chaux.

Muriate de magnésie.

Carbonate de soude.

Oxide de fer.

Ces eaux sont souvent fréquentées ; elles sont bonnes dans les maladies de la peau, la gale, la paralysie et d'autres maladies locales.

SEDLITZ (*Eaux de*). Les eaux de Sedlitz, ou

Seidschutz, ont leur source près du village Sedlitz dans le cercle de Leutmenitz en Bohême.

Propriétés physiques : Transparentes, d'une température de 12 degrés de Réaumur; la pesanteur spécifique est 1,016; amères; sans odeur; elles ne se troublent point.

Cinq livres de ces eaux contiennent :

	Grains.
Matière résineuse.	$3 \frac{3}{4}$
Carbonate de magnésie.	$6 \frac{1}{4}$
Sulfate de magnésie	1410
de soude.	$34 \frac{4}{9}$
Sulfate de chaux	$25 \frac{15}{16}$
Carbonate de chaux.	$9 \frac{11}{16}$
Acide carbonique	6

Propriétes médicinales : Dans les engorgemens des humeurs, maladies nerveuses, du bas-ventre, les fièvres intermittentes, l'hypocondrie, l'apoplexie, les inflammations, le rhumatisme, la goutte, les fluxions de tête, la dyssenterie, l'inflammation du poumon, la colique de peintre, et plusieurs autres maladies rebelles.

SEGRAY. Il y a près de Pivers, en Gastinois, une fontaine d'eau minérale dont les propriétés médicinales sont reconnues depuis près de trois cents ans : on dit qu'elles sont propres pour guérir les maladies chroniques. Ces eaux sont ferrugineuses et alcalines. Il seroit utile d'en faire une nouvelle analyse.

On a publié différens traités : le premier a pour

titre : *Histoire véritable de la découverte de l'Eau Minérale de la Fontaine de Segray, près de Plaviers en Beauce, par L. P., docteur en médecine*, 1621 ; le second, sous le titre : *Des Secrets des Eaux de la Fontaine de Segray, près la ville de Pethiviers*, 1644 ; le troisième est une dissertation sur la nature et les qualités des Eaux minérales et médicinales de Segray, près Pluviers, par M. *Blondet*, docteur en médecine, 1747.

SELLEZ, dans le Vivarais. On trouve parmi les différens ouvrages hydrologiques de la France, un Traité qui a pour titre : *La Spagyrie naturelle des Fontaines minérales de Sellez, Mandement de la Voûte, en Vivarois ; et l'Anatomie, Vertus et Propriétés d'icelles, par Gaspard de Perrin. Valence*, 1657.

SELTZ (*Eau de*). Seltz, petite ville du département du Bas-Rhin, située sur le Rhin, et distante de Strasbourg de 45 kilomètres (9 lieues), du côté du sud-est.

L'eau de la source qu'on trouve dans cet endroit est froide ; elle a une saveur vive, piquante et décidément salée ; sa température est complette.

L'analyse de cette eau a été faite par *Venel*, médecin de Montpellier. Il a fait connoître sa composition, et a indiqué des procédés simples et faciles, au moyen desquels on peut les composer artificiellement. Ce chimiste a fait plus encore, puisque c'est à lui qu'on est redevable de la découverte du principe qui donne à cette eau sa saveur piquante et aigrelette. Cette découverte est d'autant plus importante, qu'elle a conduit à reconnoître le même principe dans toutes les eaux dites *gazeuses.*

Avant *Venel,* l'opinion générale étoit que les eaux gazeuses ne devoient leurs propriétés qu'à une surabondance d'air atmosphérique qu'elles contenoient. Mais ce chimiste a prouvé que c'étoit au contraire à l'acide carbonique qu'il falloit les attribuer; il a démontré l'existence de cet acide; il a calculé sa quantité; enfin il a fait voir que ce même acide étoit toujours disposé à se séparer; et c'est même à sa présence qu'est due cette propriété qu'a l'eau de Seltz de produire des bulles qu'on voit crever à sa surface, et l'effervescence ainsi que le sifflement qui ont toujours lieu lorsqu'on vient à déboucher une bouteille dans laquelle cette eau est renfermée.

Indépendamment de l'acide carbonique, l'eau de Seltz contient encore du carbonate de magnésie, du carbonate de soude, et sur-tout du muriate de soude. La quantité des deux premiers sels est peu considérable, mais celle du dernier l'est davantage. Et c'est principalement à la présence de ce dernier qu'est due la saveur salée qu'on remarque, lorsque l'acide carbonique est entièrement dissipé.

Cette eau est mise au nombre des médicamens dépuratifs. Elle augmente la sécrétion des urines, elle convient, dit-on, dans certaines affections de poitrine, dans le rhumatisme et la goutte : les hystériques et les hypocondriaques se trouvent assez bien de son usage. Enfin on la prescrit avec succès aux personnes attaquées de dartres et de maladies de peau. On la boit pure ou mêlée avec du vin.

L'eau de Seltz est une de celles qu'il ne faut jamais faire chauffer, autrement on lui feroit perdre la totalité du gaz qu'elle tient en dissolution ; et alors non seulement elle n'auroit plus sa saveur vive et piquante, mais même encore elle perdroit ses propriétés les plus essentielles. C'est peut-être même faute de prendre cette précaution, que la plupart des malades qui font usage de l'eau minérale dont il s'agit, n'éprouvent pas les bons effets qu'ils espéroient.

On envoie à Paris et dans les départemens de l'eau de Seltz, dans des bouteilles fermées assez exactement ; cependant presque toujours elle arrive en partie altérée ; et quoiqu'elles contiennent encore de l'acide carbonique, la quantité de cet acide n'est pas comparable à celle qu'on lui trouve lorsqu'on boit l'eau à la source.

En général, on doit faire peu de cas de l'eau qui arrive dans des bouteilles, sur-tout si, lorsqu'on vient à la déboucher, on n'entend pas le sifflement que produit toujours l'acide carbonique qui tend à se dissiper.

On doit conclure, d'après cela, que l'eau de Seltz

est une de ces eaux minérales qu'il faut de préférence aller boire à la source. C'est là principalement où ses propriétés se manifestent d'une manière très-marquée , tandis qu'elles sont à peine sensibles lorsqu'on ne fait usage que de celle qui a été transportée.

Au reste, cette eau peut être imitée facilement en suivant les procédés indiqués par *Venel*, et ceux de MM. *Triayre* et *Jurine*. On est aussi redevable à *Bergmann* d'une analyse d'une eau de Seltz : suivant ce chimiste, l'eau de Seltz contient par kaune ou deux pintes $\frac{3}{4}$:

	Grains.
Carbonate de chaux	17
Carbonate de magnésie	$29\frac{1}{2}$
Carbonate de soude	24
Muriate de soude.	$109\frac{1}{2}$

Le fluide élastique va quelquefois à 60 pouces cubiques, presqu'en totalité, d'acide carbonique.

Voyez aussi EAUX MINÉRALES ARTIFICIELLES.

SENEUIL (*Eaux de*). Seneuil est à une demi-lieue de Riberac, en Périgord ; la fontaine de ce nom coule dans un vallon marécageux : elle est assez abondante ; l'eau transportée est sans odeur particulière ; à la source elle a un goût ferrugineux. Lorsqu'on l'expose à l'air libre dans des vaisseaux évasés, elle se couvre d'une pellicule très-légère ; cette pellicule est bien plus considérable à la source, à la surface du bassin , et y forme une variété de couleurs.

M. *Forestier*, docteur en médecine à Périgueux, a analysé ces eaux. Elles contiennent du carbonate de chaux, du carbonate de soude et de fer.

Ces eaux ont toujours été considérées comme incisives, toniques, et quelquefois comme laxatives. Elles sont bonnes dans les embarras ou les engorgemens lymphatiques : on les regarde comme propres à la guérison de la jaunisse et des fièvres intermittentes invétérées, dans les dérangemens de l'estomac, dans le dégoût, les digestions dérangées, etc.

SENLISSES, village de l'Ile-de-France. Il existe dans une vallée, au bas d'un coteau, une fontaine dont l'eau a été examinée par M. *Aubri ;* il la croit minérale. M. l'*Émery,* qui en a fait l'analyse, ne lui trouva pas les propriétés énoncées par M. *Aubri.* Nous n'avons donc rien de certain sur la nature et les propriétés de cette eau.

SERMAISE, bourg sur la rive de Saulx, à huit lieues de Châlons, département de la Marne. La source qu'on nomme *fontaine des Sarrasins ,* se trouve près d'un bois, à un quart de lieue du bourg. L'eau a une saveur martiale et salée : on vante ses effets dans les affections calculeuses des reins et dans la chlorose.

M. *Navier* regarde cette eau de nature ferrugineuse. M. *Rouyer,* chirurgien à Montigny, a publié une Dissertation sur ses propriétés, en 1717. On a encore un autre ouvrage intitulé : *Traité des Eaux Minérales d'Attancourt , avec quelques observations sur les Eaux Minérales de Sermaise; par Edm. Bougier. Châlons,* 1696.

SERRAGLIO (*Eau de*). La source de cette eau est située près la métairie de Serraglio , à trois lieues de Siena.

Sa pesanteur spécifique est celle de l'eau distillée ; elle n'a ni odeur ni saveur.

Une livre de cette eau contient, d'après *Battini:*

	Grains.
Acide carbonique	1,16
Carbonate de chaux.	1,49
de magnésie.	0,53 $\frac{1}{4}$
Alumine.	0,04
Muriate de soude.	0,12
de magnésie.	0,12
Sulfate de magnésie.	0,09
Matière mucilagineuse.	0,02
Résidu insoluble	0,12

Propriétés médicinales. Dans les fièvres bilicuses , et dans le défaut de digestion.

SIPPENAU (*Eau de*). Cette source sort d'une montagne qui en contient quarante; elle est à deux lieues et demie d'Abensberg , en Bavière.

L'eau de cette source est transparente, a peu de saveur, et une odeur sulfurcuse.

Résultat d'analyse :

Hydrogène sulfuré.

Acide carbonique.

Carbonate de chaux.

Carbonate de magnésie.

Sulfate de chaux.

Sulfate de magnésie.

Carbonate de soude.

Muriate de soude.

Oxide de fer.

Carbone sulfuré.

Cette eau est peu employée.

SONCELLE et SUET, en Anjou. On y trouve une fontaine minérale connue sous le nom de *fontaine Saint-Armand*. On la dit salutaire pour la goutte et les fluxions de poitrine.

Il y a encore à Suet une autre fontaine minérale.

SORÈDE. *Voyez* ROUSSILLON.

SPA (*Eau de*). Spa, jolie petite ville du département de l'Ourthe, éloignée de 5o kilom. (6 l.) de Liége. On y compte six fontaines, qui, presque toutes, sont acidules, abondantes et minéralisées par les mêmes principes.

Les étrangers, dans la belle saison, se rendent en très-grand nombre aux eaux de Spa. L'égalité qui règne parmi les personnes de tous les rangs, les agrémens d'une société libre, le concours et la réunion des plaisirs, de l'exercice, des jeux, et tout ce qui est nécessaire à la vie, y abonde sans réserve. C'est peut-être à la réunion de tous ces avantages qu'est due la préférence qu'on donne à ces eaux sur celles de Châteldon et de Pyrmont, avec lesquelles elles ont une sorte d'analogie, quant à la nature des substances qu'elles tiennent en dissolution.

Beaucoup d'analyses ont été faites des eaux de Spa; mais la plupart sont si incomplètes, qu'elles ne méritent pas d'être citées. La dernière qui ait été publiée, et qui paroît inspirer plus de confiance, se trouve insérée dans le *Systéme des Connoissances chimiques de M. Fourcroy*. D'après cette analyse, il semble démontré que les eaux de Spa contiennent beaucoup d'acide carbonique, des carbonates de fer, de soude, de magnésie, et du muriate de soude.

Bergmann a trouvé dans 100 livres d'eau de Spa :

	Grains.
Carbonate de soude cristallisé	154 $\frac{6}{11}$
Muriate de soude.	18 $\frac{2}{11}$
Carbonate de fer.	59 $\frac{2}{11}$
Carbonate de chaux	154 $\frac{6}{11}$
Carbonate de magnésie	363 $\frac{7}{11}$
	750 $\frac{1}{11}$

Dans 100 pouces cubes d'eau, *Bergmann* a trouvé 45 pouces cubes de gaz acide carbonique.

Ces eaux sont limpides, leur saveur est piquante et aigrelette, et légèrement ferrugineuse; elles se troublent lorsqu'on les laisse exposées pendant quelque temps à l'air, et forment un dépôt ocreux très-léger; elles n'ont plus alors qu'une foible saveur saline.

On les boit le matin à jeûn et dans le courant de la journée; on peut même en faire usage mêlées avec du vin ou toutes autres boissons, auxquelles elles donnent une sorte de piquant qu'on trouve agréable.

Elles souffrent le transport dans des bouteilles bien bouchées; mais, quelques précautions que l'on prenne, elles perdent toujours une partie de leurs qualités.

On assure qu'elles sont calmantes, rafraîchissantes, apéritives, diurétiques, et même anti-spasmodiques. Elles conviennent aussi, dit-on, dans les cas où la fibre est relâchée, dans les palpitations de cœur, dans les affections mélancoliques, dans les irritations et les irrégularités du genre nerveux. Elles dissipent les obstructions des viscères, et sont souverainement propres pour rétablir dans l'ordre de la nature le flux périodique des femmes, lorsqu'il est dérangé ou supprimé.

Si les eaux de Spa réunissent toutes les propriétés dont on vient de parler, on ne doit plus être étonné de voir qu'un grand nombre de personnes vont les prendre, sur-tout lorsqu'elles croient qu'indépendamment des secours qu'elles en attendent contre leurs infirmités, elles sont encore sûres d'y trouver tous les agrémens qu'on peut désirer.

SULFUREUSE (*Eau*) dite *de Naples*. Cette eau contient le quart de son volume de gaz hydrogène sulfuré, et deux fois son volume de gaz acide carbonique.

On l'emploie avec succès dans les maladies de la peau, dans les affections du foie, le scorbut, les flux de ventre invétérés, les maux siphilitiques, etc.

SULTZ, est un village de la Basse-Alsace, fameux par les bains d'eaux minérales qui s'y trouvent, et qui sont connus bien avant le 16ᵉ siècle.

Les bains de Sultz se nomment en allemand *Sultzbad*. Le docteur *Schurer*, célèbre praticien de Strasbourg, en a fait pour son temps une assez bonne description, et dit que *Wecker* et *Estchenrenter* en ont écrit. M. *Schœpflin* rend justice à *Schurer*, et met au nombre des eaux minérales et des bains de l'Alsace celles de cette source qui sont salées et composées.

Ces bains sont situés dans une prairie, auprès de la chapelle de Saint-Amand. Le bain est construit tout près du ruisseau de Mosig.

On a publié à Strasbourg, en 1726, une dissertation sur ces bains, intitulée : *Descriptio Balnei Sultzensis, authore Joanne-Jacobo Schura*.

L'eau est limpide, transparente, plutôt tiède que froide; elle a une odeur un peu fétide; sa saveur est salée et un peu amère au goût. M. *Guérin* dit que ces eaux contiennent du muriate de soude, du carbonate de soude, du sulfate de chaux et du fer, et quelques vestiges de bitume. Il seroit avantageux de répéter cette analyse.

On dit les eaux de Sultz délayantes, adoucissantes, détersives, apéritives et légèrement laxatives.

On en fait beaucoup usage extérieurement et
en bains, contre les obstructions, la gale, les rhumatismes; elle guérit les fleurs blanches; elle convient aussi dans les maladies nerveuses.

SULTZBACH, en allemand *Sultzbacher-Sauer-
brunnen*. Ce village est situé dans la Haute-Alsace,
dans la vallée de Saint-Grégoire du Mont-des-Vosges,
à 3 lieues au nord-ouest de la ville de Colmar, et
à 1 lieue de Munster; c'est dans ce territoire, et
à quelques cents pas de ce bourg que sort une source
d'eau, au pied de la montagne appelée *Oberfeld-
wald*. Elle fut découverte vers l'an 1603 : dix ans
après on y construisit un bassin, qui fut renou-
velé en 1708. Outre ce bassin, il y en a encore
deux autres, l'un appelé *Schwefel-Brünnlein*, et
l'autre *Bad-Brünnlein*.

M. *Schœpflin* prétend que *Mez* et *Schar* ont
parlé de ces eaux.

L'eau de la fontaine a une saveur vineuse, aigrelette, et pétille; elle est transparente, froide au toucher; et à quelque heure qu'on plonge le thermomètre de Fahrenheit dans le bassin, il se tient au
50° degré; elle est à peine plus pesante que l'eau
distillée. La fontaine improprement appelée *Schwefel-Brünnlein*, c'est-à-dire Fontaine Sulfureuse,
donne une eau transparente, légère, froide, sans
odeur; mais elle a une saveur qui excite des nau-

sées. L'autre, appelée *Bad-Brünlein*, c'est-à-dire
Fontaine du Bain, produit une eau tout-à-fait insipide, sans odeur, froide, et réduite pendant l'été
à la moitié de celle des deux autres fontaines : on
mêle ses eaux avec celles de la première, dans les
étuves, pour les bains chauds.

Cette eau paroît contenir de l'acide carbonique
en excès, du carbonate de chaux, du carbonate de
soude, du sulfate de chaux, du muriate de soude,
du fer, de la silice et du bitume. Il seroit à desirer
qu'on fît une nouvelle analyse de ces eaux, car on ne
peut établir d'exactitude ni dans le nombre des substances qui les composent, ni dans les proportions.

On s'est servi de cette eau avec succès dans les
maladies de la peau, des membres, de la tête, du
bas-ventre, des viscères : ses effets ont été vantés
dans la gale, les obstructions, la jaunisse, les fleurs
blanches, etc. L'usage extérieur, en forme de bains,
quand on fait chauffer l'eau, est aussi utile dans
plusieurs des maladies dont on vient de faire
l'énumération.

On connoît sur ces eaux un traité allemand,
intitulé : *Notice abrégée des Eaux Minérales de
Sultzbach, dans la vallée de Saint-Grégoire en
Alsace, par Christophe Scherbii, à Colmar,* 1683.

SULTZMATT, en allemand *Sultzmatter Sauer-
Brunnen.*

Schenck est le premier qui en ait parlé; M. *Schœpflin* en a aussi donné une description.

Le village de Sultzmatt est dans la Haute-Alsace; il est situé entre la ville de Ruffac et Gebwille.

A quelques cents pas au nord du village, et à l'ouest de la plaine, près du grand chemin, au pied du mont Heidenberg, sortent six sources. De ces six fontaines voisines les unes des autres, quatre seulement sont en usage, savoir: celles qu'on appelle dans le pays *Sauer - Wasser*, c'est-à-dire l'eau acide; *Schwefel - Wasser*, fontaine sulfureuse; *Kupffer-Wasser*, fontaine cuivreuse; *Purgier-Wasser*, eau purgative.

Il paroît, au rapport de *Schenck*, que ces eaux étoient connues dès le 15e siècle, et qu'elles doivent l'origine de leur célébrité à la perte de celles de *Gebersweiler*, qui étoient aussi acides, éloignées d'une lieue, et sortoient d'un terroir très-riche en mine de fer. Depuis long-temps ces deux fontaines, qui ne sont plus fréquentées, étoient connues des habitans du voisinage, et les troupeaux alloient plus volontiers s'y abreuver qu'à l'eau la plus pure, avant qu'un heureux hasard les fît découvrir à un nommé *Gros*, et qu'on les ait jugées propres à la médecine. La fontaine acide, en allemand *das Sauer - Wasser Brunnlein*, est la meilleure de toutes : on l'appeloit autrefois la *Reine-Mère*. La fontaine cuivreuse n'étoit pas connue du temps de *Schenck*.

On n'a presque jamais fait usage intérieurement des eaux cuivreuses et sulfureuses, et fort peu de la purgative. Mais on boit beaucoup, sur-tout dans les grandes chaleurs, des eaux acides qui sont très-agréables au goût.

Les eaux de toutes ces fontaines sont limpides, transparentes, abondantes, et forment à leur surface une quantité de bulles d'air, lorsqu'on les agite vivement. L'eau de la fontaine acide se conserve plus long-temps que les autres, sans se corrompre. L'eau purgative est légèrement salée, presque sans odeur.

L'eau acide contient, d'après M. *Moegling*, du gaz acide carbonique, du carbonate de soude, du carbonate de chaux, du sulfate de chaux et un peu de bitume. (Voyez *Analyse des Eaux Minérales de Sulzmatt, par J. A. Moegling. Strasbourg,* 1779.)

L'usage de l'eau acide est aussi ancien que fréquent et sûr, car on la boit tantôt seule, tantôt coupée avec le lait, soit tiède, soit froide. On la prescrit avec efficacité contre plusieurs maladies. *Schenck* assure, d'après son expérience, que cette eau est très-avantageusement ordonnée contre les fièvres inflammatoires, qu'on en peut boire dans les fièvres malignes; mais sur-tout il la recommande aux hystériques et aux hypocondriaques. Le docteur *Hæffer* est du même avis. M. *Baccara*, médecin à Colmar, prétend que ces eaux sont souveraines, sur-tout contre les maladies de la peau, des reins, de la matrice, contre les fleurs blanches.

L'usage extérieur de l'eau sulfureuse est fort

accrédité , car on l'emploie avec succès en forme de différens bains, chauds , tièdes ou froids. On la recommande sur-tout dans le relâchement des fibres, la goutte, les rhumatismes, les ulcères, les dartres, etc.

SULZERBRUNNEN (*Eau de*), dans la Haute-Bavière. La source de cette eau minérale est au pied d'une montagne nommée Peissenberg, à une lieue et demie du couvent de Polling, à deux lieues de la ville de Weilheim.

Cette eau est transparente, son odeur est sulfureuse; sa saveur est fade et se trouble à l'air.

Elle contient :

Hydrogène sulfuré.

Acide carbonique.

Carbonate de chaux.

Carbonate de soude.

Sulfate de chaux.

Sulfate de magnésie.

Muriate de soude.

Oxide de fer.

Silice.

Les habitans du pays se servent de cette eau en boissons et en bains.

SURGÈRES , est situé dans le pays d'Aunis ; il s'y trouve sept fontaines minérales, dont M. *Naudin*, médecin à la Rochelle, a fait l'analyse.

Ces analyses sont inconnues.

SUSSY. M. *Geoffroy* a été chargé d'examiner l'eau de Sussy en Brie. Il paroît, par son rapport fait à l'Académie des Sciences, que cette eau n'a pas plus de propriété que l'eau de puits ordinaire.

T.

TEGERNSEC (*Eau de*). Cette eau porte le nom de Sainte-Croix : la source est située entre les montagnes des Alpes, dans la Haute-Bavière.

L'eau de cette source est transparente, a une odeur sulfureuse qui se développe au bout de quelque temps. Sa saveur est fade, et dégage, exposée à l'air, des bulles.

Résultat d'analyse :
Hydrogène sulfuré.
Acide carbonique.
Carbonate de chaux.
Sulfate de chaux.
Sulfate de magnésie.
Muriate de soude.
Oxide de fer.

Cette eau est employée dans les maladies calculeuses, la jaunisse, la goutte, les fièvres opiniâtres.

On se sert aussi de la boue pour appliquer sur les vieux ulcères.

TEPLITZ (*Eau de*). On doit à M. *Jahn* l'analyse de cette eau.

Vingt-cinq livres, poids civil de Vienne, ou

225400 grains, poids de pharmacie, contiennent 269 $\frac{1}{3}$ grains concrets ; savoir :

	Grains.
Carbonate de soude cristallisé.	132 $\frac{1}{2}$
Sulfate de soude.	28 $\frac{1}{2}$
Muriate de soude	61 $\frac{3}{10}$
Carbonate de chaux	16 $\frac{1}{2}$
Carbonate de fer.	3 $\frac{1}{4}$
Silice.	15 $\frac{2}{3}$

TERCIS. En 1747 il a paru à Dax, sous format *in-12*, un Traité qui avoit pour titre : *Observations sur la Nature et les Propriétés des Eaux de Tercis*, par M. Dufour, médecin à Dax.

THUREN (*Eau de*). Cette source est en Prusse. M. *Hayen* a donné un ouvrage qui a pour titre : *Dissertatio chimica inauguralis inquirens in acidam Thurenensem.* Après avoir parlé de la situation de toutes les eaux minérales de la Prusse, M. *Hayen* décrit la position particulière de celle de Thuren, qui n'est connue que depuis 1784. Il parle de ses propriétés physiques, et il donne une analyse très-détaillée. Son analyse est faite par les réactifs et par l'évaporation. Les résultats de l'évaporation sont, sur 24 livres d'eau :

	Poucees.
Acide carbonique.	184

	Grains.
Oxide de fer	6 $\frac{1}{3}$
Sulfate de soude	4
Muriate de soude.	9
Magnésie.	14

	Grains.
Muriate ammoniacal	6
Bitume	1
Sulfate de chaux	$\frac{2}{3}$
Carbonate calcaire	$\frac{2}{4}$

Cette eau contient proportionnellement plus de gaz acide carbonique que celles de Spa.

TINGRY, près de Gisors. On trouve à Tingry une source d'eau minérale dont les propriétés approchent beaucoup de celles d'Aumale et de Forges. On prétend que ces eaux sont savonneuses et très-salutaires pour les estomacs foibles. On les emploie dans les diarrhées invétérées, les fleurs blanches, les rétentions d'urine, etc.

TONGRES (*Eaux de*). M. *Payssé,* pharmacien en chef de l'hôpital de Maëstricht, a fait l'analyse de ces eaux. (Voyez *Annales de Chimie,* tome 36).

Tongres, à 50 degrés 40 minutes de longitude, et à 25 degrés de latitude, située sur une éminence au bord de la petite rivière de Geer, possède plusieurs sources d'eau minérale à un quart de lieue de la ville.

La première, nommée de Saint-Gilles, appelée par les habitans fontaine de Pline, est située dans un vallon bordé de tous côtés par une chaîne de montagnes d'environ 40 mètres d'élévation, formées d'un sable très-fin de couleur grise, mêlé d'une terre marneuse ocracée.

La hauteur Colmont, situation où se trouve un

château de ce nom, distant d'environ 2,000 mètres,
et au nord de ladite fontaine, est également formée
d'un sable plus coloré, marneux et ferrugineux ;
à son orient se trouve le château de Betho, éloigné
de la fontaine d'environ 300 mètres, assis sur un
terrain élevé et de la nature du précédent.

La fontaine se trouve entourée de prairies, où
l'eau, que la source perd, paroît stagnante ; ce qui
donne à ces bas-fonds un aspect marécageux. Plusieurs allées de maronniers sauvages aboutissent à
la fontaine, qui n'est éloignée de la route de Hasselt
que d'environ 240 mètres.

La source est reçue dans un bassin quarré, formé
de grosses pierres calcaires ; sa profondeur est de
3 mètres, sur un de diamètre ; elle est couverte
d'une caisse en planches, de même forme, et portant sur ses quatre faces différentes inscriptions
latines.

Cette source est assez abondante pour fournir,
dans l'espace d'une heure, plusieurs tonneaux d'eau.
Elle dépose à son fond, qui est également pavé,
une petite quantité de quartz, mêlé de marne et
d'oxide de fer, d'un goût astringent bien marqué.
Sa température est de 10 degrés, celle de l'atmosphère étant 19. L'eau en est très-claire et très-limpide. Son goût est, ainsi que son odeur, sensiblement ferrugineux ; elle laisse, après qu'on l'a bue,
une amertume dans la bouche. L'aréomètre de
Baumé, pour les sels, s'y enfonce jusqu'à zéro.

Exposée sur le feu dans un vase de faïence, elle ne se trouble point, et son ébullition ne paroît pas plus prompte que celle de l'eau pure.

Deuxième fontaine. La situation de cette source est à 60 mètres environ, et au nord de la montagne dite de Fer. Elle est dans un bassin oblong, très-étroit, entouré également de montagnes, dont quelques-unes couvertes de bois, et toutes en général très-fertilisées, formées par une couche de bonne terre mêlée de sable grisâtre très-fin. On rencontre dans celle qu'on nomme montagne de Fer, et au pied de laquelle se trouve la source, de grosses masses quartzeuses d'un grain assez grossier, disposées par couches horizontales, veinées de différentes couleurs, depuis le jaune pâle jusqu'au brun très-foncé. Ces masses, dont plusieurs sont susceptibles d'être taillées, sont très-dures, très-pesantes, faisant feu au briquet, et enveloppées dans du sable blanchâtre.

La fontaine n'est qu'un petit bassin ovale, peu soigné, non couvert, à environ 1,000 mètres de distance de la première, de 200 de la route de Tongres à Hasselt, qui se trouve à son midi.

L'eau de cette source a constamment un coup-d'œil trouble. On y distingue une pellicule irisée qui en couvre toute la surface. Elle dépose une terre marneuse jaunâtre, d'un goût astringent; des insectes, ainsi que des grenouilles, y existent.

Lorsque cette eau est filtrée, elle est très-trans-

parente, son goût et son odeur sont plus sensiblement ferrugineux que ceux de la première fontaine; sa température est de 13 degrés, celle de
l'atmosphère étant à 19. L'aréomètre pour les sels
s'y enfonce jusqu'à zéro étant filtrée.

Il résulte des expériences de M. *Payssé*, que
les eaux minérales de Tongres contiennent,

1°. 18,4320 parties d'eau de la première fontaine :

	Parties.
Carbonate de fer................	21
Carbonate de magnésie...........	31
	52
Perte...,...................	3

2°. 18,4320 parties d'eau de la deuxième fontaine:

	Parties.
Carbonate de fer...............	27
Carbonate de magnésie..........	28
	55
Perte......................	4

L'auteur ajoute qu'il n'est pas indifférent que
l'analyse de ces eaux soit faite sur les lieux et à
la source même; car elles s'altèrent considérablement par le transport, malgré que les vases qui
les contiennent soient hermétiquement bouchés.
Il n'est pas douteux, d'après cela, que ses vertus
médicamenteuses n'en soient considérablement diminuées.

TOUL. Les sources d'eaux martiales sont très-nombreuses en Lorraine , d'autant plus que les mines de fer y sont très-communes. Celle dont il est ici question est sur le chemin du faubourg de Saint-Epure , allant à Neuf-Château , un peu au-dessus de l'abbaye. M. *Bouchon* , pharmacien à Toul, en a fait l'analyse en 1757 , d'où il résulte que cette eau est alcaline et ferrugineuse.

On la regarde comme apéritive , très-bonne dans les embarras des viscères et dans les cas d'obstructions lymphatiques.

TOURCY , à. quatre lieues d'Auxerre. On y a découvert, sur la fin de l'année 1750 , une fontaine d'eau minérale , nommée la fontaine de St.-Louis. Elle est renfermée dans un bassin d'environ trois pieds de profondeur sur deux et demi de diamètre. L'eau en est très-belle , transparente , légère , d'une saveur piquante. On ne connoît point d'analyse exacte de cette eau; il paroît qu'elle est ferrugineuse; elles conviennent, dit *Berryat* , dans tous les cas où il s'agit de remédier à l'épaississement du sang , de le rafraîchir , de le délayer , et de rétablir le ressort des vaisseaux ou des viscères relâchés.

TOURNAY. On lit dans l'*Histoire des ouvrages des Savans*, octobre 1678 , l'extrait d'une lettre de M. *Brissau* à M. *Fagon* , touchant une fontaine minérale découverte dans le diocèse de Tournay. De nouvelles recherches sur cette eau sont à désirer pour établir ses propriétés.

TRASTULLINA (*Eau de la*), à Lucques. On

ne sait trop pourquoi cette source a été ainsi appelée. Les anciens paroissent lui avoir attribué peu
de vertus , aussi ne s'en servoient-ils que comme
préparatoire à la cure , et en attendant des circonstances favorables pour en venir à l'usage des plus
efficaces.

Ce nom est commun à six autres sources qui
viennent se rendre dans le même bâtiment. La
première , voisine de la *Mariée* (*Maritata*) , se
trouve dans la chambre supérieure ; elle est constamment à la température de 29 degrés $\frac{1}{4}$. La
seconde se voit dans la même chambre auprès de
celle - ci , et ne présente qu'une température de
27 degrés $\frac{1}{2}$. L'une et l'autre alimentent un robinet
particulier pour l'usage des douches. Deux autres ,
à 25 degrés de chaleur seulement, se rendent au
bain de la *Madone*. Les deux dernières , enfin ,
destinées à de nouveaux bains qui n'ont point encore
été construits , sont sans usage. On ne peut point
exactement mesurer la température de ces deux
dernières , elles sont exposées aux vicissitudes de
l'atmosphère; mais une chose digne de remarque ,
c'est que les *Trastullines* sont moins chaudes que
toutes les autres sources. Au surplus, elles sont de
la même nature, et peuvent servir dans tous les cas
pathologiques où l'énergie des autres sources pourroit être nuisible et dangereuse.

Elles ont présenté à M. *Moscheni* les mêmes
phénomènes; il en a obtenu les mêmes produits

à quelques petites différences près; ce qui l'a déterminé à ne donner que l'analyse de la plus voisine de la *Douche rouge*, comme la plus intéressante et la plus considérable.

Cette dernière est à 30 degrés de chaleur dans le bassin, ce qui permet de la supposer à 32 degrés à la source même. Des obstacles s'opposent à ce qu'on puisse vérifier ce soupçon. Sa gravité spécifique est à celle de l'eau distillée comme 42,138 à 42,048.

Les substances contenues dans une livre d'eau de la *Trastullina* sont :

Acide carbonique libre.	2,624
Sulfate de chaux.	7,920
de magnésie.	3,580
d'alumine potassé.	0,670
Muriate de soude.	2,259
de magnésie.	0,360
Carbonate de chaux.	0,500
de magnésie.	0,110
Silice.	0,480
Alumine.	0,266
Fer.	0,610

TRAULIÈRE (*Eau de la*). La fontaine de la Traulière est située près de Saint-Pardoux, dans le Bourbonnois. Son eau est limpide, et sa saveur acide.

TUNBRIDGE (*Eau de*). Cette eau, qui a sa source près de Tunbridge, en Angleterre, contient:

Acide carbonique.

Hydrogène sulfuré.

Muriate de soude.

Carbonate de fer.

Muriate de magnésie.

Sulfate de chaux.

U.

UHLEABORG (*Eau de*). On a de M. *Julin* une analyse de cette eau ; mais je n'ai pu me la procurer. Les *Annales de Chimie*, vol. 50, ne font que l'annoncer ; voici l'article : « L'auteur indique, pour substances contenues dans cette eau, du sulfate de chaux à côté des muriates de potasse et de soude..... Une pareille inexactitude nous dispense de dire davantage de cette analyse. »

USSAT (*Eaux des bains et de la fontaine d'*). M. *Figuier,* professeur de chimie à l'école de pharmacie de Montpellier, a fait dernièrement une nouvelle analyse de ces eaux. (Voyez *Annales de Chimie*, tome 74.)

Les bains d'Ussat , suivant M. *Figuier,* tirent leur étymologie de leur proximité du village qui porte ce nom, dans le département de l'Arriège, à la distance de demi-lieue de Tarascon, et trois lieues d'Ax. Ces bains sont situés dans une gorge de 241 mètres de largeur, formée par deux chaînes de montagnes de nature calcaire, dont la direction est du sud au nord. C'est dans cette gorge que

passe la rivière qui a donné le nom au département. Les bains sont situés au bas de la montagne
qui est à l'est, dont la hauteur est de 216 mètres;
dans un espace de 50 mètres en longueur, on y a
construit douze loges, qui sont distinguées par les
termes numériques de première, deuxième, troisième, etc. Dans chacune d'elles on a formé dans
le sol une cuve d'environ 1 mètre 50 centimètres de
long, sur un mètre de largeur et 50 centimètres
de hauteur; les côtés des cuves sont formés avec
des plaques d'ardoises; la fontaine est sur la même
direction que les loges. La montagne qui est à l'ouest
des bains est en-delà de la rivière, à 318 mètres de
hauteur. Dans son intérieur, il y a des grottes très-
spacieuses qui offrent un des beaux spectacles de la
nature; les voûtes et le sol de ces souterrains sont
tapissés de belles stalactites et stalagmites très-
variées dans leurs formes; dans plusieurs endroits,
les stalactites et les stalagmites forment par leur
réunion une suite de colonnes de différentes formes
et grandeurs, dont la vue est infiniment agréable.

L'eau sort continuellement de divers endroits
du sol, qui forme le fond des cuves; celles-ci communiquent entr'elles par des issues souterraines;
car, lorsqu'on les vide toutes à-la-fois, on observe
que l'eau n'arrive pas en même quantité; néanmoins, aucune n'achève de se remplir totalement
avant les autres.

En mesurant avec exactitude la longueur, la largeur et la hauteur de la partie des cuves occupée par l'eau, on trouve qu'elles contiennent 973066 centimètres cubes ; elles se remplissent dans 30 minutes, ce qui porte la quantité d'eau qui arrive dans les cuves chaque jour, à 46707168 centimètres cubes.

Si on suppose que cette eau a la même gravité spécifique que l'eau distillée, ce qui n'est pas éloigné de la vérité, il en résulte que la quantité d'eau qui arrive dans les douze cuves est de 467071 kilogr. 500 gram. chaque vingt-quatre heures.

Ces eaux sont limpides, ont peu de saveur et point d'odeur ; elles sont douces et onctueuses au toucher ; elles laissent dégager, de temps en temps, un gaz en bulles qui viennent crever à la surface de l'eau : ce dégagement n'a pas également lieu dans toutes les cuves ; il en est qui en laissent dégager peu, et d'autres où on n'observe ce phénomène que rarement.

La température des eaux des bains examinée avec le thermomètre de Réaumur, est comme il suit : n°s 1 et 5 au 30e degré ; 3 et 4 au 29e ; le 2 au 30^e $\frac{1}{2}$; les n°s 7, 9 et 10, au 28^e $\frac{1}{2}$; les n°s 8 et 11, au 27^e $\frac{1}{2}$; le 12 au 27e.

Leur pesanteur spécifique, prise à Montpellier, la température marquant 10 degrés, comparée à l'eau distillée, est comme 1000 à 1002,528.

M. *Figuier* déduit de la série d'expériences qu'il a faites, que 12 kilogr. 250 gram. d'eau des bains

d'Ussat contiennent 4 pouces un sixième cube
d'acide carbonique libre, et que cette eau évaporée
à siccité donne un résidu sec pesant 11 grammes,
lequel est composé de

	Grammes.
Muriate de magnésie.	0,42
Sulfate de magnésie.	3,38
Carbonate de magnésie.	0,12
Carbonate de chaux.	3,28
Sulfate de chaux.	3,75
	10,95
Perte.	5
	11,00

L'eau de la fontaine fut de même analysée; on
obtint une moins grande quantité d'acide carbonique. Le poids du résidu de l'évaporation pesa
10 grammes 55 centigrammes.

Il contenoit:

	Grammes.
Muriate de magnésie.	0,41
Sulfate de magnésie.	3,40
Carbonate de magnésie.	0,06
Carbonate de chaux	3,20
Sulfate de chaux.	3,42
	10,49
Perte.	6
	10,55

L'examen du sédiment que l'on trouve au fond
des cuves a donné pour résultat, sur cent parties:

Alumine.	40
Carbonate de chaux.	20
Sulfate de chaux.	10
Fer oxidé ou carbonaté.	2
Silice.	28
	100

On prescrit ces eaux pour le traitement des obstructions ; elles donnent de l'appétit, facilitent la transpiration; les personnes qui ont des pertes blanches et des obstructions, les prennent pour boisson ordinaire. Comme il y a des bains plus chauds les uns que les autres, le choix en doit être fait suivant la diversité des maladies; on peut les employer avec succès pour les dartres, la gale et autres maladies de la peau. Ils sont encore très-bons pour les ulcères, pour les tumeurs, les douleurs rhumatismales et goutteuses. L'applicat'on du limon sur les parties affectées aide l'action des bains.

V.

VABRES. Il existe auprès de Vabres, département du Lot-et-Garonne, des eaux minérales ; mais elles sont peu connues.

VALERRE, département d'Indre-et-Loire. On trouve près de l'île de Bretancy et de Linières des eaux minérales sur lesquelles on n'a aucun détail.

VALS (*Eau de*). Vals, bourg dans le ci-devant Dauphiné, à 25 kilom. (5 lieues) du Rhône, et à 50 kilom. (6 lieues) de Viviers, département de l'Ardèche.

Les sources qui fournissent cette eau minérale sont au nombre de cinq ; elles ont toutes les mêmes principes, mais dans des proportions différentes. Celle connue sous le nom de la *Dominique* paroît être la plus fréquentée. *Mituard*, qui a fait l'analyse de l'eau de cette fontaine, dit qu'elle contient du gaz acide carbonique, du sulfate de fer et du sulfate d'alumine. C'est à la présence de ces trois substances qu'elle doit la saveur légèrement acidule et styptique qu'on lui reconnoît bientôt lorsqu'on la tient quelque temps dans la bouche.

Exposée à l'air, elle se décompose, l'acide carbonique se dissipe, et en même temps il se forme au fond des vases un précipité ocreux. Lorsque ce précipité est une fois formé, l'eau ne ressemble plus à celle qu'elle étoit auparavant ; sa saveur styptique est beaucoup moins sensible, et on la boit avec moins de répugnance.

L'eau de Vals est quelquefois, dit-on, émétique. Cet effet doit être attribué au sulfate de fer, qui, comme on sait, jouit de cette propriété. C'est pour cette raison aussi que cette eau répugne à beaucoup de malades.

L'usage de l'eau de Vals doit être interdit aux personnes qui ont la fibre sensible et irritable ; mais on peut s'en servir avec succès dans les dérangemens d'estomac qui proviennent de relâchement , et dans les maladies chroniques qui ont un principe de cette nature; elle convient encore pour évacuer les premières voies dans les fièvres intermittentes. On assure qu'elle produit de bons effets, prise à petite dose , dans les hémorrhagies de toutes espèces. Elle modère les fleurs blanches , arrête le cours de ventre séreux. Enfin , on l'a vue très-souvent guérir des maladies vermineuses.

Lorsqu'on prend les eaux de Vals, il faut essayer d'abord la dose qu'on peut supporter ; car il arrive fréquemment qu'elles occasionnent des pesanteurs d'estomac et des maladies qui seules suffisent pour causer de l'inquiétude aux malades , et leur faire croire qu'ils ne trouveront pas dans ces eaux le remède qu'ils cherchent contre leurs maux.

Il faut aussi , pendant leur usage, se livrer à un exercice modéré, chercher à se dissiper , éviter les endroits humides , et sur-tout faire choix d'alimens faciles à digérer. Elles doivent toujours être prises froides , ou presque froides , autrement on courroit risque de les décomposer et de rendre nuls les effets qu'elles peuvent produire lorsqu'elles sont pourvues de toutes les substances qui leur appartiennent essentiellement.

VALSBRONN ou WALSBRONN. Les eaux de cette source sont peu connues maintenant. *Roëslin* parle ainsi de la fontaine de Walsbronn, dans un ouvrage publié à Strasbourg, en 1593:

Il y a, dit-il, une eau semblable à celle de Lamperstoch, qui en est distante de quatre lieues, dans les montagnes et bois, et qui par cette raison est appelée *Fontaine-des-Bois* ou Walsbronn, dépendante du comté de Bitche. Il y avoit autrefois des bains plus fréquentés qu'aujourd'hui (1593). Cette fontaine vient de rochers bitumineux et de terre poissée, entremêlés de l'un et de l'autre; il nage dessus, ainsi que sur celle de Lamperstoch, une graisse ou huile qui n'est pas noire, ni si désagréable à l'odeur que le bitume de Judée; mais elle est plus blanche et plus belle: elle a l'odeur de pétrole. Dans le voisinage auprès de l'abbaye de Stilobronn, il y a un étang dans lequel se trouvent de grands rochers de terre empoissée, ainsi que du soufre : plusieurs veines bitumineuses en sortent; mais le mélange d'autres eaux en diminue la qualité et la vertu.

Hœffel parle aussi de la fontaine de Valsbronn, dans son *Histoire du Bitume d'Alsace*, qui a paru à Strasbourg en 1739.

Cette fontaine présente trois objets à examiner: 1°. le pétrol blanc; 2°. les eaux qui le charrient et qui en sont imprégnées; 5°. les pierres bitumineuses qui sont au fond.

La source est située dans la Lorraine allemande; l'eau est presque insipide, a une légère impression acerbe, qui se fait sentir particulièrement au fond du gosier; elle est inodore; en l'agitant dans un verre, l'on y observe des globules. M. *Villemet*, de Nancy, a examiné cette eau ; il la regarde comme alcaline et savonneuse.

VATTWEILER ou WATTWEILER, en allemand *das Wattweiler-Bad.* Plusieurs auteurs ont écrit sur ces eaux ; mais ils ne s'accordent, ni quant à leur histoire, ni quant à leur analyse et à leurs vertus ; ces écrivains sont *Guinther, Estcheureuter, Gaebel, J. Bauhen,* MM. *Bacher, Schœpflin,* et *Moul.* Ce dernier les a mieux décrites que tous les précédens, il en a mieux étudié la nature ; il leur accorde à peine une place dans les eaux minérales et composées.

La ville de Wattweiler, dans la Haute-Alsace, est située au pied des Vosges, sur le penchant d'un petit coteau, vis-à-vis et à une lieue à l'est des montagnes de la vallée de Saint-Amarin, qui autrefois étoient très-riches en mines d'or, d'argent, de cuivre et de fer. Il y a deux sources très-peu éloignées l'une de l'autre ; le bassin de pierres est couvert d'ocre. L'eau est limpide et pleine de bulles d'air qui s'élèvent sans cesse du fond du bassin à la surface ; elle est transparente, inodore, et a une saveur austère et ferrugineuse ; elle est douce au toucher, très-légère, ne se glace jamais en hiver, même dans les plus grands froids, et reste assez fraîche pendant les chaleurs de l'été.

Ses vertus sont émollientes, humectantes, fondantes, fortifiantes.

On en fait rarement usage à l'intérieur, mais en

diverses sortes de bains. M. *Hoffer* dit que l'usage extérieur de cette eau est très-efficace contre les maladies de la peau, les rhumatismes, les obstructions, contre le gravier des reins et de la vessie, les hémorrhoïdes, la suppression des règles, etc. M. *Morel* prétend que le limon rubigineux que l'on trouve déposé tout autour de cette source, est un excellent topique qu'on peut employer avec succès contre les tumeurs causées par les sérosités, contre le relâchement des tendons et des ligamens.

Il seroit à désirer qu'on fît une nouvelle analyse de cette eau.

VAUJOUR, est situé au-delà de la Valière; il s'y trouve une fontaine qu'on dit minérale. M. *Duclos* l'a examinée. L'eau est limpide et insipide, et ne contient que très-peu de substances salines. On ne peut, d'après ces résultats, indiquer les propriétés de cette eau.

VELOTTE. On trouve à une lieue de Mirecourt, et à une demi-lieue du village de Velotte, une fontaine minérale, située presqu'au sommet d'une montagne couverte d'une terre noire et de pierres à chaux; cette source a été connue anciennement, et a été surnommée la *Fontaine de Fer* ou la *Fontaine de Velotte*. Le bassin de cette source est formé de pierres brutes. Ces pierres sont chargées d'une couleur d'ocre ou de rouille de fer. Le fond du bassin est rempli d'un limon de terre noire dans sa profondeur, et d'une matière ocrée sur sa surface.

Cette eau est froide, claire, transparente et légère ; elle a, principalement à la source, un goût âpre et astringent.

M. *Courcier*, médecin de Mirecourt, a fait l'examen des eaux de Velotte, mais cette analyse n'est pas assez exacte pour établir les propriétés de cette eau.

VENDRES, près Beziers en Languedoc. Il s'y trouve des eaux minérales sur lesquelles il a paru, en 1683, un traité imprimé à Perpignan, qui avoit pour titre : *Traité de la Nature et Propriétés des Eaux Minérales et Bains acides, découverts près de Vendres, par Pierre Romieu, docteur en médecine.* M. *Cros*, de l'Académie de Béziers, a lu depuis un mémoire sur les eaux minérales de Castelnau, appelées *Eaux de Vendres.*

Cette eau est onctueuse, roussâtre, d'un goût piquant et aigrelet ; elle est fraîche à sa source, quoiqu'elle semble bouillonner avec violence, et elle répand une odeur sulfureuse et bitumineuse.

On prend les eaux de Vendres dans le mois d'août et au commencement de septembre ; on en boit le matin, à jeûn, environ trois pintes chaque jour, et l'on en continue l'usage pendant huit à neuf jours, en observant les précautions qu'un médecin prudent juge nécessaires ; dans tout autre temps, et pour les estomacs foibles, on les fait tiédir au bain-marie.

On ne doute nullement que le bain de ces eaux ne fût très-propre à de certaines maladies. Au défaut des bains, on peut employer utilement des boues de cette source; elles sont émollientes, résolutives, et conviennent fort bien dans toutes les maladies externes qui dépendent d'une trop grande tension des parties solides, d'une transpiration retenue. M. *Cros* a fait l'analyse de ces boues.

VERBERIE, est à trois petites lieues de Compiègne, sur la grande route qui conduit à Paris.

On ignore en quel temps les eaux de Verberie ont commencé à s'accréditer. On peut cependant soupçonner que ces eaux jouissoient d'un certain crédit depuis long-temps, par la construction de leur premier aqueduc, et l'ancienneté du lieu où se voit la source.

On appelle cette source, sur les lieux, les *Eaux de Saint - Corneille*; elle coule du sud au nord, elle n'est pas renfermée dans l'enceinte du bourg. Saint-Corneille, ou la Tour, en est à quelques deux cents pas de distance, sur la rive méridionale de l'Oise. M. de *Machy* a publié l'analyse de cette eau.

Dans leur source, ces eaux sont claires et transparentes; elles déposent dans leur cours un sédiment qui jaunit tout le gravier qui en forme le lit. Cette eau verdit le sirop de violette. Il paroît qu'elle contient du carbonate de chaux, de l'alcali et du fer.

Ces eaux ont une vertu diurétique, et ont été

employées avec succès contre les maladies néphrétiques et les fièvres invétérées.

Il seroit intéressant d'avoir d'autres renseignemens sur ces eaux.

VERDUSAN. *Voyez* CASTERA - VIVENT. C'est
M. *Raulin* qui a donné à ces eaux le nom d'eaux
de Verdusan. Il a donné le traité qu'il a fait paroître, sous le titre de *Traité des Eaux Minérales de
Verdusan, connues sous le nom d'Eaux Minérales
de Castera-Vivent, avec leur analyse, leurs propriétés et leur usage. Paris,* 1772.

VERNET, près Conflant, en Roussillon. Il y a
dans cet endroit une eau thermale qui depuis plus
de quatre siècles au moins sert à l'usage des bains.
Le goût et l'odeur de cette eau sont plus sulfureux que dans celles d'Arles. (Voyez *Roussillon.*)

La température de la source donne 48 degrés au
thermomètre de Réaumur, et celle du bassin 38.

VERNON, est une petite ville de Normandie.
Il a paru, en 1757, un mémoire sur une source
d'eau minérale qui se trouve dans les environs.
Cette eau est ferrugineuse. On ne connoît point
d'analyse de cette eau.

VERON, à quatre lieues de Sens. Le long des
murailles de ce bourg est une fontaine dont l'eau
vive et claire dépose une matière saline. *Pasquin,*
dans le 29ᵉ chapitre du 4ᵉ livre de ses *Recherches,*
a parlé de cette fontaine, et *Joachin du Bellay*
en a fait une belle description en vers latins; ce

qui a fait dire d'elle : *Cujus decus Ausone Bellay carmine crevit.*

VÉRONE (*Eaux de*). L'essai de différentes eaux des puits et sources de la ville de Vérone a appris à M. *Volta* qu'il se trouve en général, dans les eaux de cette ville, 1°. de la chaux qui est quelquefois avec l'acide muriatique, et dans quelques lieux aussi avec l'acide sulfurique; 2°. qu'il se trouve, mais dans une proportion moins grande, de la magnésie avec les acides carbonique ou sulfurique; 3°. que les eaux de Vérone contiennent presque toutes de la silice. Cette terre existe, suivant l'auteur, en dissolution ; et comme il a trouvé constamment et en abondance du gaz oxigène dans les eaux de Vérone, il croit que c'est par l'intermède de l'oxigène que se trouve dissoute la silice.

VESOUL. Les eaux minérales de Vesoul sont les mêmes que celles dont nous avons parlé à l'article *Repes ;*

On a publié en 1722, à Vesoul, un Discours sur les effets merveilleux de ces eaux. M. *Lieutaud* en parle aussi dans sa *Matière Médicale.*

Ces eaux, dit-il, sont froides, sans odeur ni saveur, quoiqu'elles deviennent amères quand elles éprouvent l'action du feu ; on les met au nombre des remèdes rafraîchissans , antispasmodiques ; elles fortifient l'estomac : elles sont apéritives et diurétiques, arrêtent le vomissement, la diarrhée ; guérissent les fièvres intermittentes, etc.

VEZELAY en Bourgogne. Il s'y trouve une eau minérale très-renommée, qui a été examinée par M. l'*Emery*.

On ne peut établir les propriétés de cette eau d'après l'analyse; on ignore même si la source existe encore.

VIC-EN-CELADÈS. Il y a à Vic en Celadès une fontaine minérale. Elle coule au pied du Cantal, à la tête d'une prairie; on la nomme dans le pays, *la Font-Salada*, c'est-à-dire Fontaine Salée. M. *Dessarte*, médecin d'Aurillac, en a fait l'analyse.

Cette eau est alcaline et ferrugineuse. Elle est employée avec succès pour lever les obstructions des viscères, et dans les maladies des reins et de la vessie.

VIC-LE-COMTE, près Billon en Auvergne. On a publié deux traités sur les eaux minérales qui s'y trouvent. L'un est connu sous le titre : *De la Vertu et Puissance des Eaux Médicinales de Vic-le-Comte, près Billon, et de Saint-Mearilpes, près Riom, par Jean Landrecy; à Orléans*, 1614. Et l'autre sous celui de : *Bref Discours des Fontaines de Vic-le-Comte, par François de Villefeu, à Lyon*, 1616.

M. *Duclos* a fait l'analyse de ces eaux. Elles lui ont paru très-limpides, d'une saveur aigrelette.

Comme on ne peut juger, d'après une analyse inexacte, des propriétés de cette eau, je m'abstiendrai de les énoncer.

VICHY (*Eaux de*). Vichy , petite ville sur la rive droite de l'Allier , à 75 kilom. (15 lieues) de Moulins , département de l'Allier.

C'est aux environs de cette ville qu'on trouve des sources d'eaux minérales; elles y sont au nombre de sept. La principale, qui est la plus en usage en médecine, et dont on distribue l'eau dans la plupart des départemens, s'appelle la *Grande-Grille ;* elle est sur-tout remarquable par une espèce de bouillonnement considérable qui s'opère à sa surface , et qui paroît être dû à la sortie d'une certaine quantité de fluide élastique, qui, en rompant les petites vésicules aqueuses dans lesquelles il étoit renfermé, se répand ensuite dans l'air atmosphérique avec lequel il se mêle bientôt.

Toutes les eaux des sources de Vichy, excepté une, ont une température plus chaude que celle de l'atmosphère ; il s'en trouve même qui font monter le thermomètre depuis 22 jusqu'à 48 degrés.

Elles sont limpides et sans odeur bien marquée; leur saveur est alcaline , mais non pas d'une manière désagréable.

En recueillant tout ce qui a été publié sur l'analyse des eaux de Vichy, on voit qu'elles contiennent du carbonate de soude en excès , et une petite quantité de carbonate de chaux. C'est à la présence du premier de ces sels qu'elles doivent leur saveur principale, et peut-être même leurs propriétés.

M. *Delafont ,* qui en a fait l'analyse, prétend

qu'elles contiennent du muriate de soude, du
sulfate de soude, du carbonate de soude, du fer,
du bitume, du carbonate de chaux et du gaz acide
carbonique.

On place l'eau de Vichy au nombre des meilleurs
apéritifs et diurétiques auxquels on puisse avoir
recours. On veut aussi qu'elle soit tonique, stomachique et céphalique; mais ce qui la rend sur-tout
recommandable, c'est qu'elle est décidément purgative, sur-tout quand on en prend plusieurs verres
le matin à jeûn. Souvent on la conseille dans les
embarras des reins et de la vessie, dans le traitement de la fièvre quarte et autres intermittentes,
et sur-tout dans la paralysie.

Des médecins assurent que l'eau de Vichy ne
convient pas à tous les tempéramens, et qu'elle
devient nuisible sur-tout aux personnes maigres
et délicates, à celles attaquées du scorbut et de
maladies de poitrine, et qu'en général elle doit être
prescrite dans les maladies nerveuses. Si les observations d'après lesquelles on a établi ces données
sont exactes, il en résulte nécessairement que l'eau
de Vichy ne doit être prise que d'après l'avis d'un
médecin assez habile pour juger des cas où l'emploi
de ce remède n'est sujet à aucune espèce d'inconvénient.

L'eau de Vichy, et sur-tout celle des fontaines
dont la température est la plus élevée, peut être
prise en bains. Il est même vraisemblable que mise

en usage de cette manière, elle facilite l'action de celle qu'on prend en boisson.

On conçoit aussi que sa qualité, décidément alcaline, doit produire de bons effets dans quelques maladies externes; mais encore, dans ce cas, faut-il en user modérément, afin d'éviter des répercussions trop subites qui pourroient donner lieu à des accidens très-graves, et auxquels il seroit peut-être très-difficile de remédier.

La dose qu'on doit prendre de l'eau de Vichy, chaque matin, ne peut être déterminée que d'après l'effet qu'on éprouve les premiers jours qu'on prend ce remède. On peut en prendre les matins depuis deux verres jusqu'à quatre.

VILLA (*Eau de la*), à Lucques. La source de la *Villa* prend naissance et jaillit d'une roche quartzeuse dont la montagne est en grande partie formée. Elle entraîne dans son cours une terre ocracée, d'un rouge obscur; elle est claire, limpide, inodore et d'une saveur doucereuse légèrement austère. Elle offre toujours le même degré de chaleur dans toutes les saisons : ses autres qualités physiques et chimiques sont de même inaltérables en tout temps. La chaleur atmosphérique étant à 10 degrés du thermomètre de Réaumur, et le baromètre à 27 pouces 9 lignes d'élévation, cette eau a paru être, à M. *Moscheni*, à la température constante de $33 + 3 : 4$ dans la citerne. Sa pesanteur spécifique est à celle de l'eau distillée, comme 42,163 à 42,048.

L'eau de la *Villa* ne contient aucun autre acide libre qu'une petite quantité d'acide carbonique; il n'y existe point d'alcalis libres. Mais il suffiroit seulement de l'usage des sens, pour prononcer qu'elle tient en dissolution diverses espèces de sels. En effet l'analyse y en démontre sept sortes, savoir: les sulfates de chaux, de magnésie et d'alumine potassé; les muriates de soude et de magnésie, enfin les carbonates de chaux et de magnésie.

Les trois acides sulfurique, muriatique et carbonique, forment donc par leur union aux différentes bases alcalines et terreuses ci-énoncées, c'est-à-dire à la potasse et à la soude, à la chaux, la magnésie et l'alumine, les divers sels qu'on trouve dans les eaux minérales de Lucques.

Ces dernières tiennent encore en suspension une petite quantité de terre siliceuse et alumineuse, et d'oxide de fer, que le prussiate de potasse ne peut faire apercevoir, de même qu'un peu de matière extractive.

Une livre d'eau de *la Villa* contient, d'après M. *Moscheni* :

Acide carbonique libre.	2,954
Sulfate de chaux . . . . , . . .	9,160
de magnésie.	1,850
d'alumine potassé.	0,110
Muriate de soude.	1,480
de magnésie. , ...	0,180

Carbonate de chaux. 0,540
      de magnésie. 0,330
Silice et matière extractive. 1,340
Alumine. 0,570
Fer. 0,920

VILLAGE - DES - BAINS , près de l'abbaye d'Arles. Cet endroit est renommé par des bains d'eaux chaudes très-salutaires pour plusieurs maladies. Le bassin en est fort grand , et les degrés pour y descendre sont d'une composition que l'eau ne peut altérer. Le tout est couvert par une voûte des plus anciennes, percée par le milieu pour donner du jour. Il paroît que ce bassin est un ouvrage des Romains ou du moins des anciens Maures. La source qui y fournit de l'eau est au penchant d'une montagne, à vingt pas du bassin. L'eau en est très-chaude. On ne connoît pas la nature de ces eaux.

VILLEFRANCHE. Les eaux de Villefranche coulent au milieu d'une prairie tout près de la Nive, rivière qui arrose les murs de Bayonne; elles sont acidules et n'ont aucune odeur ; elles ont seulement un goût légèrement styptique, et sont un peu troubles.

L'analyse qu'a faite M. *Laborde*, médecin, inspecteur de ces eaux, n'indique pas d'une manière précise leur nature.

On dit que ces eaux rafraîchissent, et qu'elles purgent communément les tempéramens secs , qu'elles absorbent les aigres de l'estomac, enfin qu'elles sont utiles dans la cachexie, l'hydropisie.

On les associe communément avec les eaux sulfureuses de *Cambo*.

VITRÉ, en Bretagne. Il existoit à une lieue de cette ville une fontaine minérale, dans une maison située au pied d'un très-beau coteau.

Le *Mercure*, mois de mai 1683, parle de cette eau comme d'une eau ferrugineuse.

J'ignore si elle est encore en usage.

VITRY-LE-FRANÇOIS. Il y a dans les fossés de la ville de Vitry, en Champagne, un filet d'eau ferrugineuse. M. *Grosse*, médecin, prétend que cette eau est du nombre de celles qu'on nomme acidules; c'est du moins ce qu'on en peut conclure de la lettre que ce médecin a écrite à M. *Blanchart*, aussi médecin, qui l'avoit consulté sur la nature de cette eau. Cette lettre est datée du 6 octobre 1758. On trouve à la fin de cette lettre une apostille sur les eaux d'Attancourt, qui, selon M. *Grosse*, donnent les mêmes principes que celles de Vitry. Dans le *Journal de Verdun*, octobre 1740, on lit un Mémoire de M. *Grosse* sur ces eaux.

VIUSSANS, en Languedoc. *Catal* parle, dans ses *Mémoires de l'Histoire du Languedoc*, de la fontaine de Viussans; mais on ne connoît point les propriétés de cette eau.

VIVARÈS. Il a paru deux traités sur les eaux minérales du Vivarès. Le premier a pour titre: *Discours des Propriétés et Vertus d'une source d'eau trouvée en Vivarès, à deux lieues de Va-*

lence, *de l'autre côté du Rhône, par Philibert Brugnion, avocat à Lyon*, 1583. L'autre est intitulé : *Traité des Eaux minérales du Vivarès en général, et de celles de Vals en particulier; par Antoine Fabre, docteur en médecine. A Avignon*, 1657.

On ignore l'existence de ces eaux.

W.

WASSERBURG (*Eau de*), ou Eau *d'Agatü.* La source est dans le fond d'un bois, près de Wasserbourg, en Bavière.

Cette eau est transparente ; elle n'a ni odeur ni saveur. Exposée à l'air, il se dégage des bulles, et il se forme un dépôt blanc.

Elle est composée de :

Acide carbonique.
Carbonate de chaux.
Carbonate de magnésie.
Sulfate de chaux.
Sulfate de magnésie.
Muriate de soude.
Carbonate de soude.
Oxide de fer.

Cette eau a des propriétés analogues à celle de Moching.

WEILBACH (*Eau de*). L'eau sulfureuse de

Weilbach, dans les environs de Bagnières, contient sur une livre:

	Grains.
Carbonate de soude.	$6 \frac{1}{6}$
Muriate de soude.	$1 \frac{1}{2}$
Carbonate de magnésie.	$2 \frac{22}{27}$
de chaux.	$1 \frac{12}{27}$
Soufre.	$\frac{3}{9}$
Acide carbonique.	
Hydrogène sulfuré.	

WEMDING (*Eau de*). La source est à 4 lieues de Donawert, en Bavière.

Cette eau est transparente, a une foible odeur sulfureuse; sa saveur est la même. Exposée à l'air, elle se trouble.

Elle contient:

Hydrogène sulfuré.

Carbonate de chaux.

Carbonate de magnésie,

Carbonate de soude.

Sulfate de chaux.

Sulfate de magnésie.

Peu de muriate de chaux.

Oxide de fer.

On l'emploie dans toutes les maladies qui ont pour cause la foiblesse.

WIESAU (*Eau de*). Cette source, qui s'appelle source d'Acier pur, est à quatre lieues du couvent de Waldsassen, dans le Haut-Palatinat.

Elle est froide, transparente, d'une odeur vi-

neuse, laissant dégager de l'acide carbonique ;
d'une saveur ferrugineuse.

Elle contient :

> Acide carbonique.
> Carbonate de chaux.
> Carbonate de magnésie.
> Muriate de chaux.
> Muriate de magnésie.
> Muriate d'alumine.
> Carbonate de soude.
> Beaucoup d'oxide de fer.

Ces eaux sont considérées en Bavière comme celles de Pyrmont, à cause de leur grande analogie.

WILDUNG, ou WILDUNGEN (*Eaux de*). A quelques milles de Cassel est une vallée de deux à trois lieues de longueur et d'une de largeur, dans laquelle est la ville de Wildung. Cette vallée contient plusieurs fontaines d'eaux minérales, dont M. *Stucke* a publié l'analyse.

La vallée de Wildung est très-fertile ; elle est entourée de montagnes qui contiennent des mines de fer, de plomb, de cuivre, de cobalt, d'or et d'argent.

M. *Stucke* a choisi dans cette vallée trois sources principales : 1°. celle de la Ville ; 2°. celle du Vallon ; et 3°. la Source Saline, dont il a fait l'analyse. Il a choisi particulièrement ces trois sources parmi celles que l'on y rencontre, parce que ce sont celles qui sont les plus suivies et les plus recherchées.

La Source de la Ville lui a donné par quintal d'eau :

Grains.

Matière bitumineuse.	6
Sel commun.	78
Sulfate de soude mélangé de sulfate de chaux.	164
Carbonate de chaux.	340
Carbonate de magnésie.	300
Fer.	36 $\frac{1}{2}$
Silice.	23
	947 $\frac{1}{2}$

Il s'est dégagé de 24 à 26 pouces cubiques de gaz acide carbonique.

La Source de la Vallée lui a donné par quintal d'eau :

Grains.

Matière bitumineuse.	6 $\frac{1}{4}$
Sel commun.	12 $\frac{1}{2}$
Sulfate de soude.	34 $\frac{3}{4}$
Sel.	50
Carbonate de chaux.	271 $\frac{1}{2}$
Carbonate de magnésie.	221 $\frac{1}{2}$
Silice.	42 $\frac{3}{4}$
	639 $\frac{1}{4}$

Il a recueilli de 42 à 50 pouces cubiques de gaz acide carbonique.

L'eau de la Source Saline contenoit par quintal :

	Grains.
Matière bitumineuse.	25
Sel commun.	672
Sulfate de soude.	80
Carbonate de soude.	680
Sulfate de chaux.	788
Carbonate de chaux.	620
Fer.	25
Silice.	48
	2,938

Il a recueilli de 48 à 60 pouces cubiques de gaz acide carbonique.

Ces eaux sont rafraîchissantes, émollientes, et en même temps fortifiantes ; elles purifient le sang, calment la goutte et guérissent le scorbut.

WISBAD (*Eau de*). Ces eaux connues depuis long-temps, prennent leurs sources dans les rochers de Wisbad.

Elles contiennent :

Oxide de fer.

Muriate de soude.

Alumine.

Carbonate de chaux.

Acide carbonique.

On les emploie dans les maladies du bas-ventre, où elles agissent comme foible purgatif.

Y.

YOUSET, près d'Uzès. La fontaine d'Youset est située au milieu d'une plaine environnée de collines, et sort d'un creux d'environ trois pieds de diamètre; autour du bassin et sur l'eau même est une matière blanche et onctueuse. En s'approchant à quinze pas de cette fontaine, on est frappé d'une odeur de soufre ; l'eau a un goût désagréable, sans être salée ni acide.

On croit cette eau bonne pour les maux de poitrine, l'asthme. Les médecins d'Uzès et de Montpellier l'ordonnent aussi pour les dyssenteries anciennes et pour les fièvres intermittentes.

Je ne connois pas d'analyse exacte de cette eau.

CHAPITRE IX.

Eaux minérales Artificielles.

Depuis que l'on est parvenu à connoître par l'analyse la composition des eaux naturelles, on a cherché les moyens d'en préparer d'artificielles. D'après les procédés chimiques les plus exacts et les mieux combinés, toutes les eaux minérales connues, ou du moins celles qui sont le plus en usage, peuvent être imitées.

L'art d'imiter les eaux est poussé maintenant

au dernier degré. Parmi les établissemens formés depuis quelques années en France, on doit sur-tout distinguer celui de M. *Triayre* et *Jurine*, rue Saint-Lazare, près Tivoli, à Paris.

Toutes les eaux qu'on compose ont la saveur, et absolument la même propriété que celles qu'on peut avoir naturelles. Il y a plus, elles doivent être supérieures, puisqu'on peut les préparer au moment où on en a besoin, tandis que les autres, ou viennent de fort loin, ou sont anciennes dans les bureaux.

Les eaux minérales peuvent être considérées comme le remède le plus étendu et le plus approprié à presque tous les genres de maladies chroniques, et même à la fin des maladies aiguës. En effet, les principes de ces eaux choisies selon les circonstances, sont capables de fournir aux individus épuisés par de violentes maladies, le ton, la mobilité et l'énergie qu'on tenteroit peut-être de leur rendre d'une autre manière avec des succès moins assurés. Dans les maladies chroniques, qui très-souvent viennent d'épuisement, aussi souvent d'embarras et d'obstructions dans les différens viscères du bas-ventre, dans les évacuations supprimées ou dérangées, il est peu de remèdes mieux indiqués, et qui, réunis aux moyens doux qu'une pratique sage et éclairée sait y joindre, puissent aussi facilement et aussi sûrement rendre à l'existence des victimes presque dévouées à une mort lente et infaillible.

Dans les maladies hypocondriaques et vaporeuses, de quel secours ne sont-elles pas pour
changer la constitution physique et morale! En effet,
on peut dire que les eaux minérales agissent sur la
constitution physique, si l'on se trouve bien de
l'exercice que procurent les voyages en allant les
prendre, de la dissipation qui est indispensable,
des jeux, des divertissemens de différentes espèces,
de l'éloignement des lieux témoins des maux qu'on
a soufferts, du changement d'air, d'un nouveau régime de vivre ; si toutes ces considérations sont
faites pour apporter du changement et de l'altération dans la manière d'être physique, il faut convenir aussi qu'elles doivent nécessairement et efficacement influer sur la position morale, qu'elles
ramènent la sérénité et la gaieté que des calculs
philosophiques auroient bien de la peine à fixer
dans les maladies qui dépendroient particuliere-
ment des affections de l'ame.

Il faut encore convenir que de tous les moyens
qu'emploie l'art de guérir, il n'en est point de plus
doux, de moins rebutans, qui agissent d'une manière moins gênante et plus insensible, qui sollicite
plus utilement la nature à choisir l'organe le plus
favorable pour l'excrétion des humeurs qu'elle doit
expulser, soit par les selles, soit par les urines,
soit par la peau, soit par un autre organe.

Mais si ces remèdes procurent une foule d'avantages quand on en fait usage avec discernement, ils

peuvent être aussi fort nuisibles lorsqu'on les prend dans des circonstances où ils sont contre-indiqués.

Dangers des Eaux Minérales.

On doit craindre en général de laisser faire usage des eaux minérales aux personnes qui ont des frissons, des maux de tête, des lassitudes spontanées, qui peuvent être les préliminaires de maladies sérieuses; elles conviennent ordinairement fort peu aux tempéramens très-délicats, qui ont la poitrine foible, aux asthmatiques, ou à ceux qui crachent du sang.

Il faut les proscrire lorsqu'on craint quelques abcès intérieurs ou des épanchemens dans quelque cavité.

Elles ne conviennent pas lorsque les malades ont des tumeurs rénittentes ou squirrheuses.

Il faut éviter de purger avec ces eaux les personnes qui, lorsqu'elles boivent beaucoup d'eau, ne la rendent pas facilement et promptement par les urines, ou qui sont sujettes à la dysurie.

Ces eaux conviennent moins aux vieillards qu'aux personnes jeunes ou dans la vigueur de l'âge.

Les personnes sujettes aux affections venteuses sont souvent incommodées de l'usage des eaux minérales aérées, ainsi que ceux qui ont la tête foible ou qui sont sujets aux maux de tête.

En général, toutes les eaux qui sont toniques doivent être proscrites dans les tempéramens chauds, vifs et bouillans, lorsqu'on craint l'inflammation dans les maladies, et lorsqu'elles commencent.

Précautions à prendre pendant l'usage des Eaux Minérales.

Il est nécessaire de bien savoir quel est le temps qui convient pour faire usage des différentes eaux, puisqu'il y en a qu'on peut prendre en tout temps, d'autres qui ne conviennent qu'au printemps et à l'automne; d'autres enfin qui peuvent être employées dans le printemps, l'été, l'automne.

Il faut observer de prendre les eaux, soit naturelles, soit artificielles, au degré de chaleur de la source, dont les bons effets sont vantés pour telle ou telle maladie.

On fera cependant attention que, si on a affaire à une constitution plus ou moins forte que ne l'exigent les eaux ordonnées, il est bon d'en tempérer le froid ou la chaleur suivant les circonstances. On doit savoir que ces eaux se prennent ordinairement à jeûn; que, lorsqu'on est à la source, on en prend trois, quatre ou cinq verres de cinq à six onces chacun, observant, dans l'intervalle de chaque verre, de faire un exercice qui ne soit pas fatigant.

On augmente de jour en jour les doses, suivant les maladies et la force du sujet. Les tempéramens robustes vont facilement jusqu'à quatre et cinq pintes dans la matinée.

Il faut observer encore que la progression du moins au plus, en commençant, et du plus au moins en finissant, est très-importante à suivre, et qu'il est fort dangereux de se gorger indiscrètement de ces eaux.

Dans les constitutions délicates, il arrive souvent qu'on est obligé de couper les eaux avec des infusions ou décoctions appropriées au genre de maladie, quelquefois avec du lait, au moyen duquel elles ont passé beaucoup plus facilement.

Les gens pléthoriques et sanguins doivent être disposés par la saignée; ceux chez qui les premières voies sont embarrassées, doivent être évacués; en un mot, on ne doit pas prudemment prendre les eaux, sans s'être fait prescrire auparavant, par son médecin, le régime qu'on doit suivre.

Préparation des Eaux Minérales.

La qualité de l'eau est un objet important pour la préparation des eaux minérales. On peut dans quelques cas employer une eau de source; dans d'autres, se servir d'une eau que l'on aura purifiée, en la filtrant à travers le charbon. Dans le bel établissement dont j'ai parlé, on filtre l'eau destinée à être minéralisée. Elle traverse successivement cinq cylindres de plomb, remplis de sable, placés à des hauteurs graduées, dans lesquels elle s'insinue lentement de bas en haut, et d'où elle sort dans un état de limpidité extrême.

On a indiqué beaucoup de modes de charger l'eau d'acide carbonique, mais ils sont tous très-éloignés de remplir les intentions. Le plus simple est de faire passer le gaz, au moyen d'un tube recourbé, dans un tonneau suspendu et à moitié rempli d'eau. On l'agite de temps en temps, afin de favoriser la solution du gaz, ou bien on place le tube dans un flacon rempli d'eau froide à l'appareil pneumato-chimique. Lorsque le flacon est rempli, aux trois quarts, de gaz, on le bouche sous l'eau et on l'agite fortement. Au bout de quelque temps on enlève le bouchon, l'air atmosphérique entre ; le gaz acide carbonique restant dans le flacon, acquiert par-là la même densité que l'air, on force ainsi l'eau à en prendre davantage.

On laisse les flacons encore vingt-quatre heures, en les agitant de temps en temps, et on transvase ensuite l'eau acidulée dans des bouteilles. Plus l'eau est froide, plus elle absorbe du gaz.

On peut aussi se servir de l'appareil de *Nooth* ou *Parker*; mais on ne peut avec lui charger l'eau d'acide, autant qu'elle est susceptible d'en absorber.

De Vignes a fait quelques changemens favorables à cet appareil. (Voyez *Journal de Chimie* de *Schérer*, tom. I, pag. 648.)

Gilbert a décrit un appareil pour ajouter à l'eau une bien plus grande quantité de gaz, à l'aide d'une pression artificielle. (*Austin*, dans les *Irish Transact.*, tom. 8, pag. 151.)

Fierbingers, médecin de Vienne, a aussi donné un procédé pour saturer l'eau d'acide carbonique. (*Annales de Physique, de Gren,* tom. I. pag. 64.)

On remplit des flacons ordinaires de gaz acide carbonique, et on les tient renversés dans l'eau, afin que l'air ne puisse pas y entrer. On charge le fond de la bouteille avec un poids qui exerce une assez forte pression. Les flacons sont fermés avec des bouchons à soupapes. Pour cela on met sur chaque flacon un bouchon de liège percé, dont la surface, qui se trouve dans l'intérieur du flacon, est garnie d'une soupape en étain. Cette soupape peut être creuse à la surface pour y mettre la limaille de fer qu'on veut dissoudre dans l'eau chargée d'acide carbonique.

On plonge les flacons ainsi bouchés dans des vases remplis d'eau, et on les laisse dans un endroit frais : plus l'eau s'élève au-dessus des flacons, plus le gaz est comprimé, et l'absorption a lieu plus rapidement. Lorsque le flacon est entièrement rempli d'eau, la dernière aura absorbé une quantité de gaz égale à son volume.

Quand l'eau est saturée de la quantité convenable d'acide carbonique, on y fait dissoudre les sels ; il faut y ajouter le fer à l'état métallique : l'oxide de fer ne se dissout pas dans l'eau chargée d'acide carbonique. La meilleure manière est d'y plonger une lame de fer bien décapée, ou de suspendre un clou long à l'extrémité du bouchon, de manière à le faire plonger dans l'eau.

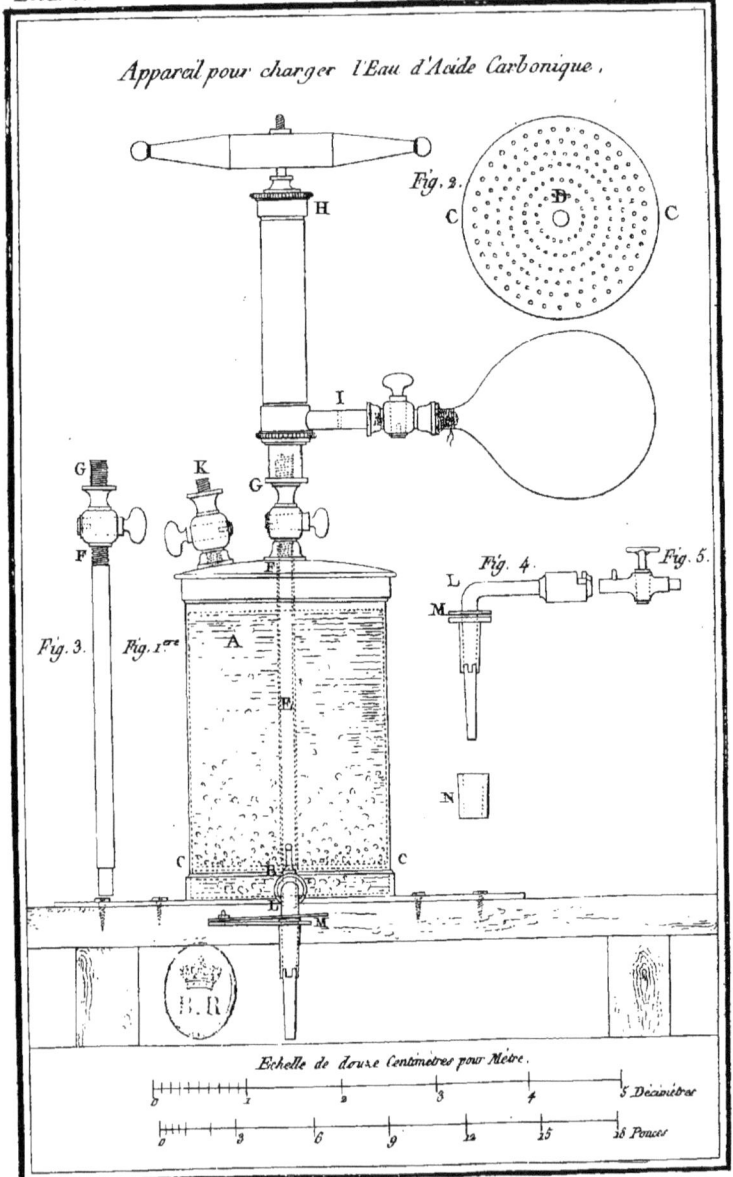

Appareil pour charger l'Eau d'Acide Carbonique.

Fig. 2.

Fig. 4.

Fig. 5.

Fig. 3. Fig. 1ère

Echelle de douze Centimètres pour Mètre.

Avec tous ces appareils, l'eau n'absorbe qu'une très-petite quantité de gaz, à moins qu'on ne se serve d'une machine de compression.

M. *Planche*, pharmacien très - distingué de Paris, vient de faire exécuter une machine, à l'aide de laquelle on peut se procurer, en quelques heures, des eaux minérales chargées de quatre à cinq fois leur volume, et plus, d'acide carbonique. On pourra donc, dit l'auteur, composer dans les officines, avec autant de succès que dans d'autres établissemens, des eaux acidules gazeuses; cet appareil deviendra désormais indispensable dans toutes les pharmacies bien tenues.

Description de l'appareil de compression de M. Planche.

A, figure première, est un vase cylindrique en cuivre poli, étamé intérieurement en étain fin, et portant à sa base un robinet à vis *B*. On a soudé dans l'intérieur de ce vase, à un centimètre environ au-dessus du robinet, une espèce de diaphragme ou double fond *CC*, fig. 1re. et 2e., également étamé et percé de plusieurs trous très-rapprochés, à la manière d'un crible. Un autre trou plus large *D*, pratiqué au centre de ce double fond, donne passage à un canal de verre ou d'étain fin *E*, ouvert par les deux bouts et traversant le vase perpendiculairement jusqu'à une ligne ou environ du premier fond. A l'une des extrémités de ce canal, fig. 1re. et 3e., on a fixé un robinet qui s'ajuste à vis d'une part en F, à la partie supérieure et centrale du cylindre, de l'autre part en G avec la pompe foulante HI à double soupape, de manière à établir la communication de la pompe avec le reste de l'appareil. Sur la voûte du cylindre, à sept centimètres du centre du robinet FG, on a vissé un ajutage également à robinet K, dont l'usage sera bientôt indiqué.

Lorsqu'on veut charger l'eau d'acide carbonique, il faut avant tout évacuer l'air atmosphérique du cylindre. On remplit en conséquence ce vaisseau avec de l'eau pure, et l'on y visse le robinet FG. Pour faciliter le jeu de la pompe et la condensation du gaz, et permettre à l'opérateur de brasser l'eau à mesure qu'elle se sature, on fait écouler un huitième environ de ce liquide; mais comme l'écoulement ne peut avoir lieu sans une pression quelconque, on remplace ici l'air extérieur par du gaz acide carbonique. On pourroit se contenter de visser au robinet FG la pompe foulante H, et au tuyau latéral de cette pompe, où se trouve la soupape I, une vessie remplie de gaz, qu'on obligeroit à traverser l'eau en faisant agir le piston; mais on conçoit que par cette manœuvre la plus grande partie du gaz se trouveroit entraînée avec l'eau en pure perte. Cet inconvénient, que M. *Planche* n'avoit pas prévu d'abord, l'a déterminé à faire établir par la suite l'ajutage à robinet K, auquel il adapte une vessie pleine d'acide carbonique. Il ne s'agit plus, pour faire écouler l'eau., que d'ouvrir les deux robinets du cylindre *K* et *B*, et celui de la vessie. Dès qu'on a retiré la quantité d'eau nécessaire, on ferme les robinets et on ôte la vessie; alors on visse au robinet *F G* la pompe *H*, et au tuyau latéral de cette pompe en *I*, soit une vessie, soit un ballon contenant de l'acide carbonique, et dont la capacité a été préalablement reconnue. Le robinet *F G* et celui de la vessie étant ouverts, on élève le piston. Ce premier mouvement détermine l'ouverture de dehors en dedans de la valvule *I*, et le passage du gaz de la vessie dans le corps de pompe, d'où il est ensuite refoulé dans le canal *E*, par l'abaissement du piston. Arrivé à l'extrémité inférieure de ce canal, l'acide carbonique, qui, à raison de sa légèreté spécifique, tend à gagner la surface de l'eau, y est doublement sollicité par la forte compression qu'il éprouve; mais étant obligé de se tamiser en quelque sorte à travers les trous du diaphragme *CC*, il présente ainsi à l'eau un grand nombre de surfaces et s'y dissout avec facilité.

La première vessie étant vidée, on la remplace par une deuxième, une troisième et ainsi successivement, jusqu'à ce qu'on ait chargé l'eau de la quantité de gaz nécessaire pour telle ou telle espèce d'eau minérale.

L'expérience a appris que la condensation de l'acide carbonique dans l'eau est d'autant plus rapide que la température du liquide et celle de l'air ambiant sont moins élevées. On doit donc, autant qu'il est possible, opérer dans un lieu frais, et suspendre le jeu de la pompe de temps en temps, attendu que la chaleur, produite par le frottement du piston, augmente singulièrement l'expansion du gaz et ralentit l'opération.

On profite de ces intervalles pour brasser l'eau et lui faire absorber l'excédent d'acide carbonique qui a échappé à la condensation.

M. *Planche* indique ensuite la manière d'introduire l'eau acidule dans les bouteilles.

On se sert, pour cet effet, d'un robinet recourbé à angle droit.

On fait ce robinet d'une seule pièce pour les machines un peu considérables. Celui que l'auteur a fait établir pour son appareil est de deux pièces. (Voyez les fig. 4 et 5.) Il se monte à baïonnette, ce qui donne la facilité de déplacer la machine à volonté. Le tube de ce robinet, depuis sa courbure L jusqu'à six centimètres de son embouchure, est inséré dans un double canal de forme conique, crénelé à sa base. Dans chacun des angles rentrans des crénelures, on a ménagé une petite ouverture qui correspond avec la soupape M placée à la partie supérieure. On fixe au bas de ce robinet un bouchon N percé dans le sens de sa longueur et terminé un peu en cone, afin qu'il puisse s'ajuster à des goulots de bouteilles de différens diamètres. On a l'avantage, avec ce robinet, de pouvoir introduire l'eau

Appareil pour dégager l'Acide Carbonique.

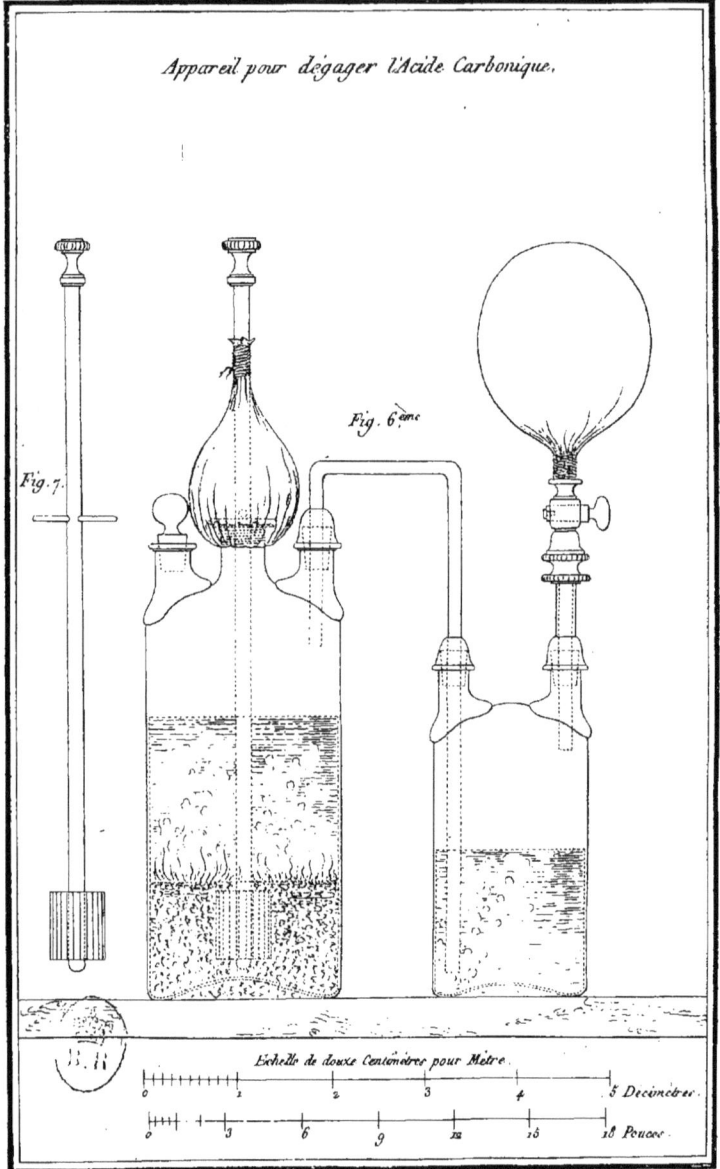

Fig. 6.ème

Fig. 7.

Echelle de douze Centimètres pour Mètre.

5 Décimètres.

18 Pouces.

minérale dans la bouteille, sans qu'il y ait déperdition sensible de gaz. A mesure que le liquide y arrive, l'air commun en est chassé avec force par la soupape *M*. Il faut boucher immédiatement les bouteilles avec du liège bien choisi, les ficeler, les sceller de suite, et les tenir couchées dans un lieu frais, mais non humide.

M. *Planche* a de plus ajouté à l'appareil ordinaire, pour l'acide carbonique, une espèce de moussoir ou d'agitateur en bois qu'on fait plonger dans le flacon de dégagement à trois tubulures (Fig. 8). On rend l'instrument mobile au moyen d'une chevillette qui traverse son manche (Fig. 7), et repose sur le bord de la tubulure. Celle-ci doit être assez large pour qu'on puisse le mouvoir en tout sens. On empêche que le gaz ne s'échappe par cette ouverture, en enveloppant avec une vessie ouverte par les deux bouts, et le col du flacon, et une portion du manche de l'agitateur. Il est inutile d'ajouter que ce dernier, ainsi que le flacon, doivent être exactement lutés par la vessie. Cet instrument a l'avantage de multiplier les points de contact de l'acide sulfurique avec le carbonate calcaire, sans déranger l'appareil, et d'accélérer beaucoup l'opération. La Fig. 6 représente cet appareil tout monté.

On opère comme ci-dessus, quand on veut charger une eau de gaz oxigène et de gaz hydrogène pur.

Procédés pour obtenir les gaz hydrogène, hydrogène sulfuré, et oxigène.

Gaz hydrogène. La décomposition de l'eau produit toujours le plus pur.

A cet effet, on fait passer un canon de fusil à travers un fourneau, ayant soin de l'incliner par la partie la plus étroite : on ajuste à l'extrémité supérieure un tube recourbé *A*, et l'autre extrémité est terminée par un tube *B*, qui va plonger sous une cloche dans la cuve pneumato-chimique, ou dans un flacon contenant de l'eau distillée. L'appareil ainsi disposé et bien luté, on fait rougir le canon de fusil; lorsqu'il est bien rouge, on verse goutte à goutte de l'eau par le tube *A*, l'eau coule à travers, et sitôt qu'elle est en contact avec le canon de fusil, elle se décompose, le fer s'empare de l'oxigène, et l'hydrogène se dégage à l'état de gaz par le tube *B*, passe dans un flacon contenant de l'eau distillée ou de l'eau pure, et l'excédent du gaz est reçu sous la cloche. Lorsque la cloche est pleine, on transvase le gaz dans une grande cloche servant de réservoir. Alors on peut en emplir des vessies, et, à l'aide de l'appareil pour le gaz acide carbonique, on peut hydrogéner de l'eau.

Gaz hydrogène sulfuré. Ce fluide élastique s'obtient de la décomposition du sulfure de fer.

Pour faire le sulfure de fer, on prend cent parties de fer en limaille, et cinquante parties de soufre

Essai sur les Eaux Minérales.

PL.III. Pag. 424.

Appareil pour obtenir le Gaz hidrogène.

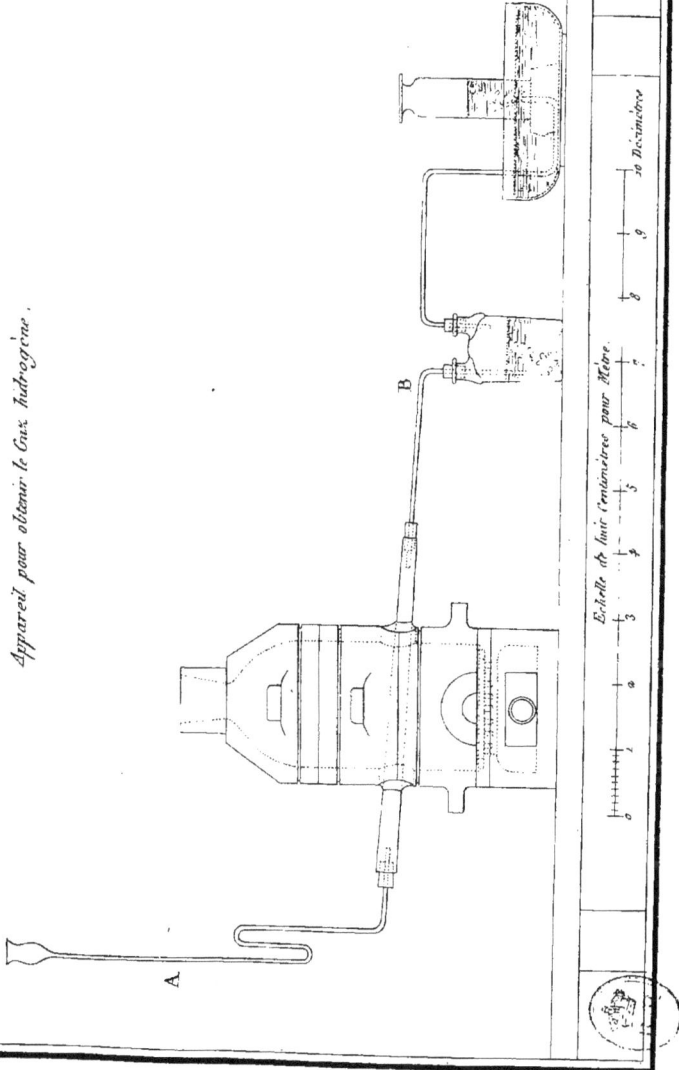

A

B

Echelle de huit centimètres pour Mètre.

10 Décimètres

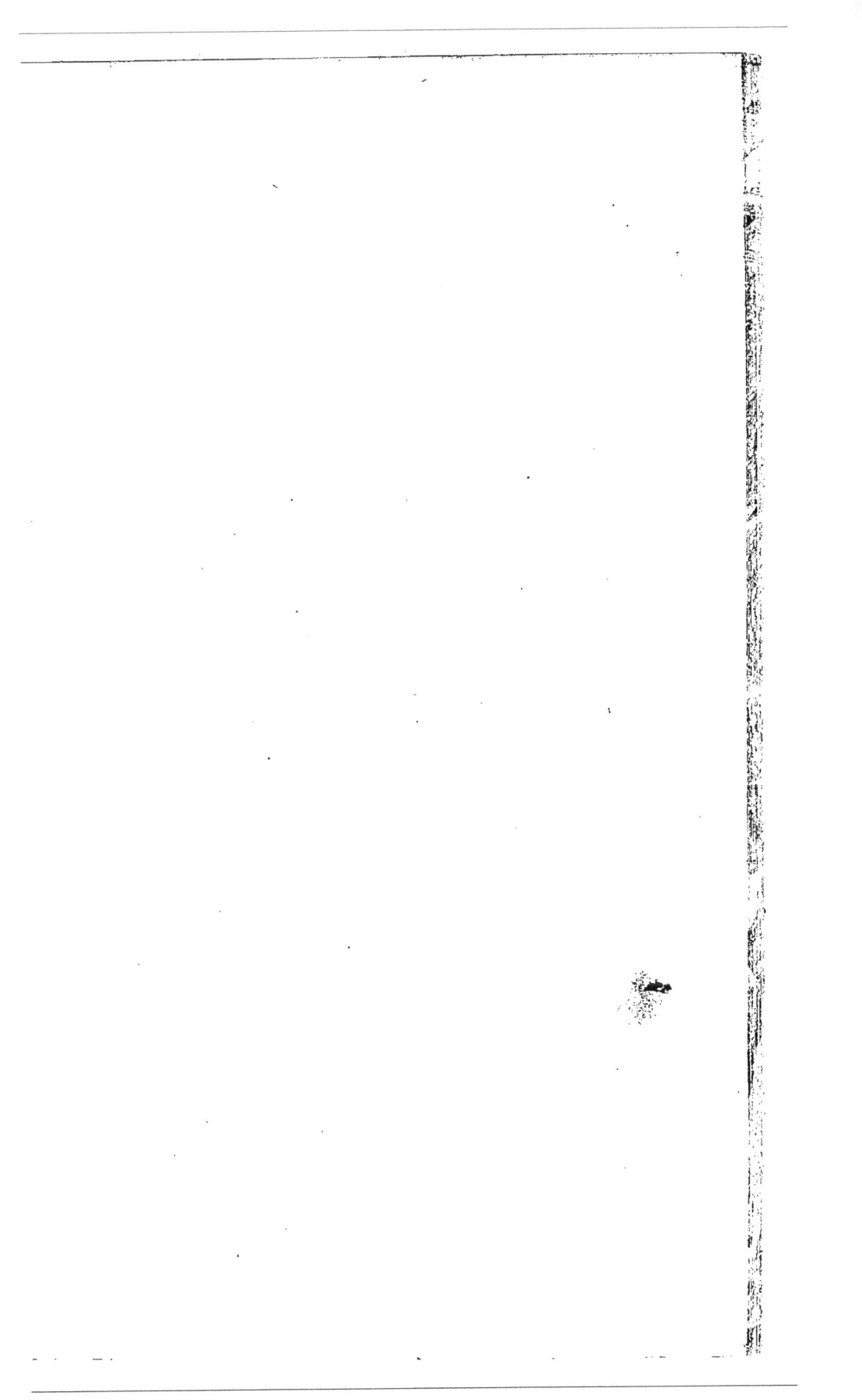

Pl. IV Pag. 428.

Extrait sur les Eaux Minérales.

Appareil pour obtenir le Gaz hidrogène sulfuré.

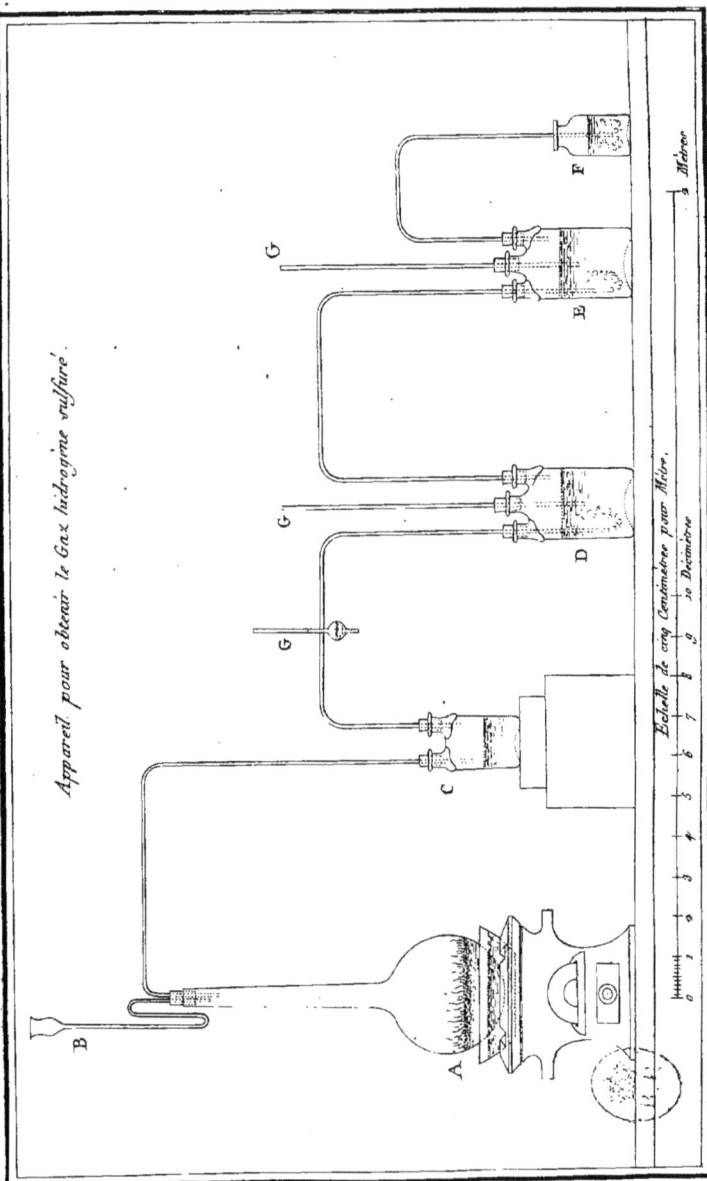

B

G

G

G

A   C   D   E   F

Echelle de cinq Centimètres pour Mètre.

0   1   2   3   4   5   6   7   8   9   10 Décimètres

1 Mètre

en poudre ; on fait d'abord rougir la limaille dans un creuset, et on y projette peu-à-peu le soufre : on agite avec une baguette de fer ; on a de cette manière une masse très-fluide, qui ne contient presque plus de limaille de fer ; on couvre ensuite le creuset, et on donne un fort coup de feu. On coule le sulfure sur une plaque de fonte préalablement chauffée.

On peut aussi faire ce sulfure en mettant le soufre et le fer par couches dans un creuset, terminant par une couche de fer. Il faut toujours, sur la fin, un fort coup de feu.

C'est à l'aide de l'acide sulfurique qu'on décompose le sulfure pour avoir le gaz hydrogène sulfuré.

A cet effet on met du sulfure pulvérisé dans un matras A ; on y adapte un tube à double courbure B, et un autre tube recourbé C, qui va s'engager dans un flacon à tubulures, contenant un peu d'eau, pour retenir l'acide sulfurique et l'oxide de fer qui s'élève pendant la fin de l'opération ; de ce flacon, par un second tube recourbé, qui va plonger dans un autre flacon D rempli d'eau ; E, F suite de flacons dans lesquels on met de l'eau distillée. Ces flacons sont réunis par des tubes de sûreté G ; il faut avoir soin de luter exactement les jointures. L'appareil ainsi disposé, on verse dans le matras, par le tube à double courbure, de l'acide sulfurique étendu de quatre à cinq fois son volume d'eau : le fer s'empare de l'oxigène de l'eau ; l'hydrogène de l'eau trouvant du soufre libre, s'y unit, et il se dégage de l'hydrogène sulfuré, qui se dissout dans l'eau contenue dans les flacons.

Gaz oxigène. Pour se procurer ce gaz, on met dans une fiole, ou dans un petit matras, trois parties d'oxide de manganèse réduit en poudre; on verse dessus de l'acide sulfurique concentré, environ deux parties, ou mieux, une suffisante quantité pour former une pâte liquide; on adapte ensuite un bouchon de liége, lequel est percé dans son milieu, et enfilé par un tube recourbé, dont une extrémité plonge dans la fiole, tandis que l'autre plonge dans un flacon à tubulures contenant un peu d'eau. Il faut avoir attention que le tube ne plonge pas dans l'eau, à cause de l'absorption qui auroit lieu sur la fin de l'opération; aux deux autres tubulures on adapte à l'une un tube droit, et à l'autre un tube recourbé qui va plonger dans un flacon contenant de l'eau distillée, ou de fontaine, ou de rivière très-claire. Le tube droit sert à prévenir l'absorption de l'eau du deuxième flacon dans le premier. Tout étant disposé, on soumet à une douce chaleur le mélange. Le gaz oxigène se dégage.

Si l'on veut avoir du gaz oxigène très-pur, il faut se servir du muriate sur-oxigéné de potasse.

A cet effet on prend la quantité que l'on veut de muriate sur-oxigéné de potasse bien desséché; on l'introduit dans une cornue de verre ou de porcelaine, on y adapte un tube recourbé qui va plonger sous une cloche à l'appareil pneumato-chimique.

Pour oxigéner l'eau, il faut suivre ce qui a été dit ci-dessus pour les autres gaz.

Principales Eaux Minérales Artificielles. Doses pour les préparer (1).

Pour parvenir à composer une eau minérale, on sature de gaz l'eau qu'on emploie, et on la met dans des bouteilles; on ajoute ensuite les autres substances à la dose indiquée dans leur analyse.

M. *Duchanoy* observe que quand on compose une eau minérale alcaline gazeuse, il faut toujours mettre le sel dans l'eau avant que de lui donner le gaz.

L'alcali doit être pur et cristallisé, les terres doivent être saturées d'acide carbonique et réduites en poudre très-fine; on peut aussi employer le fer en limaille neuve. On peut l'enfermer dans un nouet, qu'on suspend dans l'eau avec un fil, pour pouvoir être retiré facilement. Les bouteilles ainsi conditionnées et bien bouchées, sont portées à la cave, où on les place renversées, et on les y laisse une ou deux fois vingt-quatre heures; dans cet intervalle de temps, l'eau dissout non-seulement les sels alcalins, mais encore la chaux et la magnésie à l'aide de l'acide carbonique.

---

(1) On trouvera, à chaque article des Eaux minérales naturelles, les analyses de celles dont on n'a pu faire mention ici.

EXEMPLES D'EAUX MINÉRALES ARTIFICIELLES.

Eaux Acidules ou Gazeuses.

Propriétés Médicales des Eaux Gazeuses en général.

Ces eaux semblent avoir une action particulière
sur les membranes de l'estomac et des intestins;
leur principe volatil en relève le ton lorsqu'il est
affoibli, elles donnent du ressort et de l'énergie à
ses fonctions; aussi, après un usage un peu suivi
de ces eaux, la digestion, auparavant lente et labo-
rieuse, s'effectue aisément; elles dissolvent les
humeurs bilieuses et visqueuses qui avoient pu y
porter obstacle, donnent au ventre la liberté qu'il
n'avoit pas, dissipent la langueur et la mélancolie.

Les émanations de ces eaux ont l'avantage de
titiller agréablement les fibres nerveuses de toute
l'habitude du corps, de s'insinuer facilement, de
pénétrer jusques dans les vaisseaux les plus petits,
et de provoquer des excrétions salutaires.

Ces eaux conviennent encore dans les maladies
de la peau, les pâles couleurs, pour les poitrines
qui ne sont pas trop altérées, les affections nerveuses, les fleurs blanches, la suppression des évacuations périodiques. Elles sont sur-tout très-efficaces dans les douleurs de tête violentes, les rhumatismes, etc.

Eau Acidule, d'après MM. Triayre et Jurine.

Acide carbonique cinq fois le volume.

Cette eau mêlée avec du sirop de limon, forme une boisson très-agréable; elle est employée aussi avec succès dans le début des fièvres putrides.

Eau de Vichy, d'après MM. Triayre et Jurine.

Doses pour chaque bouteille contenant 20 onces :

Acide carbonique, deux fois le volume.

	Grains.
Carbonate de soude..............	32
Sulfate de soude	16
Muriate de soude	4
Carbonate de magnésie.........	$\frac{1}{2}$
Carbonate de fer.	$\frac{1}{4}$

Eau de Vichy, d'après M. Duchanoy (1).

M. *Duchanoy* conseille, pour former cette eau, de mettre dans de l'eau chaude de l'alcali minéral et végétal, du muriate de soude, de rendre ensuite cette eau gazeuse et spiritueuse, puis d'y ajouter des terres calcaires, absorbantes et bolaires.

Ces eaux sont fondantes, apéritives, bonnes sur-tout contre les concrétions bilieuses et lymphatiques, dans les maladies de reins, de la vessie,

(1) MM. *Duchanoy*, *Triayre* et *Jurine*, ne seront indiqués, dans la suite, que par les lettres initiales *D.*, *T.* et *J.*

la jaunisse, la cachexie; on en recommande les douches et l'étuve contre les paralysies, les rhumatismes. Ce sont les eaux les plus accréditées, comme thermales, salines et gazeuses. Elles se prennent les matins, depuis une demi-pinte jusqu'à une pinte et demie.

Eaux du Mont-d'Or. T. et J.

	Onces.
Eau.	20
Acide carbonique, cinq fois le volume.	

	Grains.
Carbonate de soude.	48
Muriate de soude.	24
Sulfate de fer.	1

Pour imiter les eaux du Mont-d'Or, d'après M. D...., on met par chaque pinte d'eau un gros de carbonate de soude, et on y ajoute du pétrole blanc, une goutte au plus, puis on la fait chauffer jusqu'au 36ᵉ degré du thermomètre de Réaumur, et on a soin d'agiter l'eau. On la filtre et on ajoute un demi-gros de muriate de soude, puis on acidifie l'eau. Quand l'eau est acidulée, on y met un grain de terre martiale, un peu de carbonate de chaux et du sulfate de chaux.

Cette eau s'emploie contre la sciatique, les rhumatismes goutteux, la paralysie; elle purge peu, provoque les sueurs et les urines; mais c'est à tort qu'on les recommande contre la phthisie pulmonaire.

Eaux de Chatelguyon.

On imite ces eaux, suivant M. *D....*, avec cinquante grains de sel marin par pinte, dans de l'eau
au 24ᵉ degré, quelques grains de sulfate de soude,
du gaz acide carbonique, des terres en proportion, le tout bien remué.

Ces eaux ont les mêmes propriétés que les précédentes.

Eau de Seltz. *T. et J.*

	Onces.
Eau.	20

Acide carbonique, cinq fois le volume.

	Grains.
Carbonate de soude.	4
Muriate de soude.	22
Carbonate de magnésie.	2

Eau de Seltz douce. *T. et J.*

Même proportion que l'eau de Seltz; mais l'acide
carbonique qu'elle contient est extrait par le calorique, et s'y combine avec quelques parties d'hydrogène.

Eau de Seltz, *d'après M. Swediaur.*

	Livres.
Eau pure	50

	Gros.
Carbonate de chaux	2

	Onces
Carbonate de magnésie.	1
Carbonate de soude.	6

Ouces.

Muriate de soude. . . . . 1 $\frac{1}{2}$

Ajoutez :

Gaz acide carbonique , 909 à 1,000 pouces cubes.

Les eaux de Seltz ont été utilement employées dans les catarrhes , les rhumatismes , l'asthme , les maladies bilieuses et putrides ; elles agissent comme diurétiques et anti-septiques , même à l'extérieur ; elles réussissent dans les spasmes de l'estomac ; elles facilitent la digestion ; on les boit seules ou avec du lait , du sirop , du vin , etc.

Eau de Chateldon. T. et J.

Grains.

Acide carbonique, deux fois le volume

Carbonate de soude. 3

Muriate de soude. 3

Carbonate de magnésie. 2

Carbonate de fer . . . . $\frac{1}{2}$

Eau de Saint-Myon.

On peut , suivant M. D.... , remplacer l'eau naturelle en faisant fondre dans une pinte d'eau acidule :

Grains.

Muriate de soude 2

Magnésie 12

Eau de Bard. D.

Eau gazeuse , une pinte.

Grains.

Carbonate de soude. 24

Magnésie 15

Sulfate de chaux 8

Eau de Langeac. D.

Eau gazeuse, une pinte.

Grains.

Carbonate de soude   12

Alumine   2

Magnésie   12

Eaux Salines.

M. *Fourcroy* divise cette seconde classe en cinq ordres, suivant l'espèce de sel qui domine dans les eaux. Si elles sont chargées de sulfate de chaux, elles constituent des *eaux dures*, des *eaux crues*, fades, qui ne dissolvent pas le savon.

Quand elles tiennent du sulfate de magnésie prédominant sur d'autres principes, elles sont amères et purgatives.

Si c'est le muriate de soude qui y est en excès, elles sont salées.

Le carbonate de soude, plus abondant que d'autres sels, forme les eaux alcalines.

Enfin, quand elles tiennent abondamment le carbonate de chaux, qui n'y est jamais dissous sans le secours de l'acide carbonique, mais qui peut y exister sans excès de cet acide, et de manière que le sel calcaire les caractérise seul, elles forment des espèces d'*eaux dures, terreuses*, qui déposent plus ou moins facilement leur sel insipide en stalactites, en incrustations.

Propriétés médicinales des Eaux Salines.

Ces eaux, en général, sont apéritives, résolutives , diurétiques , très-propres à dissoudre les matières glaireuses et tenaces de l'estomac et des intestins ; il y en a beaucoup de purgatives à plus ou moins forte dose ; mais elles seroient visiblement contre-indiquées, s'il y avoit quelque tumeur au pylore , ou une trop grande sensibilité dans les organes de la digestion. Cependant on les vante dans les affections qui dépendent des matières bilieuses amassées dans le foie, dans la jaunisse , l'hémiplégie ; si on en prolonge l'usage, elles dissolvent les pierres biliaires , guérissent les fièvres quartes opiniâtres ; sur - tout celles de Balaruc. Celles qui sont plus légères , et simplement diurétiques, conviennent dans la néphrétique.

Ces eaux provoquent les évacuations périodiques , les hémorrhoïdes , sont utiles contre les maladies de la peau. Elles font mal à ceux qui ont des frissons, des lassitudes spontanées, qui sont menacés de fièvres continues, qui ont la poitrine délicate , ou qui crachent le sang. Elles sont encore nuisibles contre les tumeurs rénitentes, squirrheuses , contre les abces internes, les rétentions d'urine , les vents ; on ne s'en sert pas pour purger les paralytiques , les vaporeux , les mélancoliques et ceux qui sont sujets à la migraine.

Les eaux salines purgatives doivent se prendre à grandes doses, de bon matin, dans l'espace d'une heure, à la quantité de six à sept livres. Elles doivent être chaudes dans ce cas, c'est-à-dire du 35ᵉ au 40ᵉ degré. On aide leur action avec quelque léger purgatif, si les circonstances y déterminent, sur-tout à la fin de leur usage. Dans les maladies de la peau, on les fait prendre quinze à vingt jours de suite, en variant les doses suivant le temps déterminé pour les employer.

Ces eaux se prennent ordinairement, ainsi que presque toutes les eaux minérales, au milieu du printemps, dans l'été, au commencement de l'automne; celles qui sont purgatives n'ont pas de temps déterminé dans l'année. Le bon air, un exercice modéré, le repos de l'ame, des amusemens suivis, la gaieté, contribuent singulièrement aux effets salutaires de ces eaux. Mais on voit souvent que le jeu, les veilles, la bonne chère y produisent des effets tout-à-fait contraires.

Eau de Sedlitz. T. et J.

Les eaux de Sedlitz, de Seydschutz, d'Égra, ont à-peu-près les mêmes principes.

	Onces.
Eau pure	20
Acide carbonique, trois fois le volume.	

	Grains.
Sulfate de magnésie	144
Muriate de magnésie	18

Eau Cathartique , imitant les eaux d'Epsom , Sedlitz , Seydschutz, etc., d'après Swediaur.

	Livres.
Eau pure.	48

	Onces.
Sulfate de magnésie	36

	Gros.
Magnésie..	2

Ces eaux ont la faculté d'être très-purgatives , de ne point fatiguer ceux qui en prennent, en tenant le ventre libre : on donne beaucoup ces eaux aux hypocondriaques, aux scorbutiques, à ceux qui sont resserrés, dans les vertiges, les palpitations de cœur; c'est, en outre, un remède très-approprié contre les vers ; il est fort apéritif, convient aux femmes qui éprouvent des diminutions dans leurs évacuations périodiques : on les prend pour se purger, depuis une livre jusqu'à deux ; quand on s'en sert pour tout autre emploi, on diminue les doses et on les continue.

Eau de Balaruc. T. et J.

	Onces.
Eau pure.	20
Acide carbonique , deux fois le volume.	

	Grains.
Muriate de soude.	120
Muriate de chaux	18
Carbonate de magnésie	1
Muriate de magnésie.	36

Eau de Balaruc. D.

	Livres.
Eau chauffée au 42ᵉ degré et légèrement gazeuse.	60

	Once.
Muriate de soude	1

	Gros.
Muriate de magnésie.	3
Muriate de chaux	3

Ces eaux s'emploient intérieurement et extérieurement. Intérieurement, on les prend pendant quelque temps, depuis une demi-pinte jusqu'à trois pintes, le matin à jeûn. De cette manière elles purgent fort bien, fondent, détachent et entraînent les glaires de l'estomac.

Elles sont apéritives, et se donnent encore dans les maladies des reins, les fleurs blanches, la jaunisse, la cachexie. On en prend en bains et en douches, qui remédient fort bien aux foiblesses accidentelles, aux paralysies, et aux douleurs rhumatismales.

Eau de Bourbonne. T. et J.

	Onces.
Eau pure	20
Acide carbonique, deux fois le volume.	

	Grains.
Muriate de soude.	72
Sulfate de magnésie.	2

Eau de Bourbonne. D.

Faire dissoudre dans chaque pinte d'eau chauffée à

des degrés qui varient depuis le 45ᵉ jusqu'au 55ᵉ degré de Réaumur :

	Gros.
Muriate de soude.	1

	Grains.
Sulfate de chaux.	8
Sulfate de magnésie , quelques grains.	

Ces eaux sont purgatives, toniques, désobstructives du foie, utiles contre la pierre, les mouvemens des nerfs, le vomissement et la diarrhée : on en prend depuis une livre jusqu'à trois.

La paralysie leur doit un bon remède, ainsi que les vieilles contusions, fractures, blessures, luxations, les vieux ulcères, les maladies de peau.

Elles nuisent aux gens bilieux, irritables, épuisés, goutteux, pierreux, qui ont des inflammations, des hydropisies, des pertes.

On en donne le bain plus ou moins chaud, selon la force des sujets.

Eau de la Mothe. T. et J.

	Onces.
Eau pure.	20
Acide carbonique, deux fois le volume.	

	Grains.
Sulfate de soude	16
Muriate de soude.	36
Carbonate de magnésie	3

Pour imiter les eaux de la Mothe, d'après M. *D.*, on fait dissoudre dans chaque pinte d'eau chaude au 45ᵉ degré de Réaumur :

	Grains.
Muriate de soude.	48
Sulfate de soude	24
Muriate de magnésie	12
Alumine.	1
Sulfate de chaux	25

On regarde cette eau comme purgeant bien, ranimant l'estomac. On la donne à-peu-près à la même dose que celle de Bourbonne. On l'administre en bain et en douches.

Eau de Contrexeville. T. et J.

	Onces.
Eau pure	20

Acide carbonique, un douzième du volume.

	Grains.
Carbonate de chaux	4
Sulfate de chaux	6

Eau de Plombières. T. et J.

	Onces.
Eau	20

Acide carbonique, un vingtième du volume.

	Grains.
Carbonate de soude.	$1\frac{1}{2}$
Sulfate de soude.	$1\frac{1}{2}$
Muriate de soude	1

L'usage intérieur de ces eaux passe pour détruire les engorgemens et les concrétions ; celui des eaux thermales, pour fondre la viscosité et nettoyer les premières voies. Les bains conviennent contre les douleurs de goutte, de rhumatisme, de sciatique, les paralysies, les roideurs des muscles, l'hémiplégie.

Eau de Gurgitelli. *T. et J.*

	Onces.
Eau pure	20
Acide carbonique, deux fois le volume.	

	Grains.
Carbonate de soude	50
Muriate de soude.	10
Carbonate de magnésie	2

Cette eau produit les meilleurs effets dans plusieurs affections cutanées et rebelles; elle a été employée avec succès pour opérer la terminaison des traitemens de quelques maladies syphilitiques dégénérées. On s'en est aussi servi avec avantage, pour favoriser l'exfoliation des caries et accélérer la cicatrisation des plaies de mauvais caractère; mais pour obtenir ces deux derniers effets, on est obligé de doubler les doses des principes salins et gazeux dans la même quantité d'eau.

Eau Alcalescente, *imitant l'eau de Carlsbad, d'après* Swediaur.

	Livres.
Eau pure	12

	Once.
Carbonate de soude	1 $\frac{1}{2}$

Ajoutez la quantité d'acide carbonique, jusqu'à un léger degré d'acidité.

Cette eau est bonne dans les maladies de la vessie, dans les affections goutteuses.

Eau alcaline minérale. T. et J.

Onces.

Simple...
{
Eau. 20
Acide carbonique quatre fois le volume.

Grains.
Carbonate de soude..   72
}

Double..
{
Acide carbonique , quatre fois le volume.
Carbonate de soude   144
}

Triple....
{
Acide carbonique, cinq fois le volume.
Carbonate de soude.   216
}

Eau Alcaline végétale.

Onces.

Eau.   20

Acide carbonique , cinq fois le volume.

Grains.

Carbonate de potasse.   72

Les eaux alcalines gazeuses, très-recommandées, en Angleterre, dans la gravelle et le calcul, apportent en effet dans les douleurs qui accompagnent l'un et l'autre de ces maux, un soulagement très-marqué, qui pourroit être attribué à la qualité dissolvante que ces eaux communiquent aux urines. On la croit propre à remplacer l'alcali caustique et le remède de *Stéphens*. Les malades doivent en prendre tous les matins deux ou trois verres. On coupe aussi cette eau avec le lait.

Eau de Mer artificielle, d'après M. Swediaur.

	Livres.
Eau.	50

	Onces.
Muriate de soude	10
Muriate de chaux.	2

	Gros.
Muriate de magnésie	10
Sulfate de soude. . . . . } de chaque 6	
Idem de magnésie . . . . }	

Faites selon l'art.

Cette eau peut s'employer en bain froid ou chaud, pour toutes les maladies scrophuleuses, ou autres maladies du système lymphatique.

Eaux Sulfureuses.

Les eaux sulfureuses sont presque toutes chaudes, mais à des degrés très-différens. Ces eaux sont en général onctueuses, et rendent la peau douce. Il y a des eaux sulfureuses qui ne contiennent que très-peu de substances salines, comme les eaux de Barège, de Cauterets; d'autres qui, comme le eaux d'Aix-la-Chapelle, en contiennent beaucoup.

Vertus des Eaux Sulfureuses, en général.

Les eaux sulfureuses prises intérieurement, serrent le ventre, passent facilement par les urines, sont plus ou moins échauffantes, selon leur degré de force, accélèrent la circulation, portent un peu à la tête, diminuent le sommeil, augmentent la transpiration et l'appétit, quelquefois font cracher le sang. Celles qui sont foibles, comme celles de Bagnols, se prennent le matin à jeûn, à la dose de cinq ou six livres. Celles de Barège, de Cauterets, de Morlix, se prennent à trois, quatre ou cinq gobelets. Souvent on les coupe utilement avec le lait. Ces eaux sont très-utiles quand il y a dans l'estomac des crudités glaireuses et acides, et que ce viscère est sujet à des maux constans.

Elles ont de grands succès dans les cours de ventre opiniâtres, et les différens maux chroniques, les pâles couleurs, les règles, ou diminuées ou supprimées, les dispositions au spasme, au crachement de sang. Elles ont souvent réussi pour fondre les duretés tuberculeuses du poumon, pour déterger les ulcères, mais seulement dans les cas où il n'y a que très-peu ou point de fièvre, sans cela elles sont très-nuisibles. Si les malades sont disposés à l'émoptysie, à l'échauffement ou à l'irritation, on donne de préférence les eaux foibles, comme celles de Bagnols, ou bien celles de Cauterets, de Morlix, coupées avec du lait et à petites doses.

Eau de Barège. T. et J.

	Onces.
Eau pure.	20
Hydrogène sulfuré, un tiers de volume,	Grains.
Carbonate de soude	16
Muriate de soude.	$\frac{1}{2}$

Formule proposée par MM. Planche *et* Boullay, *pour les Bains artificiels d'eau de Barège.*

	Onces.
Sulfure hydrogéné de soude concentré à 25 degrés du pèse-acide de Baumé. .	10
Solution saline-gélatineuse.	4

Mêlés et ajoutés à l'eau d'un bain, au moment d'en faire usage.

Composition de la solution saline gélatineuse.

	Livre.
Eau distillée	1

	Onces.
Carbonate de soude.	1
Gélatine animale	1

	Gros.
Sulfate de soude	4
Muriate de soude	4

	Grains.
Pétrole rectifié.	20

Dissolvés et filtrés.

Les bains faits avec ces eaux conviennent surtout dans les paralysies, les rhumatismes, les affections nerveuses, les maladies de la peau, les ulcères et les fistules les plus opiniâtres. Les douches sont bonnes contre les exostoses, ankyloses, tumeurs, ou dépôts de goutte. Elles passent encore pour dissoudre avec efficacité la pierre de la vessie. Intérieurement, elles sont apéritives, incisives et diurétiques. Elles sont très-bonnes dans les maladies de poitrine, l'œdème général, contre l'asthme et les obstructions des viscères : on les boit depuis une livre jusqu'à quatre.

Eau Sulfureuse imitant les eaux de Barège, d'Aix-la-Chapelle, etc., par M. Swediaur.

	Livres.
Eau pure.	40

	Gros.
Carbonate de chaux.	5
Carbonate de soude.	10
Muriate de soude.	7
Gaz acide carbonique. . . . . } de chaque 900 à 1000	
hydrogène sulfuré . . . . } pouces cubes.	

Eau de Cauterets. T. *et* J.

	Onces.
Eau pure	20
Hydrogène sulfuré , un tiers du volume.	

	Grains.
Carbonate de soude.	2
Muriate de soude.	1

Les eaux minérales de Cauterets sont employées dans les mêmes cas que l'eau de Barège , sur-tout dans les maladies de poitrine, où on les coupe avantageusement avec le lait.

Eaux de Bagnères-de-Luchon. T. *et* J.

	Onces.
Eau pure.	20
Hydrogène sulfuré, un tiers du volume.	

	Grains.
Carbonate de soude	3
Muriate de soude.	$\frac{1}{2}$

Ces eaux sont très-recommandées contre les dartres et les maladies de la peau, intérieurement

et extérieurement, contre les roideurs des membres, les engorgemens ; on les donne dans les mêmes
cas et à la même dose que les précédentes.

Eaux Bonnes. T. et J.

	Onces.
Eau pure.	20
Hydrogène sulfuré, un tiers du volume.	

	Grains.
Muriate de soude.	3
Sulfate de magnésie.	1

Les eaux Bonnes diffèrent à peine de celles de
Barège, quant à leurs principes, elles en ont la
propriété détersive et balsamique ; mais sont particulièrement consacrées aux maladies de poitrine ;
on les prend en bains et intérieurement, de la même
manière et aux mêmes doses que les eaux de
Barège.

On emploie dans les mêmes cas les eaux d'*Arles*,
de la *Presle*, de *Vernet*, d'*Olette*, de *Molitz*,
de la *Cerdagne*, de *Nossa*, de *Nyer*, etc.

Eau d'Enghien. T. et J.

	Onces.
Eau pure.	20
Hydrogène sulfuré, un quart du volume.	

	Grains.
Muriate de soude.	$\frac{1}{3}$
Carbonate de magnésie. . . . ;	$\frac{1}{2}$
Sulfate de magnésie.	2

Voyez, quant aux propriétés de cette eau, le
chapitre des *Eaux Minérales naturelles*.

Eaux d'Aix-la-Chapelle. *T. et J.*

Onces.

Eau   20

Hydrogène sulfuré , un tiers du volume.

Grains.

Carbonate de soude.   20

Muriate de soude.   9

Ces eaux, prises intérieurement, sont laxatives et apéritives, elles réussissent dans les engorgemens et les autres maladies décrites précédemment. Extérieurement, elles sont fort utiles contre les paralysies, roideurs de membres, humeurs dartreuses, etc.

Eau de Pisciarelli. *T. et J.*

Onces.

Eau.   20

Acide carbonique, un demi du volume.

Hydrogène sulfuré,un sixième du volume.

Grains.

Sulfate d'alumine.   10

Sulfate de fer   21

Voyez *Eaux Minérales naturelles,* lett. **P**. pour les propriétés.

Eau Sulfureuse de Naples. *T. et J.*

Onces.

Eau.   20

Acide carbonique , trois fois le volume.

Hydrogène sulfuré , un quart du volume.

L'eau sulfureuse de Naples offre à l'art de guérir

des ressources précieuses dans le traitement des maladies de la peau compliquées d'affections nerveuses par atonie.

Eau Hydro-Sulfurée. T. et J.

Onces.

Eau pure. 20
Hydrogène sulfuré, un huitième du volume.

Eau Hydro-Sulfurée forte.

Onces.

Eau. 20
Hydrogène sulfuré, un tiers du volume.

Les eaux hydro-sulfureuses ressemblent aux eaux thermales sulfureuses; elles sont diaphorétiques, fondantes, résolutives, très-avantageuses dans les obstructions, les jaunisses, les affections du mésentère. On peut les varier par la proportion du gaz. Chargées de beaucoup de gaz hydrogène sulfuré, elles deviennent précieuses en lotions et en bains, dans les maladies psoriques; en douches, elles réussissent dans les ulcères de mauvais caractère; elles remplacent avantageusement l'usage des eaux thermales.

Eaux Ferrugineuses.

Propriétés médicinales des Eaux Ferrugineuses en général.

Ces eaux agissent, en général, avec une certaine activité sur les premières voies; elles rendent à l'estomac le ressort qu'il a perdu, favorisent les digestions. On les ordonne avec succès contre les gonorrhées, les fleurs blanches, les diarrhées rebelles, les dyssenteries chroniques. Il est essentiel, avant de faire usage de ces eaux, d'être évacué, lorsque l'estomac et les intestins sont remplis de crudités ; car alors, au lieu d'être utiles, elles ne manqueroient pas de déranger encore le système animal. Mais après qu'on se sera purgé avec des purgatifs ordinaires ou des eaux laxatives, comme celles de Vichy, de Sedlitz, de Seydschutz, on éprouvera un avantage manifeste de l'usage des eaux minérales ferrugineuses ; elles rendront la force et l'énergie à toute la machine, sur-tout dans les convalescens ; favoriseront le dégorgement des glandes ou viscères, qui pourroient être embarrassés, sur-tout si on joint à leur usage celui des bains, qui, dans ces cas, amollissent, permettent aux eaux de s'insinuer plus facilement, et de dégorger petit-à-petit des tumeurs qui demandent toujours le soin le plus grand dans l'emploi des remèdes qu'on administre. On fait encore un usage très-heureux de ces eaux, pour favoriser les excrétions difficiles à paroître. Il faut être bien circonspect vis-à-vis des tempéramens vifs, secs, et chez qui la fibre est irritable ; à plus forte raison faut-il les proscrire dans toutes les maladies où il y a la moindre inflammation.

Eau de Spa. T. et J.

	Onces.
Eau pure.	20
Acide carbonique, cinq fois le volume.	

	Grains.
Carbonate de soude.	2
Muriate de soude.	$\frac{1}{2}$
Carbonate de magnésie.	4
Carbonate de fer.	1

Ces eaux sont toniques, astringentes, apéritives, diurétiques, conviennent dans les obstructions, les jaunisses, les foiblesses d'estomac, les diarrhées, les flux blancs; elles sont dangereuses dans les squirrhes, les phthisies, les polypes, l'épilepsie, les inflammations.

On en boit, le matin à jeûn, trois ou quatre onces à-la-fois, de douze minutes en douze minutes. On va tous les jours en augmentant, après avoir commencé par en boire cinq à six verres. Ces eaux exigent de l'exercice.

Eau de Pyrmont. T. et J.

	Onces.
Eau pure.	20
Acide carbonique, cinq fois le volume.	

	Grains.
Muriate de soude.	2
Carbonate de magnésie.	12
Sulfate de magnésie.	8
Carbonate de fer.	1

Ces eaux sont employées dans les mêmes cir-

constances que celles de Spa, et peuvent être aussi
utiles.

Eau de Bussang. T. et J.

Onces.

Eau pure.   20
Acide carbonique, trois fois le volume.

Grains.

Carbonate de soude.   6
Carbonate de fer. . . . . $\frac{1}{3}$

Ces eaux sont vantées pour les maladies nerveuses, les obstructions, dans les maladies de la
vessie, l'hypocondrie, la manie; elles portent facilement à la tête, et causent des étourdissemens.

Eau de Vals. T. et J.

Onces.

Eau pure.   20
Acide carbonique, trois fois le volume.

Grains.

Muriate de soude.   12
Sulfate d'alumine. . . . . $\frac{1}{8}$
Carbonate de fer. . . . . $\frac{3}{4}$
Sulfate de fer. . . . . $\frac{1}{2}$

Ces eaux sont apéritives, diurétiques, conviennent dans les suppressions, les pâles couleurs,
les jaunisses, les fièvres quartes rebelles, les affections cachectiques, les flux blancs, la stérilité. On
les boit depuis deux livres jusqu'à cinq à six livres,
pendant un temps plus ou moins long.

Eau de Forges. T. et J.

Onces.

Eau pure. 20
Acide carbonique, trois fois le volume.

Grains.

Carbonate de fer. . . . . $\frac{1}{2}$

Ces eaux sont renommées comme apéritives, toniques, stomachiques, dans la jaunisse, et les autres circonstances indiquées plus haut.

Eau Ferrugineuse, imitant les eaux de Spa, Pyrmont, etc., par M. Swediaur.

Livres.

Eau pure. 50

Gros.

Carbonate de chaux 5
Carbonate de magnésie. 10
Oxide de fer noir. 2
Sulfate de magnésie. 6
Muriate de soude 1

Ajoutez :

Pouces cubes.

Gaz acide carbonique. 1000

Eau oxigénée. T. et J.

Onces.

Eau pure. 20
Gaz oxigène, demi-volume.

Les eaux oxigénées, contenant à-peu-près la moitié de leur volume de gaz oxigène, sans saveur particulière, méritent la plus grande attention de la part des médecins. Elles raniment l'appétit et les forces, excitent les urines, rappellent les règles, calment les spasmes de l'estomac et les accès histériques. Le *Journal Britannique* contient une suite d'observations intéressantes sur leurs bons effets.

Eau hydrogénée. T. et J.

Onces.

Eau pure. 20
Gaze hydrogène, un tiers du volume.

L'eau hydrogénée est calmante, utile dans les fièvres avec quelques symptômes inflammatoires, diminuant alors la fréquence du pouls ; dans les douleurs des voies urinaires, dans quelques affections nerveuses, et dans les insomnies.

La plupart des eaux artificielles énoncées ci-dessus contiennent l'acide carbonique et l'hydrogène sulfuré en quantité plus forte que les eaux naturelles ; mais outre que cette surabondance est quelquefois recommandée par les médecins, elle présente de plus l'avantage d'en conserver une dose suffisante pour produire des effets satisfaisans, beaucoup plus long-temps que les eaux naturelles prises loin de leur source. On peut toujours réduire à volonté le volume de ces gaz dans les eaux artificielles, en laissant quelques instans la bouteille ouverte ou le verre rempli avant d'en faire usage, tandis qu'on ne peut rendre aux naturelles le gaz qu'elles ont perdu.

On peut administrer toutes ces eaux en bains et douches.

CHAPITRE X.

Des Boues Minérales.

Les boues doivent être distinguées des mares.
Ces dernières ne sont que le dépôt des eaux qui
se fait ou dans la source même, ou dans les réservoirs, ou dans le ruisseau de décharge. On
n'emploie les mares que sous la forme de cata-
plasme ; les boues sont d'usage comme topiques
et comme bains.

Les boues qui appartiennent aux eaux minérales
sont des substances épaisses formées de terres
molles argilleuses, et imprégnées des matières
minérales que les eaux entraînent avec elles. Elles
forment des espèces de bains qui sont d'une consistance beaucoup plus considérable que ceux des
eaux dont elles offrent les dépôts.

On s'est peu occupé à connoître bien la somme
des différentes substances qui entrent dans la composition des boues : on s'est contenté de juger leur
force et leur action d'après celles des eaux minérales dont elles sont des résidus. Cependant, comme
elles tiennent des substances qui ne se rencontrent
pas dans les eaux ; que celles qu'on trouve dans
les eaux y sont accumulées en beaucoup plus
grande quantité ; qu'elles exigent des degrés de

chaleur différens, il seroit très-essentiel d'avoir sur cet objet des résultats bien faits, et sur lesquels on pût compter, parce qu'alors on pourroit composer avec sûreté et précision des boues artificielles qui remplaceroient utilement celles que fournit la nature.

Il faudroit donc s'appliquer à déterminer la nature des marais, ou du limon que les eaux minérales abreuvent.

Fixer la quantité de sels et de substances minérales qui viennent imprégner les boues dans l'état de dissolution ou non dissoutes. On dit avoir trouvé dans les mares de Bourbonne du fer attirable à l'aimant; à Montmorency, du soufre en substance; à Aix-la-Chapelle, du soufre cristallisé aux voûtes et aux parois des vaisseaux.

Il seroit utile aussi de connoître le degré de chaleur qui vivifie ces boues et les rend favorables aux circonstances pour lesquelles l'art de guérir a coutume de les employer, ainsi que l'espèce de fermentation qui s'opère journellement dans ces boues, selon leur degré de chaleur, et l'activité des mélanges minéraux qui se forment constamment.

Il faut enfin bien détailler les gaz et les émanations particulières qui y ont lieu dans différentes circonstances.

C'est l'avis de M. *Duchanoy*, qui a distingué ces boues minérales des mares.

La chaleur donne aux boues ainsi qu'aux bains l'énergie et l'espèce de vie qui les rend utiles aux usages médicinaux (1). C'est pourquoi, pour en faire usage, on attend que le soleil d'été porte son influence sur ces boues, qui, dans toute autre saison, ne sont pas chaudes naturellement.

Les boues les plus voisines, les plus en usage et les plus estimées, sont celles de Saint-Amand; il entre dans leur composition une espèce de tourbe mêlée avec une terre noire et spongieuse; elles ont dans quelques lieux depuis trois jusqu'à douze pieds de profondeur, sans y comprendre un lit de terre grasse et sablonneuse, sur lequel elles forment leur dépôt. Elles ont une odeur sulfureuse assez forte. M. *Gosse* a remarqué à la superficie une matière grasse et onctueuse qui répand, lorsqu'on la sèche et qu'on la brûle, l'odeur du goudron, qui se laisse palper aux doigts : on y trouve encore un sel analogue à celui des eaux, indépendamment du fer et des terres alcalines qu'elles fournissent.

M. *Duchanoy* dit que, pour imiter la nature et avoir des boues qui remplacent celles de Saint-Amand, il suffit de faire dans un réservoir

(1) En général, on ne doit faire usage des boues que lorsqu'elles ont depuis trente jusqu'à trente-cinq degrés de Réaumur; c'est pourquoi, à Saint-Amand, on attend, pour s'en servir, que les chaleurs de l'été se soient manifestées.

(457)

un amas de tourbe, de la délayer en y faisant couler des eaux artificielles de la nature de celles de Saint-Amand : ou bien l'on pourroit faire une sorte de pâte, en forme de limon ou de bourbier, avec de la tourbe, de la houille, de la glaise en poudre, du terreau fin et choisi, du fer et du soufre dans des proportions telles que l'odeur en soit à-peu-près supportable, et l'excépient d'une consistance médiocre : on arrose le tout avec de l'eau assez chaude, pour lui donner la chaleur qui convient.

Il propose ensuite de faire des boues émollientes légèrement résolutives, en délayant de la tourbe avec une eau savonneuse chaude ; ces boues disposeroient à de plus actives, lorsqu'il y auroit sur-tout trop de tension, trop de roideur.

On en formera de plus actives, en ajoutant à la tourbe l'argile, le charbon de terre réduit en poudre fine, le soufre, le fer et l'huile de pétrole.

Enfin, on obtiendroit d'une troisième espèce, en ajoutant aux ingrédiens susdits, une eau alcaline, une eau chargée d'un sulfure alcalin, une eau gazeuse, une eau saline, et une eau ferrugineuse : on entretiendroit la chaleur dans des vases plus ou moins grands, où elles seroient dans une espèce de bain-marie.

Ces boues sont très-vantées pour les ulcères, les maux de jambe, les foiblesses dans les membres,

(458)

les paralysies , les rhumatismes , les sciatiques , les gonflemens des articulations , les ankyloses , les rétractions des tendons à la suite des grandes blessures.

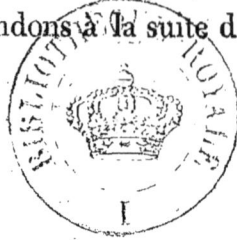

TABLE GÉNÉRALE.

(461)

LISTE *des différens endroits où se trouvent les Eaux Minérales.*

A.

(463)

C.

Dictionnaire des Eaux Minérales.   30

J.

K.

L.

M.

(473)

(475)

T.

U.

V.

W.

Y.

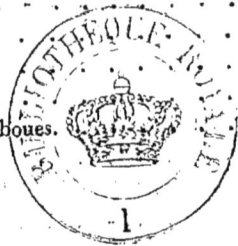

Fin de la Table.

De l'Imprimerie de P. GUEFFIER, rue du Foin St.-Jacques, n°. 18.

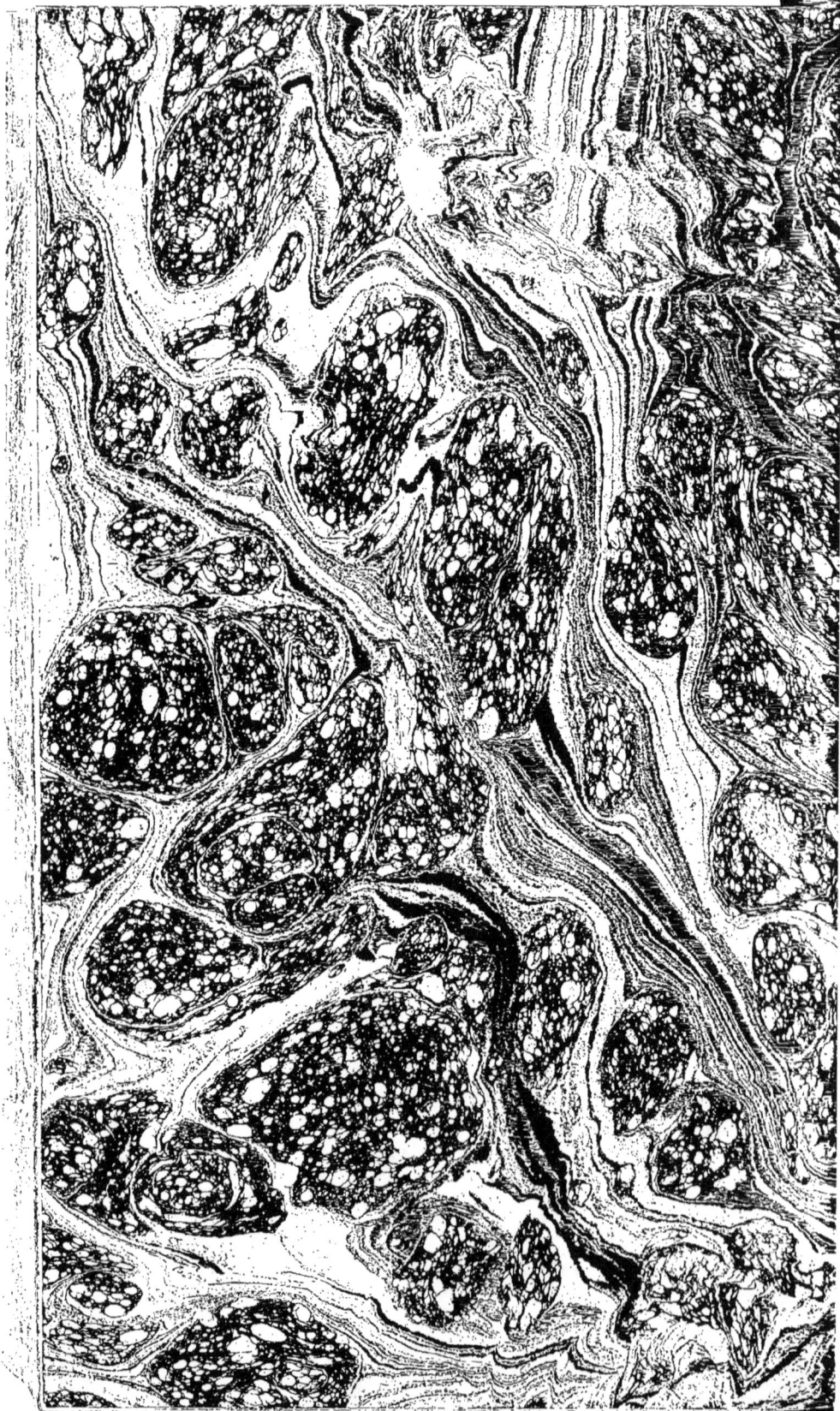

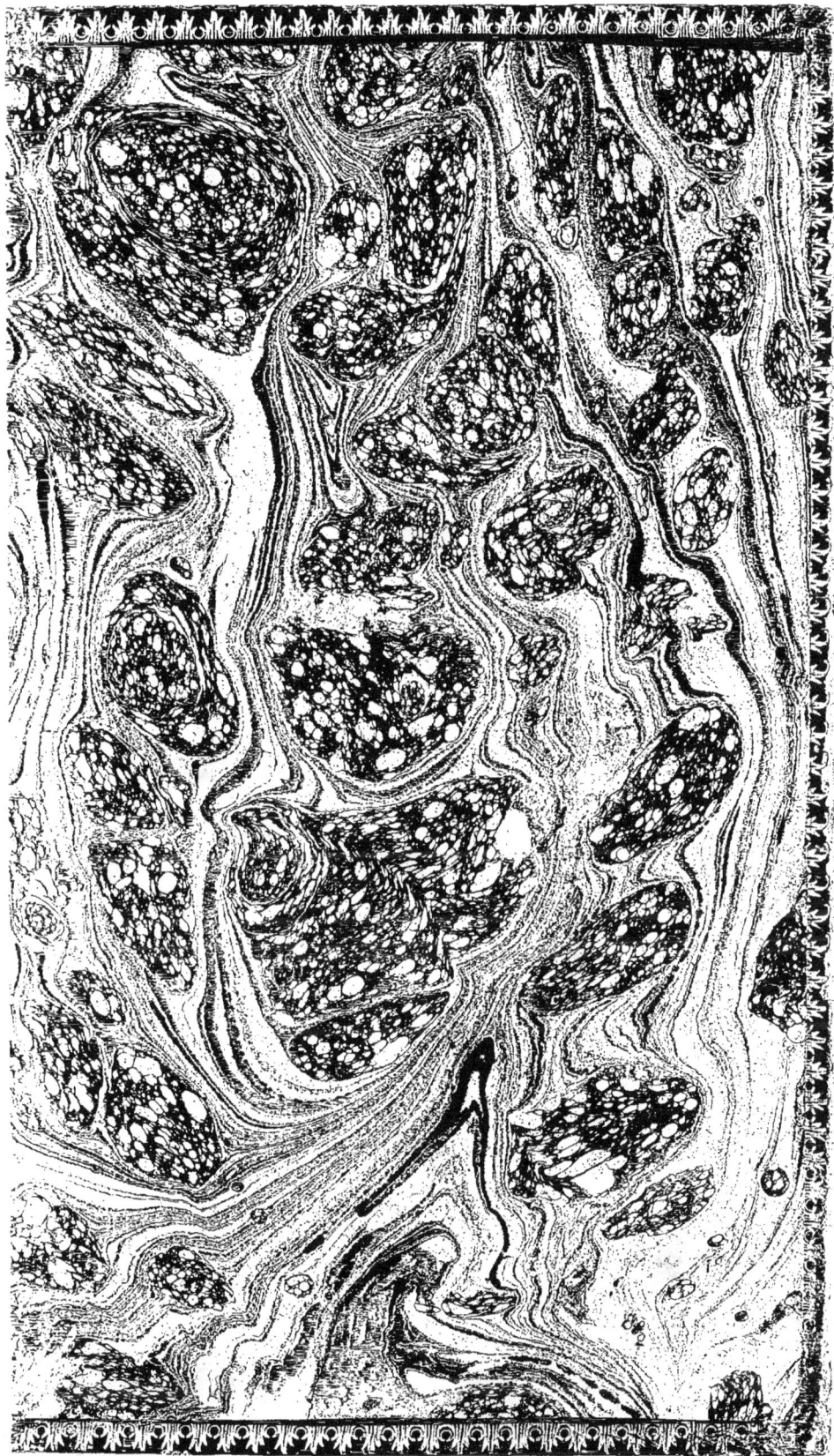

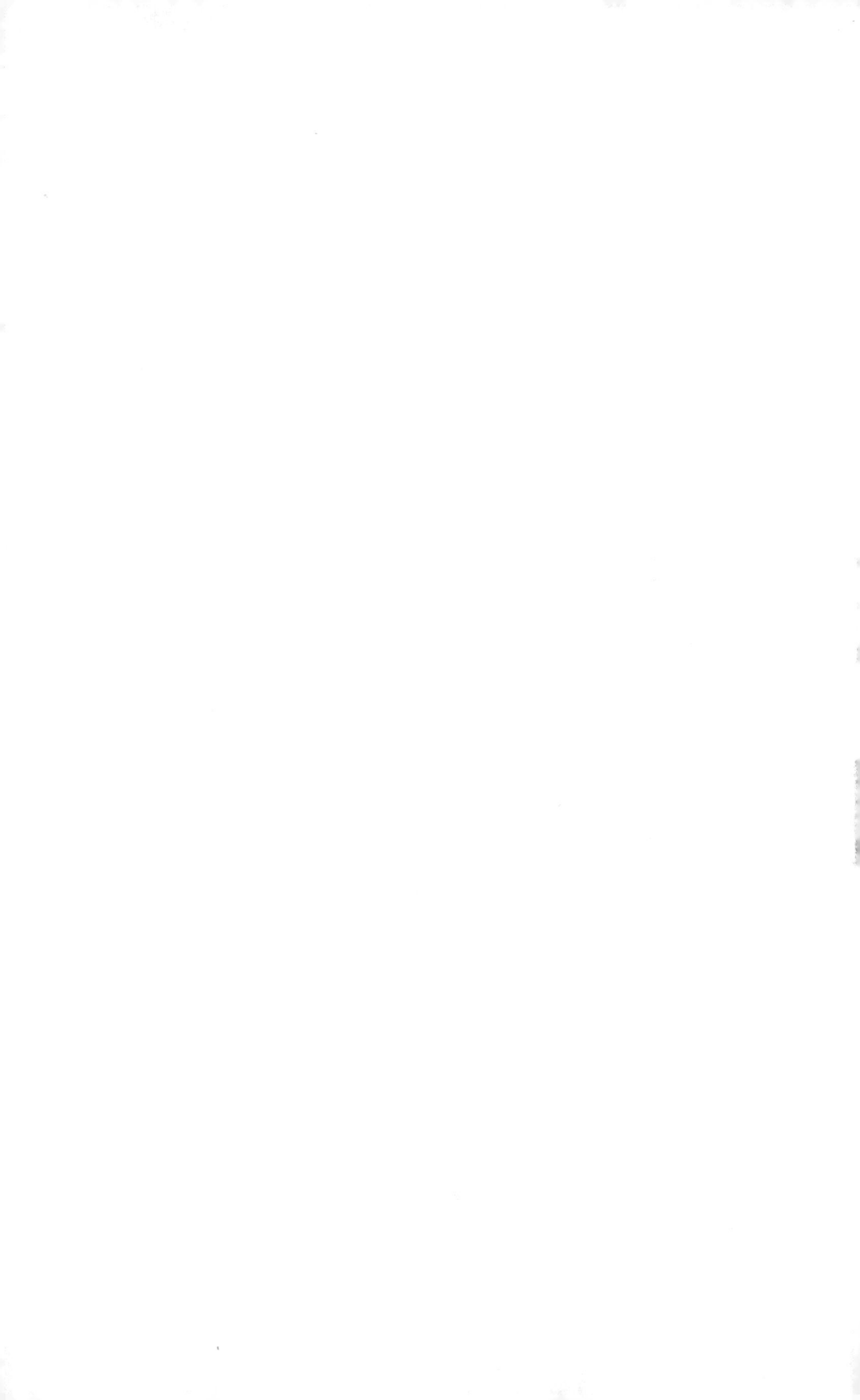

www.ingramcontent.com/pod-product-compliance
Lightning Source LLC
Chambersburg PA
CBHW060919220326
41599CB00020B/3023